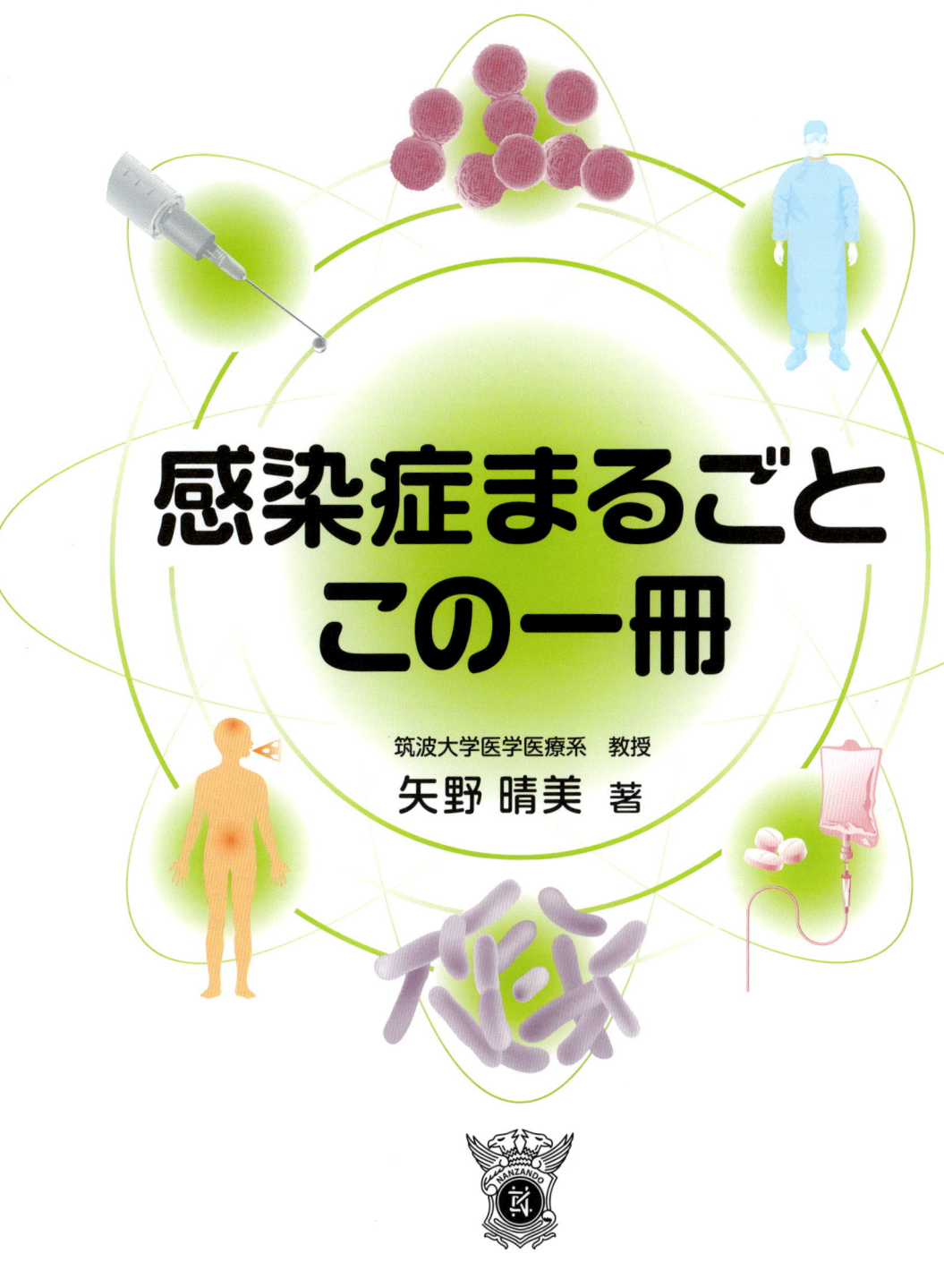

本書情報全般につきまして
　本書掲載の情報については，正確を期すよう最善の努力をしておりますが，掲載情報が正確かつ完全であることを保証するものではありません．また，医学・医療の進歩，法令の改正等により，掲載情報が最新の標準にそぐわなくなることもございます．
　本書掲載の情報は，関連する最新情報等を十分ご参照の上，ご自身の責任においてご利用ください．本書に掲載された診断，治療，医薬品，検査法，疾患等の内容を利用したことによる不測の事故に対して，著者，著者の所属機関，出版社は一切責任を負いかねますのでご了承ください．

予防接種スケジュールにつきまして
　国内外の予防接種スケジュールは毎年改定されておりますので，最新版をあわせてご確認ください．

カラーアトラス

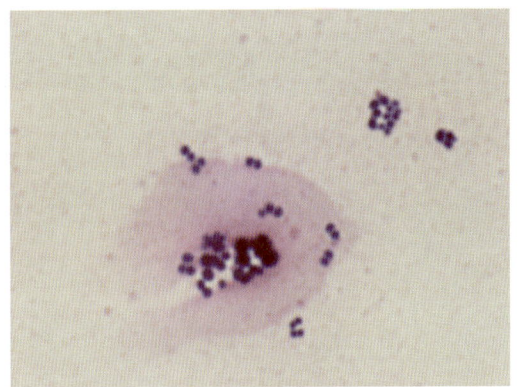

1. 血液培養：グラム陽性球菌
   Staphylococcus aureus

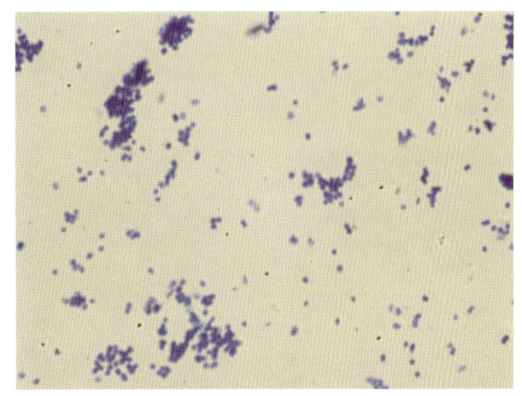

2. グラム陽性球菌
   "ブドウの房状" cluster

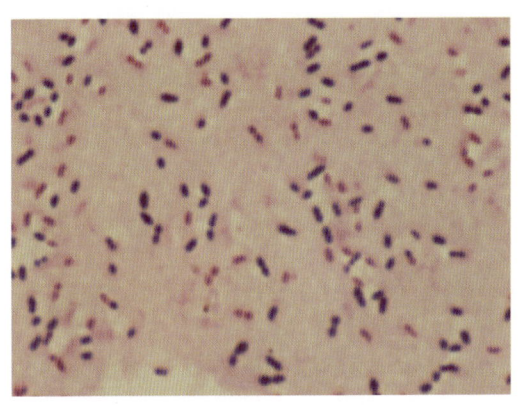

3. 髄液：グラム陽性球菌・双球菌
   Streptococcus pneumoniae

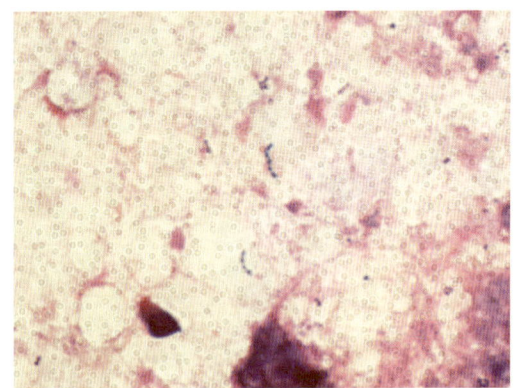

4. 膿培養：グラム陽性球菌　連鎖状

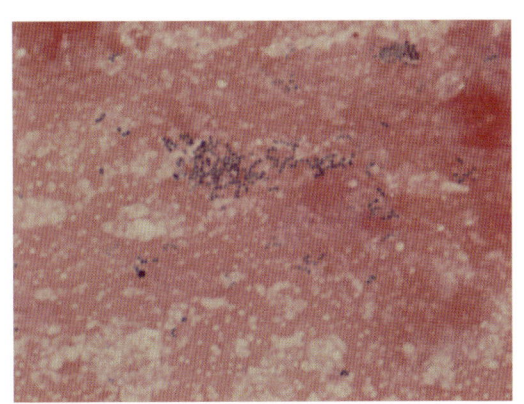

5. 組織検体：グラム陽性球菌

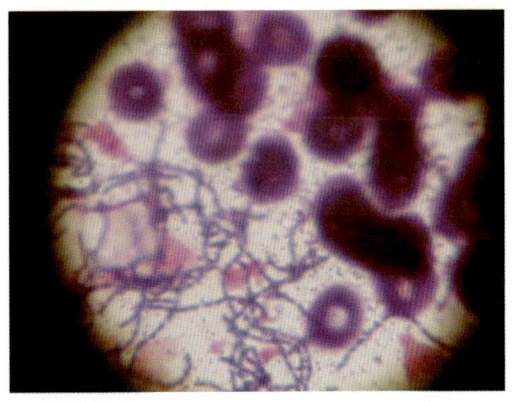

6. 血液培養：グラム陽性球菌・連鎖球菌

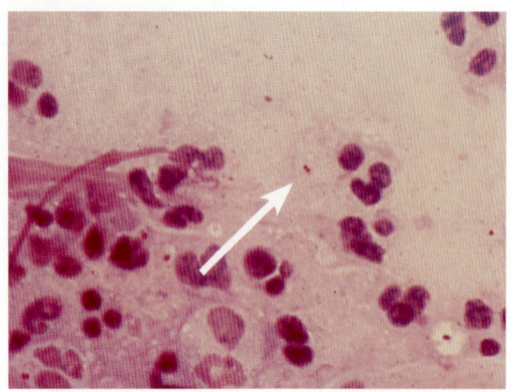

7. 喀痰：グラム陰性球菌・双球菌
Moraxella catarrhalis

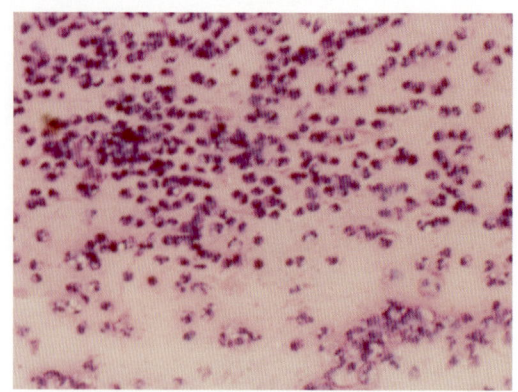

8. 喀痰検体
Geckler の分類で Grade 5
（好中球多く，上皮細胞少ない）

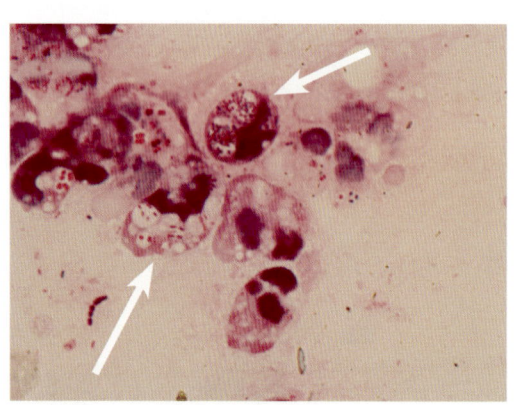

9. 喀痰　グラム染色
好中球による貪食像

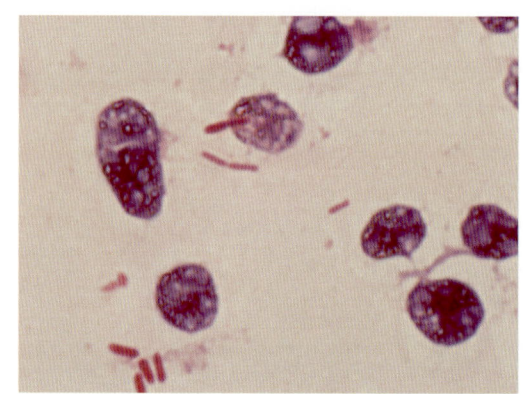

10. 血液培養：グラム陰性桿菌　腸内細菌

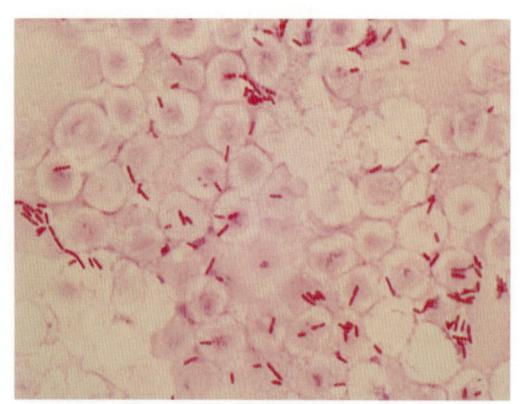

11. 血液培養：グラム陰性桿菌
Pseudomonas aeruginosa

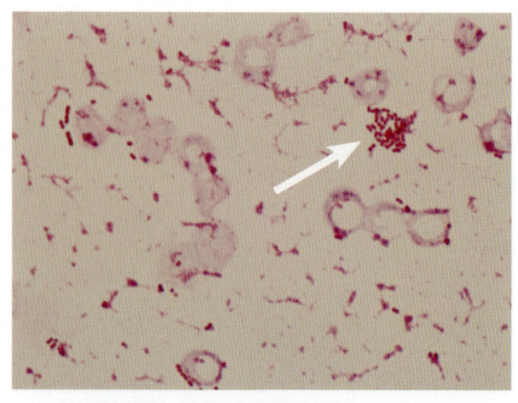

12. 血液培養：グラム陰性桿菌
Acinetobacter baumannii

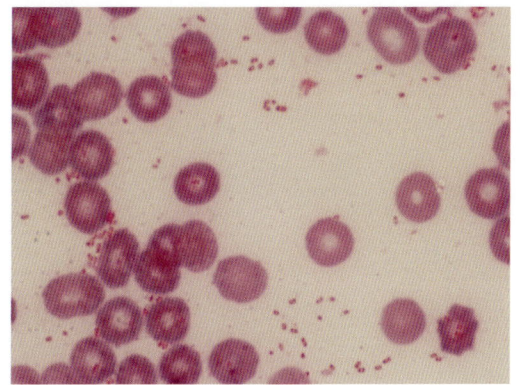

13. 血液培養：グラム陰性桿菌
14の患者の気道分泌物と同一株の
Serratia marcescens

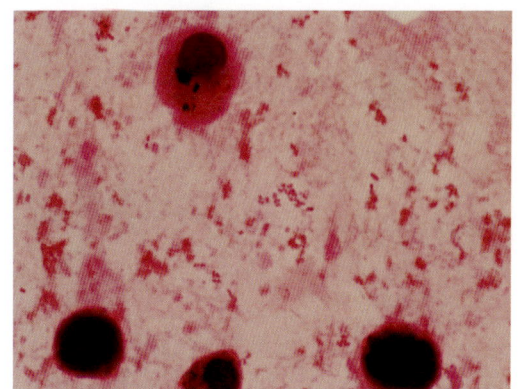

14. 気管切開部分泌物：グラム陰性桿菌
Serratia marcescens

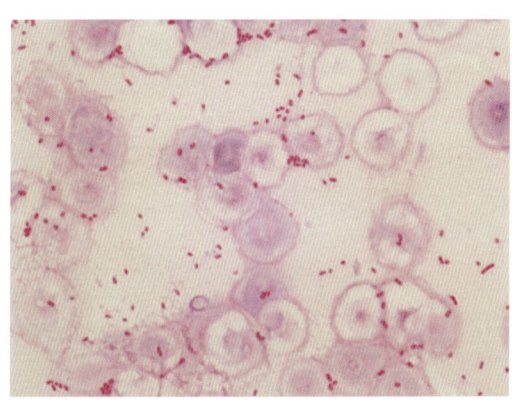

15. 血液培養：グラム陰性桿菌
Morganella morganii

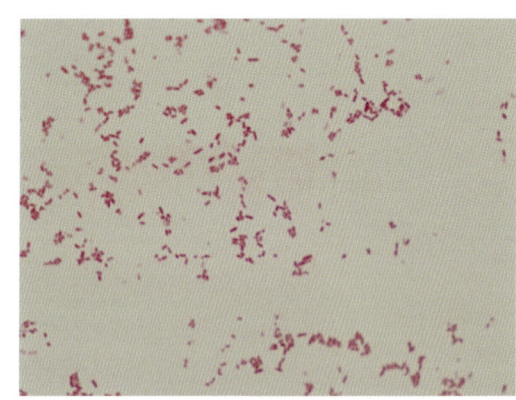

16. 便培養・選択培地コロニー：
グラム陰性桿菌
Salmonella spp.

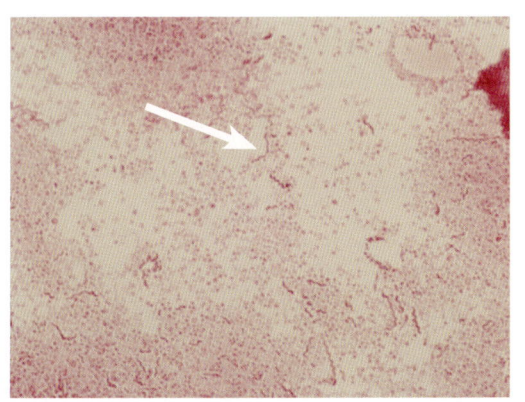

17. 便培養：グラム陰性桿菌：らせん状
Campylobacter jejuni

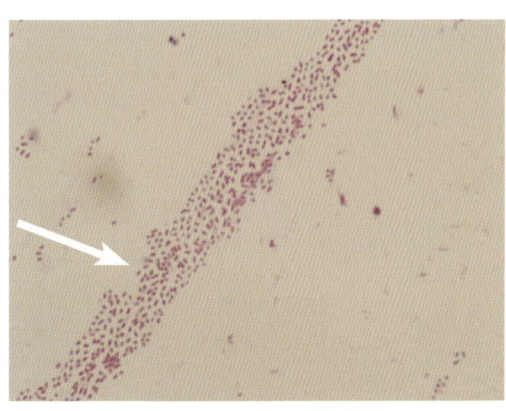

18. 腹水：嫌気性のグラム陰性桿菌
Bacteroides fragilis

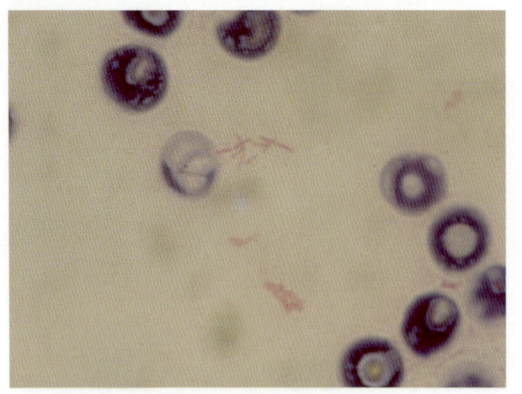

19. 血液培養：グラム陰性桿菌
Eikenella spp.

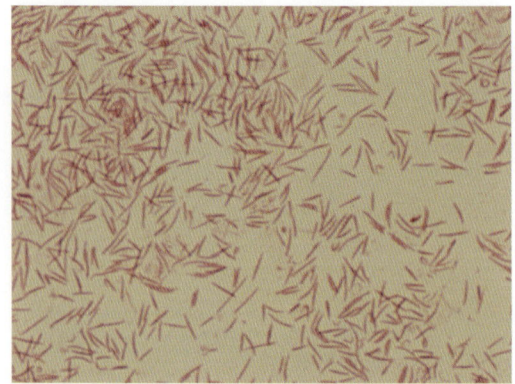

20. 培地コロニー：グラム陰性桿菌

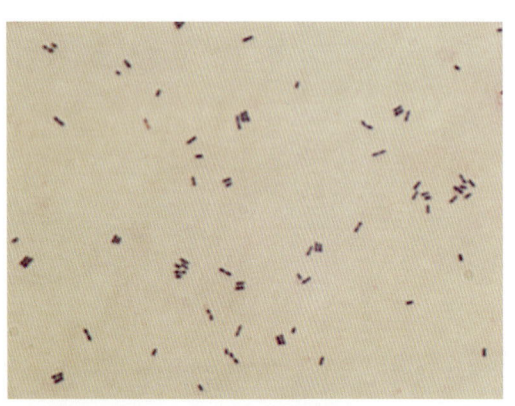

21. 血液培養：グラム陽性桿菌
Listeria monocytogenes　球桿菌に近い

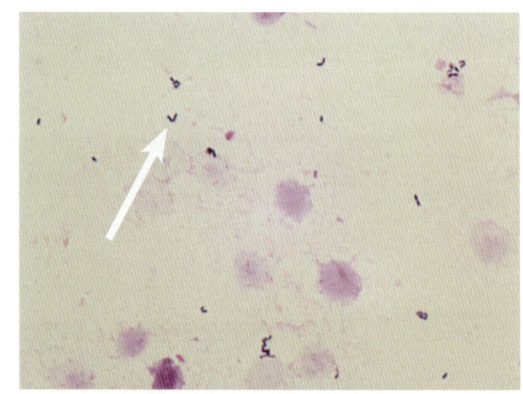

22. 血液培養：グラム陽性桿菌
Corynebacterium spp.　松葉状（↙）が特徴

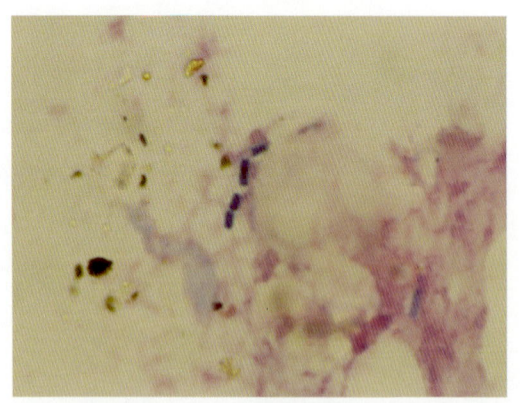

23. 血液培養：グラム陽性桿菌
Bacillus spp.

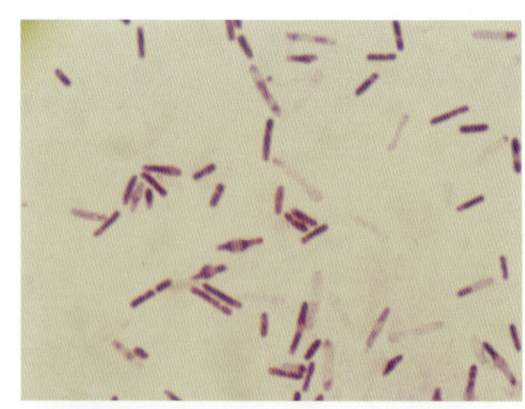

24. 膿培養：グラム陽性桿菌・嫌気性菌
Clostridium spp.

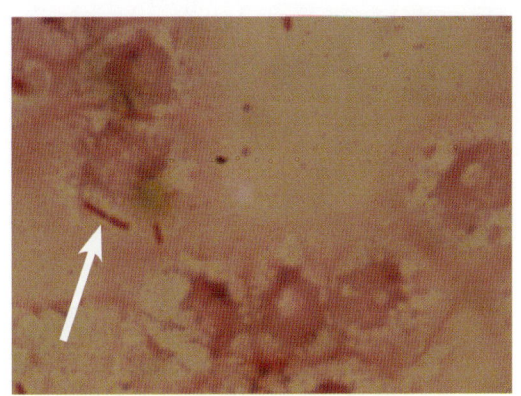

25. 膿培養：グラム陰性桿菌・嫌気性菌
    Fusobacterium spp.

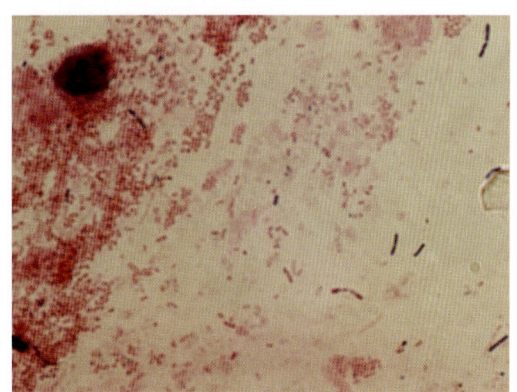

26. 膿のグラム染色：複合菌感染
    グラム陽性球菌，グラム陽性桿菌，グラム陰性球菌，グラム陰性桿菌が混在

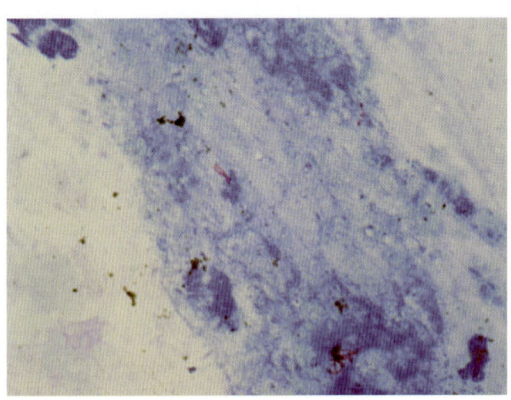

27. 抗酸菌染色
    抗酸菌　*Mycobacterium* spp.

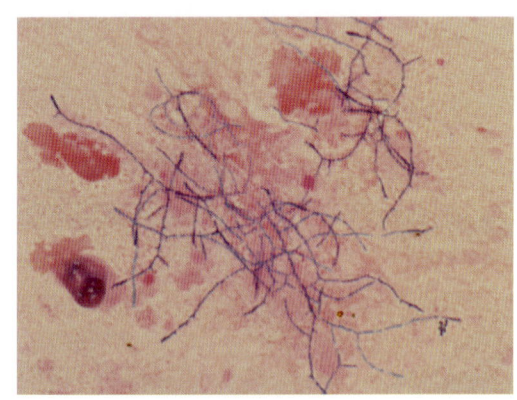

28. グラム陽性の連鎖状桿菌
    Nocardia spp.

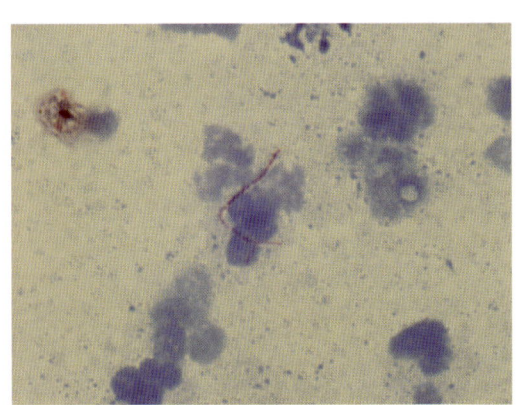

29. 皮下膿瘍：抗酸菌染色・ノカルジア
    Nocardia spp.

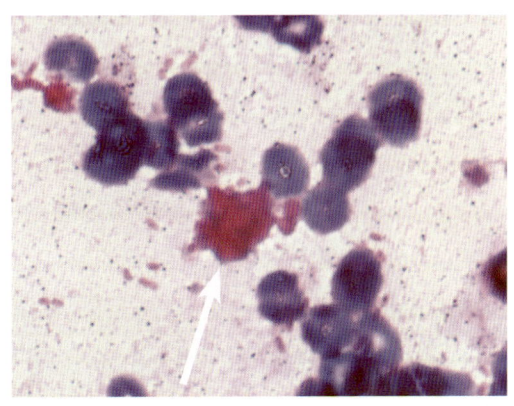

30. アクチノミセス
    Actinomyces

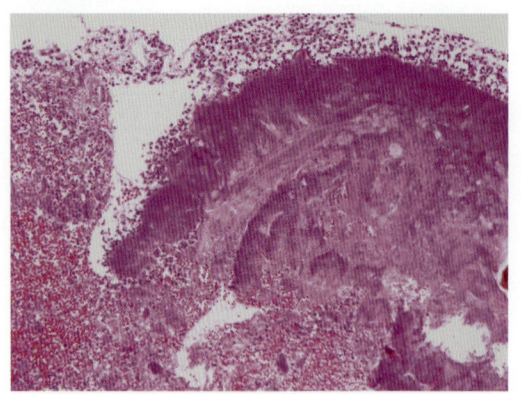

31. アクチノミセス　病理
    sulfur granule 硫黄顆粒

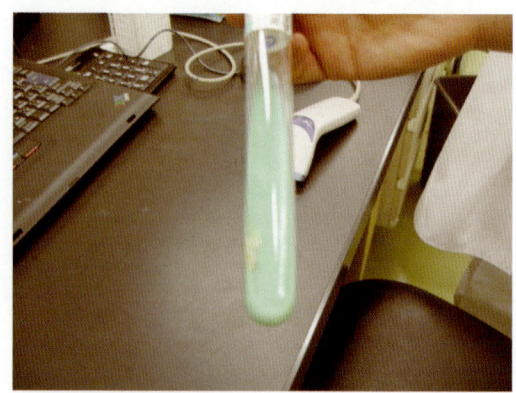

32. 抗酸菌の固形培地
    （小川培地）

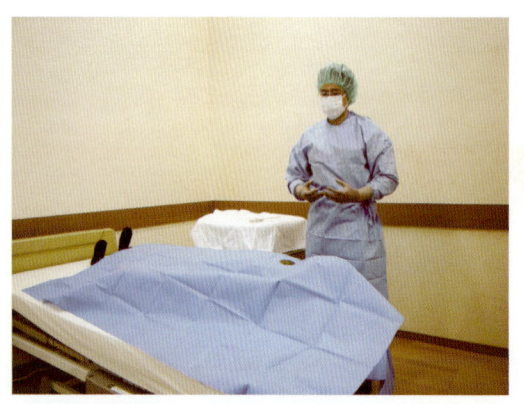

33. 中心静脈カテーテル挿入時の
    マキシマル・バリア・プレコーション

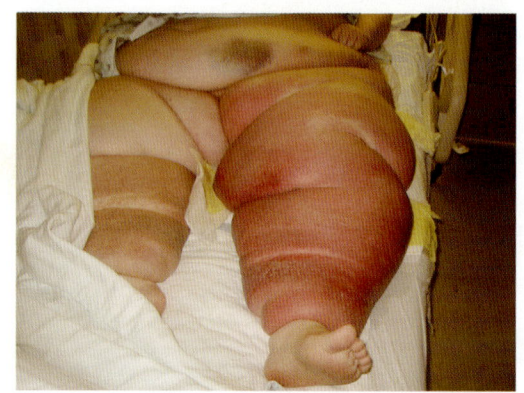

34. 左下腿の蜂窩織炎

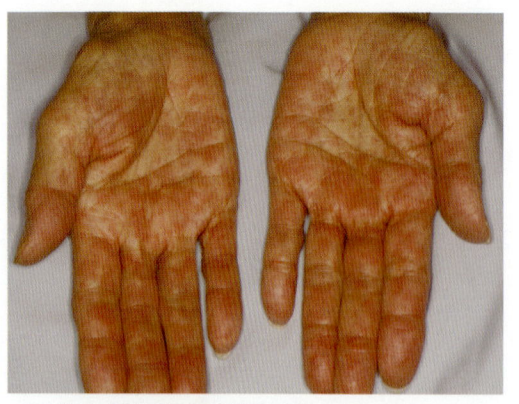

35. 第2期梅毒の手掌病変

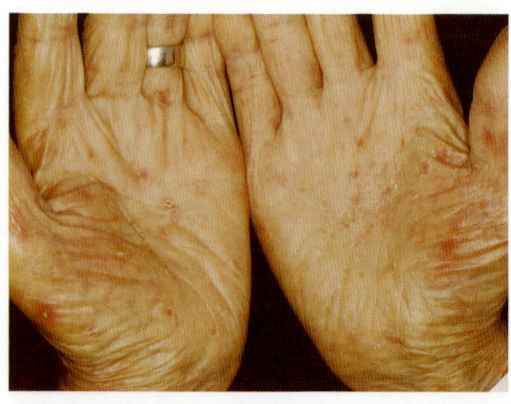

36. 第2期梅毒の手掌病変
    回復期

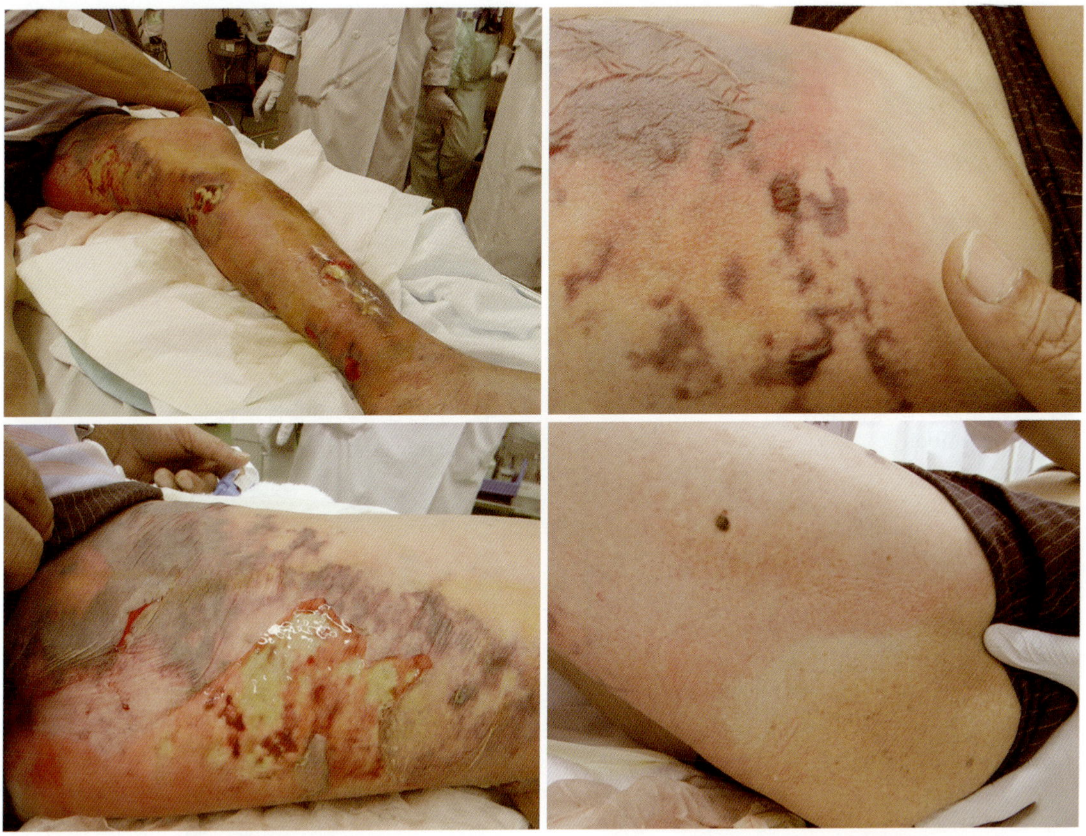

37. 壊死性筋膜炎

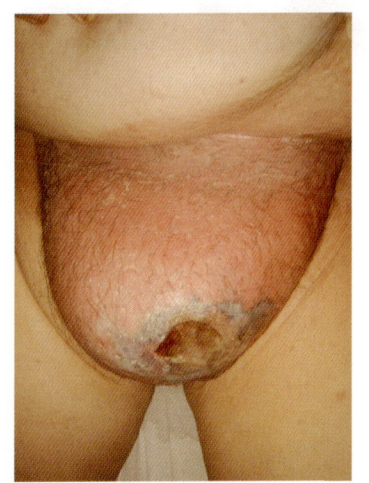

38. 下腹部の壊死性筋膜炎

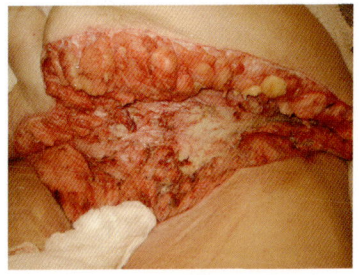

39. 壊死性筋膜炎
38の患者の手術後所見
広範囲の筋膜壊死があり切除後

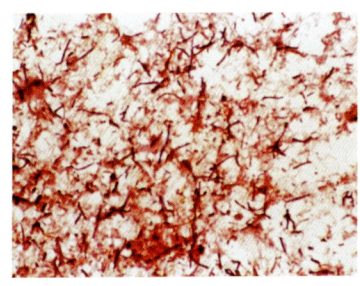

40. 壊死性筋膜炎
38の患者の術中組織のグラム染色
複合菌感染を示す

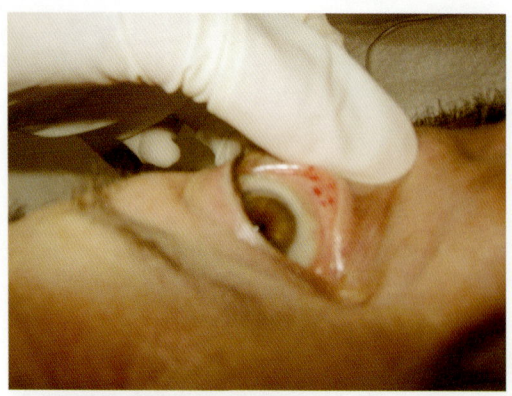

41. 眼瞼結膜の感染性塞栓
    septic emboli

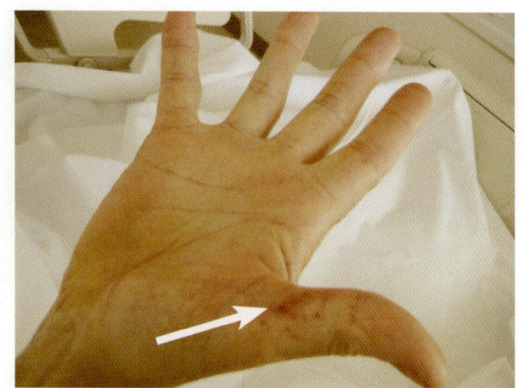

42. 手のひらの感染性塞栓
    septic emboli

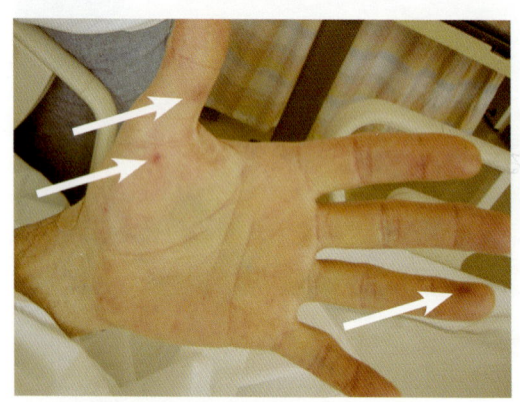

43. 手のひらの感染性塞栓
    septic emboli

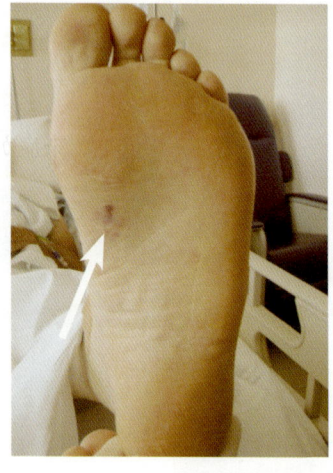

44. 足の裏の
    感染性塞栓
    septic emboli

はじめに

　この本は，はじめて病棟に立つ医学生または初期研修医を想定して執筆しました．筆者が日常の勤務のなかで遭遇した学生，研修医の方々にいつもお伝えしたいと願ってきた基本事項を網羅することを目標としています．

　感染症といっても，その領域はとても広く，病棟で必要な基本知識はさまざまな分野にまたがっています．感染症領域は，大きく，患者個人の診療，感染管理，臨床微生物学，公衆衛生の4分野に分けられます．病棟での診療に必要な，これら4分野の基礎を，1冊でまとめることを試みたのが本書です．各分野の詳細は，それぞれの成書も合わせて確認していただけたらと思います．目次をみていただくとわかりますが，本書は病棟に立つときの時系列に基づき構成しています．

■ 感染症から身を守る
① 自分の身を感染症から守る＝ワクチンなどでの事前予防
② 患者さんの身を感染症から守る＝感染対策の知識と実行

■ 臨床医学の基本
① 医療面接と身体所見の取り方
② 他の医療従事者への伝達能力（ケースプレゼンテーション能力）
③ カルテの記載力

■ 感染症へのアプローチ
① 感染症の診療の基本
② 微生物の基本
③ 抗菌薬の基本
④ 感染症ごとの基本
⑤ 世界標準のワクチンの基本
⑥ 実際の症例での実践

　本書が，若手医師にとっての臨床医学への扉となり，診療科を問わず，生涯使える感染症領域の基本事項を身につけるきっかけになれば幸いに思います．

2011年2月

矢野　晴美

目　次

第Ⅰ章　感染管理の基本 …… 1

1 医療従事者のワクチン接種　1
- A. 麻疹，ムンプス，風疹，水痘 …… 3
- B. B型肝炎 …… 4
- C. インフルエンザ …… 4
- D. 結核 …… 4
  - 1 BCG …… 6
  - 2 ツベルクリン反応陽性の意味 …… 7
  - 3 クオンティフェロン検査陽性の意味 …… 7

2 病院内での感染対策　8
- A. 標準予防策　Standard Precautions …… 9
- B. 感染経路別の隔離予防策　Isolation Precautions …… 11
  - 1 空気感染予防策　Airborne Precautions …… 11
  - 2 飛沫感染予防策　Droplet Precautions …… 13
  - 3 接触感染予防策　Contact Precautions …… 13

3 職業曝露予防　14
- A. 針刺し・切創（針刺し事故）または検体に曝露後の対応 …… 14
- B. B型肝炎への曝露後の対応 …… 17
- C. C型肝炎への曝露後の対応 …… 17
- D. HIVへの曝露後の対応 …… 19
- E. 曝露後の採血スケジュールと時期 …… 20

第Ⅱ章　臨床医学の基本 …… 21

1 医療面接と身体所見　History and Physical examinations（H&P）　21
- A. 臨床医学の土台 …… 21
- B. 医療面接と身体所見のとり方 …… 23
  - 1 質問項目と表現の仕方 …… 24
  - 2 身体所見のとり方 …… 27
- C. 検査所見　Laboratories, Labs …… 30
- D. アセスメント（診断） …… 31
- E. プラン（治療） …… 31

2 感染症で重要な病歴のとり方　31

3 口頭での症例プレゼンテーション　33

第Ⅲ章　感染症診療の基本 …… 34

1 感染症診療のトライアングル　34
- A. 患者背景 …… 34
- B. 感染部位 …… 35
- C. 抗菌薬の選択 …… 36
- D. 原因微生物 …… 37

2 感染症診療の思考プロセス　38
- A. Step 1, 2 …… 39
- B. Step 3 …… 39
- C. Step 4, 5, 6 …… 40
  - 1 初期治療 …… 41
  - 2 最適治療への変更 ディ・エスカレーション …… 41
  - 3 予防投与について …… 43
  - 4 治療期間の予定 …… 44

3 培養・感受性検査の解釈の仕方　45
- A. 培養結果の解釈について …… 45
  - 1 検体について …… 45
  - 2 培養結果の解釈 …… 46
- B. 感受性検査の結果の見方 …… 47

第Ⅳ章　微生物の基本 …… 52

1 細菌の分類　53

2 グラム陽性球菌　53
- A. 黄色ブドウ球菌 *Staphylococcus aureus* …… 53
- B. 表皮ブドウ球菌 *Staphylococcus epidermidis* …… 58
- C. 連鎖球菌 *Streptococcus* spp. …… 59
- D. 肺炎球菌 *Streptococcus pneumoniae* …… 62
- E. 腸球菌 *Enterococcus* …… 64

3 グラム陽性桿菌　66
- A. クロストリジウム・ディフィシル *Clostridium difficile* …… 66
- B. リステリア *Listeria monocytogenes* …… 67
- C. セレウス菌 *Bacillus cereus* …… 68
- D. 炭疽菌 *Bacillus anthracis* …… 68

4 グラム陰性菌　69
- A. 腸内細菌群 …… 69
  - 1 代表的な腸内細菌 …… 70
  - 2 そのほかの腸内細菌 …… 72
- B. 医療関連感染の原因微生物 "SPACE" …… 73
- C. 細菌性腸炎を起こす菌 …… 74
- D. 呼吸器系感染を起こすグラム陰性菌 …… 76
  - 1 インフルエンザ菌 *Haemophilus influenzae* …… 76
  - 2 モラキセラ *Moraxella catarrhalis* …… 76
  - 3 百日咳菌 *Bordetella pertussis* …… 77
- E. そのほかのグラム陰性菌 *Neisseria* spp. …… 78
  - 1 淋菌 *Neisseria gonorrhoeae* …… 78
  - 2 髄膜炎菌 *Neisseria meningitidis* …… 78
  - 3 ピロリ菌 *Helicobacter pylori* …… 78

5 嫌気性菌　79

A. バクテロイデス・フラジリス
　　Bacteroides fragilis group ……… 80
B. そのほかの嫌気性菌 ……………… 80

6 そのほかの重要な細菌　81

A. 非定型肺炎の原因微生物 …………… 81
　1 マイコプラズマ
　　Mycoplasma pneumoniae ……… 81
　2 クラミジア *Chlamydia* ………… 82
　3 レジオネラ *Legionella* ………… 83
B. リケッチア *Rickettsia* …………… 84
C. 梅毒 *Treponema pallidum* ……… 84
D. 結核菌 *Mycobacterium tuberculosis* ……… 85
E. 非定型抗酸菌
　　Mycobacterium avium complex（MAC）…… 87

第Ⅴ章　抗菌薬の基本 …… 89

1 抗菌薬のイントロダクション　91

A. 抗菌薬の表記方法 ………………… 91
B. 抗菌薬の評価 ……………………… 92
C. 抗菌薬の作用部位 ………………… 93
　1 殺菌性抗菌薬 ………………… 93
　2 静菌性抗菌薬 ………………… 94
D. 抗菌薬の薬物動態・抗菌作用による分類 … 94
　1 濃度依存性の抗菌薬 ………… 95
　2 時間依存性の抗菌薬 ………… 96
E. 抗菌薬の処方前に確認すること … 96
　1 体　重 ………………………… 96
　2 腎機能 ………………………… 97
　3 アレルギー歴 ………………… 97
F. 抗菌薬処方の際の要素 …………… 98

2 ベータラクタム系抗菌薬　98

A. ペニシリン系抗菌薬 ……………… 99
　1 古典的ペニシリン …………… 101
　2 ペニシリナーゼ耐性ペニシリン
　　（国内未承認）………………… 101
　3 アミノペニシリン …………… 102
　4 アミノペニシリン・ベータラクタマーゼ
　　阻害薬配合薬 ………………… 103
　5 抗緑膿菌作用のペニシリン，
　　ベータラクタマーゼ阻害薬配合薬 …… 104
B. セフェム系抗菌薬 ………………… 106
　1 第1世代セフェム系 ………… 108
　2 第3世代セフェム系 ………… 109
　3 第4世代セフェム系 ………… 110
C. カルバペネム系抗菌薬 …………… 111

3 グラム陽性菌のカバー薬　113

A. バンコマイシン …………………… 113
B. リネゾリド ………………………… 116

4 アミノグリコシド系抗菌薬　117

5 ニューキノロン系抗菌薬　120

A. シプロフロキサシン ……………… 121
B. レボフロキサシン ………………… 121
C. モキシフロキサシン ……………… 122

6 マクロライド系抗菌薬　125

A. エリスロマイシン ………………… 125

目次

B. クラリスロマイシン，アジスロマイシン …… 126

7 テトラサイクリン系抗菌薬　129

A. ドキシサイクリン，ミノサイクリン ……… 130

8 そのほかの抗菌薬　132

A. クリンダマイシン ……………………………… 132
B. ST合剤 ………………………………………… 133
C. メトロニダゾール ……………………………… 135

第VI章　重要な感染症へのアプローチ …… 137

1 医療関連感染症のマネジメント　138

A. 中心静脈カテーテル関連感染 ……………… 138
 1 代表的な原因微生物 ……………………… 138
 2 診断方法 …………………………………… 139
 3 一般的な対応の仕方 ……………………… 140
 4 抗菌薬による治療 ………………………… 141
 5 予防の方法 ………………………………… 142
B. 尿路カテーテル感染 ………………………… 143
 1 代表的な原因微生物 ……………………… 143
 2 診断方法 …………………………………… 144
 3 一般的な対応の仕方 ……………………… 144
 4 抗菌薬による治療 ………………………… 144
 5 予防の方法 ………………………………… 145
C. 医療関連肺炎，人工呼吸器関連肺炎 ……… 145
 1 代表的な原因微生物 ……………………… 146
 2 診断方法 …………………………………… 147
 3 一般的な対応の仕方 ……………………… 147
 4 抗菌薬による治療 ………………………… 148
 5 予防の方法 ………………………………… 148
D. 手術部位感染 Surgical Site Infection (SSI) … 149
 1 手術創の種類 ……………………………… 149
 2 創の手術部位感染率 ……………………… 150
 3 代表的な原因微生物 ……………………… 150
 4 診断方法 …………………………………… 150
 5 一般的な対応の仕方 ……………………… 151

 6 抗菌薬による治療 ………………………… 151
 7 予防の方法 ………………………………… 152
E. *Clostridium difficile* 感染 ………………… 153
 1 歴史的な背景 ……………………………… 154
 2 疫学と微生物学的な特徴 ………………… 154
 3 病態生理 …………………………………… 155
 4 臨床症状 …………………………………… 155
 5 診断方法 …………………………………… 156
 6 CDIの検査について ……………………… 156
 7 治　療 ……………………………………… 157
 8 投与期間 …………………………………… 157
 9 病院内での感染対策 ……………………… 158

2 市中感染のマネジメント　158

A. 蜂窩織炎，皮膚・軟部組織感染 …………… 159
 1 代表的な原因微生物 ……………………… 159
 2 診断方法 …………………………………… 160
 3 一般的な対応の仕方 ……………………… 160
 4 抗菌薬による治療 ………………………… 161
B. 市中肺炎 ……………………………………… 162
 1 代表的な原因微生物 ……………………… 163
 2 診断方法 …………………………………… 163
 3 一般的な対応の仕方 ……………………… 164
 4 抗菌薬による治療 ………………………… 164
C. 尿路感染 ……………………………………… 166
 1 代表的な原因微生物 ……………………… 166

	② 診断方法 ･･････････ 167		① 代表的な原因微生物 ･･････････ 176
	③ 一般的な対応の仕方 ･･････････ 167		② 診断方法 ･･････････ 177
	④ 抗菌薬による治療 ･･････････ 168		③ 一般的な対応の仕方 ･･････････ 180
D.	髄膜炎 ･･････････ 170		④ 抗菌薬による治療 ･･････････ 181
	① 代表的な原因微生物 ･･････････ 170	F.	腹腔内感染 ･･････････ 184
	② 診断方法 ･･････････ 171		① 代表的な原因微生物 ･･････････ 185
	③ 一般的な対応の仕方 ･･････････ 172		② 診断方法 ･･････････ 185
	④ 抗菌薬による治療 ･･････････ 173		③ 一般的な対応の仕方 ･･････････ 186
E.	感染性心内膜炎 ･･････････ 175		④ 抗菌薬による治療 ･･････････ 186

第Ⅶ章　世界の標準的なワクチン ･･････ 189

① 日本でのワクチン接種　190

② 諸外国でのワクチン接種状況　190

　A. 先進国の平均的な小児ワクチン
　　スケジュール ･･････････ 190
　B. 米国の小児ワクチンスケジュール ･･････････ 193

③ ワクチンの基本知識　196

　A. ワクチン予防可能な疾患
　　Vaccine-preventable Diseases ･･････････ 196
　B. ワクチンの種類 ･･････････ 196

第Ⅷ章　チャレンジクイズとケーススタディ ･･････ 198

① 感染管理の基本について ･･････････ 198
　解答編 ･･････････ 201
② 医療面接と身体所見について ･･････････ 205
　解答編 ･･････････ 207
③ 抗菌薬の各論クイズ ･･････････ 212
　解答編 ･･････････ 215

④ 感受性検査の結果の見方と
　最適治療への変更の仕方 ･･････････ 222
　解答編 ･･････････ 227
⑤ ケーススタディ ･･････････ 235
　解答編 ･･････････ 237
　応用編 ･･････････ 240

おわりに　～血液培養のエビデンス～ ･･････････ 249
索　　引 ･･････････ 254

第Ⅰ章 感染管理の基本

1 医療従事者のワクチン接種

　病棟にはじめて立つとき，医療従事者として，どのような感染対策が必要でしょうか．そして，それはなぜでしょうか．

　まず，なぜ病院内で感染対策が必要なのか，それを考えてみてください．行動しなければならない理由が明確だと，行動しやすいと思います．

　病院内で感染対策をする理由は2つあります．

　1つは，自分の身を守る＝personal safety
　1つは，患者の身を守る＝patient safety

　この2つを実行するために，感染対策を行うわけです．医療を志す者として，目の前の患者さんに最良の医療を提供するための基盤をまず整えることが必要なのです．

　では，どのような病院内の感染対策が必要なのでしょうか．病院内での感染対策には次の3つの種類があります．

> **病院内での感染対策**
> ① すでに起こってしまった感染症を治療する
> ② すでに起こってしまった感染症が別の人に伝播するのを防ぐ
> ③ 感染症が起こる前に予防する

　ここでは，③の感染症が起こる前に予防する方法と，p.8で②の起こってしまった感染症が別の人（医療従事者や患者，見舞い客など）に伝播しない方法について述べます．

　③の**感染症が起こる前に予防する**ということですが，感染症にはさまざ

な種類があります．19世紀のドイツの偉大な細菌学者コッホが確立した**コッホの三原則**に基づき，感染症は微生物によって起こることが知られています．微生物は一般に4種類あります．それらは，細菌，真菌，ウイルス，寄生虫です．これにプリオン（狂牛病の原因微生物はこれに分類されます）を含める場合もあります．

これらの微生物がどのようにしてヒトに感染するか，感染症を起こすかは，それぞれの微生物で異なっています．この特徴を理解しながら，感染対策をする必要があるのです．

ヒトに感染症を起こす経路として，次のものがあります．

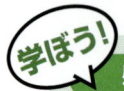

感染症が起こる経路

① 環境からヒトへ
   例：レジオネラ，流行性真菌症（ヒストプラズマ，コクシジオイデスなど），汚染した水でレプトスピラ，細菌性腸炎を起こす腸チフス，コレラなど
② 動物からヒトへ
   例：ハトからクリプトコッカス，狂犬病，爬虫類からサルモネラ
③ ヒトからヒトへ
   例：結核，麻疹，水痘，ムンプス，風疹，インフルエンザウイルス，HIVなど　多数

また感染症は，予防法が確立した感染症とそうでない感染症があります．予防方法の代表的なものは，医学の歴史上，最大の発見ともいえるワクチンです．**ワクチンで予防可能な疾患は，vaccine-preventable diseases** と呼ばれます．現在世界的に，ワクチンで予防可能な疾患を徹底的に予防するということが提唱されています．特に世界保健機関（WHO）などは，広く訴えています．WHOは，世界各国に推奨ワクチンを設定し，これらのワクチンを医療政策上，組み込むことを推奨しています．

ワクチンがない感染症で，世界に大きな影響を与え続けている代表が，結核，マラリア，HIVなどです．これらは，世界中に多くの患者がおり，以前からワクチン開発は試みられてきましたが，いまだ成功していないのです．現在も，人類の敵として君臨しています．

さて，ワクチンで予防可能な疾患で，病院で働く前にワクチン接種により予防することが推奨されている疾患には，どのようなものがあるでしょうか．**労働者の健康を守る分野を労働衛生 occupational health** といいます．医療従事者の場合は，病院内に，労働衛生担当者がいれば，その担当者と相談すること

になります．一般病院では，労働衛生でも，病院感染対策に特化した担当者は，通常，院内感染対策担当者であることが多いでしょう．

医療従事者の職業予防目的で，接種が世界的に推奨されているワクチンは，下記の通りです．

> **医療従事者の職業予防目的で推奨されているワクチン**
> - 麻疹，ムンプス，風疹，水痘
> - B型肝炎
> - インフルエンザウイルス（毎年）

A．麻疹，ムンプス，風疹，水痘

麻疹と風疹は，MRという混合ワクチンが2006年4月から接種できるようになっています．

また，麻疹，ムンプス，風疹，水痘のワクチンは，すべて**生ワクチン**です．つまり，**妊娠や免疫不全があると接種できないので注意が必要**です．

麻疹は国内で1993年以降，何度も大流行を起こし大きな問題になっています．成人が発症すると重症化することが知られています．特に国内では，リスクが高い年齢層は，生後9〜12ヵ月ごろの母体からの抗体が消失する時期およびワクチン未接種の若者群で，29歳以下などで麻疹の抗体を持っていない集団です．こうした集団による麻疹のアウトブレイクがしばしば起こっています．

麻疹ワクチンは，**有効率が95％以上**のワクチンです．にもかかわらず，国内では，麻疹ワクチンの接種率が低いため大流行が何度も起こっています．現在，先進国で麻疹が流行している国は日本くらいです．麻疹は，南北のアメリカ大陸，欧州，オセアニアなどではほぼ撲滅に近い状況です．WHOは，2012年までに西太平洋地区での麻疹撲滅を目標に掲げています．麻疹ワクチンは，医療従事者として，自分自身および患者さんに，接種が強く推奨されるワクチンです．

ムンプス，**風疹**も，国内ではワクチン接種率が低く，しばしばアウトブレイクが各地で起こっています．これも，麻疹と同様にワクチン接種で予防すべき重要な疾患です．

また，日本人としてぜひ，知っておいていただきたいのは，水痘のワクチン（水痘生ワクチン）です．これは大阪大学名誉教授の高橋理明先生が開発しました．岡株というウイルス株を使用し，現在，世界でも広く使用されています．

B. B型肝炎

　B型肝炎ワクチンは，不活化ワクチンです．B型肝炎は，A型肝炎とともに，ワクチンで予防できる肝炎です．血液やセックスを介して感染しますので，十分な予防が必要です．医療従事者では，針刺し・切創（針刺し事故）などでB型肝炎に感染し，過去に劇症肝炎で死亡した例などもあることから，職業対策上，必須のワクチンになっています．ほぼすべての大学で行っていることだと思いますが，医学部の病棟実習前に，B型肝炎ワクチンは接種していると思います．ただし，B型肝炎ワクチンは，接種しても何％かは抗体ができない人がいます．その現象を一次接種不良 primary vaccine failure といいます．B型肝炎ワクチンは，3回接種が必要で，0, 1, 6ヵ月目に接種します．この3回シリーズで抗体ができなかった場合は，再度1～3回，接種することが推奨されています．

　前頁に掲げた医療従事者にワクチン接種が推奨される微生物のうち，インフルエンザウイルス以外は，抗体があることが確認できれば，ワクチン接種の必要はありません．基本的に一度かかると終生免疫が獲得できる疾患ですので，ワクチン接種によるか，または自然感染による終生免疫によるかのどちらかにより，これらの微生物に対する血清抗体を保持することが必要なのです．

C. インフルエンザ

　インフルエンザに関しては，突然変異や遺伝子の再編成により，毎年，型の違う株が世界的に蔓延します．そのため，その年に流行すると予想された株を使用したワクチンを継続的に，毎年接種することが推奨されています．おりしも，2009年4月に，メキシコに端を発したブタ由来の新型インフルエンザ H1N1 に関して医療従事者や一般市民の多くが接種を受けました．

　インフルエンザワクチンに対する注意事項ですが，卵アレルギーのある人は接種できません．ワクチンをつくるときに卵を使用するので，接種によって卵アレルギーが出現する可能性があるためです．今後，卵を使用しない方法でつくったワクチンを用いる場合には，該当しません．

D. 結核

　結核に関しては，ワクチンではないのですが，結核発症のリスクを調べる目

的で，ツベルクリン反応，または，クオンティフェロン検査が施行されています．
　結核に関して少し説明します．
　結核については，他書も合わせよく勉強してください．とても重要です．余談ですが感染症の診療，対策でカギになる疾患として，結核や梅毒があります．
　さて，結核菌 *Mycobacterium tuberculosis* への曝露歴があるかないかを知るために，これまでは広くツベルクリン反応が使用されてきました．ツベルクリン反応は，結核菌のタンパクを精製し（そのタンパクを purified protein derivatives，PPD といいます），過去に結核に曝露したことがあるかないか，活動性の結核があるかないかを調べるための検査のひとつでした．しかし，PPD は，結核菌以外の *Mycobacterium*（例：MAC など）にも交差反応を起こしたり，また，BCG（牛の結核菌 *Mycobacterium bovis* によるワクチン）接種者にも反応を起こしたりすることが知られています．つまり，感度，特異度にかなり問題がある検査なのです．**結核は，ツベルクリン反応の有無では確定診断できません**．これも大原則として知っておかなければなりません．**結核は，原則，結核菌培養，または TB-PCR，または，病理組織像（結核に特徴的な肉芽腫 granuloma，乾酪壊死 Swiss-cheese necrosis など）で確定診断します**．

　結核の蔓延率が相対的に低い先進国（北米，欧州など）では，ツベルクリン反応は，結核曝露またはリスク見極めのためのスクリーニング検査として使用されてきました．

　一方日本でも，ツベルクリン反応を調べていますが，その解釈が困難な状況です．その理由は，日本では，結核の予防策として BCG を接種しています．そのため，ツベルクリン反応に影響があり，偽陽性になる場合もある，という状況なのです．

　日本の結核事情ですが，結核の年間発生率が，欧米の数倍（日本は，人口10万人あたり22人程度の発症率，欧米では，5〜6人程度）あります．意外に思うかもしれません．結核はもう過去の病気というイメージを持っている人がいるかもしれませんが，残念ながら**日本は，結核の十分な制圧ができていない国のひとつです**．また，結核予防の目的で BCG を接種する国のひとつです．ちなみに，米国は BCG 接種しない国の代表です．欧州諸国は BCG を接種する国もあれば，接種しない国もあります．このように BCG は，先進国でもその採用が分かれています．

　結核の疫学上の世界的な変化として，1980年代に HIV が発見され，それ以降，**HIV＝結核**という方程式のように HIV 患者などに結核が増え，欧米でも結核が一時，増加した時期がありました．現在では，特に先進国では，結核をみたら HIV を探せ，HIV をみたら結核を探せのごとく，結核か HIV のどちらかの症例を見つけたら，治療と対策が進められており，1980年代頃に比べる

と結核も制圧の方向になっています．HIV が蔓延しているサハラ以南のアフリカ諸国などでは，結核も多発しています．人口 10 万人あたり 100〜300 人など，非常に高い発生率です．

1 BCG

　BCG によるツベルクリン反応（PPD）の結果への影響は，BCG 接種後，10〜15 年程度続くのではないかといわれています．したがって，こどもの頃に BCG の接種をしたことがある人が，30 歳代でツベルクリン反応を行ったとき，BCG の影響は無視できるのではないかと米国では解釈されています．移民を多く受け入れている米国は，結核のコントロールを徹底してやっています．また，長期に学校や会社などで働く場合，人々に，各種ワクチン接種歴の提出やツベルクリン反応・胸部 X 線をすることを推奨し，義務付けています．

　日本は，BCG 接種を行っている国のひとつで，ツベルクリン反応が米国疾病対策センター（CDC）の基準を使用すると陽性になる人が多い状況です．したがってツベルクリン反応の結果の妥当性が問われています．日本では，日本結核予防会などが中心となって，ツベルクリン反応の陽性，陰性の定義を定めています．

　ツベルクリン反応では，皮内に接種するのですが，その後，接種部位を中心に赤い腫れが出てきます．発赤の部分ではなくて，**組織が一段盛り上がっているところ（硬結）の長径を測定**します．

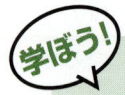

日本で使用しているツベルクリン反応のカットオフ値

日本では，発赤の長径の長さで決めています．

発赤の長径が ≧10 mm を陽性
発赤の長径が <10 mm を陰性

米国疾病対策センター（CDC）で使用されているツベルクリン反応のカットオフ値

硬結 induration の長径（発赤でない）	
結核の少ない地域の住人	≧15 mm を陽性
結核が多い地域の住人 または結核のハイリスクの人*	≧10 mm を陽性
HIV 陽性者，薬物中毒者，免疫不全者，プレドニゾン 15 mg/day 以上服用，最近の結核への曝露	≧5 mm を陽性

＊ハイリスクとは，糖尿病，人工透析中，血液悪性疾患，胃切除などの既往歴がある人．
結核が蔓延している国からの移民者．

参考：・日本結核予防会宮城県支部サイト　http://www.jata-miyagi.org/tbbcg/tbbcg.htm
　　　・Gilbert DN, Moellering RC, et al：The Sanford Guide® to Antimicrobial Therapy 40th ed. Antimicrobial Therapy Inc. p.116, 2010.（翻訳版：サンフォード感染症治療ガイド 40 版．ライフサイエンス出版．p.182-183, 2010.）

ツベルクリン反応は，その感度と特異度に問題があることが知られ，かしこく使用することが要求される検査でした．近年，ツベルクリン反応の限界であった，結核菌以外の*Mycobacterium*への交差反応などをある程度克服した検査，**クオンティフェロン**が開発されました．クオンティフェロンも完全な検査ではありませんが，**結核菌への曝露の確定**または**活動性結核の確定診断の補助検査**として，導入する病院も増えてきています．

2　ツベルクリン反応陽性の意味

ツベルクリン反応が，前記の基準で「陽性」であることは何を意味するのでしょうか．そしてどう対応すべきなのでしょうか．

ツベルクリン反応の陽性が起こるのは，以下の状況です．

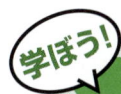

> **ツベルクリン反応の陽性の解釈**
> ① 結核菌に曝露している（結核菌が体内にいる）が発症していない状態
> ② 活動性結核を発症している状態
> ③ 結核菌以外の*Mycobacterium*に曝露歴がある状態（交差反応）
> ④ BCG接種による偽陽性（交差反応）

臨床現場では，①，②と④の区別がもっとも重要で難しい状態でした．そのためにクオンティフェロンが開発されてきたのです．クオンティフェロンは，結核菌の2種類のタンパク（ESAT-6，CFP-10と呼ばれます）を抗原にしてそれに対する反応として産生されるインターフェロンγを測定する検査です．

現時点では，まだ一般的な検査として広く普及しているわけではありません．長所と短所を表Ⅰ-1に示します．

表Ⅰ-1　クオンティフェロン検査の特徴

長　所	短　所
① BCGの影響を受けない ② 血液検査のため，ツベルクリン反応結果にみられる判定者による誤差がない	① 採血後，12時間以内の検査が必要 ② ツベルクリン反応に比べ，高額で検査に手間がかかること

3　クオンティフェロン検査陽性の意味

クオンティフェロン検査の陽性が起こるのは，以下の状況です．

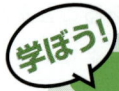

> **クオンティフェロン検査での陽性の解釈**
> ① 結核菌に曝露している（結核菌が体内にいる）が発症していない状態
> ② 活動性結核を発症している状態

上記①と②の状態を"補助する","示唆する"という意味になります.
　クオンティフェロン検査陽性だけでは，結核発症の確定診断にはならないことを十分理解した上で，利用することが大切です．

2　病院内での感染対策

　病院内で患者ケアにあたるとき，どのような感染対策が必要でしょうか．みなさん，なんとなく，手洗い，マスク，うがいなどが大切だというイメージは持っていると思います．
　実際に，**効果的で適切な対策とはどのようなもの**でしょうか．どの患者さんを診察するときに，どんな感染対策が必要なのでしょうか．**いつもマスクが必要でしょうか．いつもガウンが必要でしょうか．手袋はいつするのが適切でしょうか．**このような質問にスラスラと自分で答えられるようになっていると，とても便利ですし，病棟に立つ医師として診療科にかかわらず，一生使える知識になります．
　病院内の感染対策は2種類あります．

> **病院内の感染対策の分類**
> ① 標準予防策
> ② 感染経路別の隔離予防策

　病院内での感染対策は，主に，**病院内という環境で，ヒトからヒトにうつる感染症に対して行います**．病院内で，ヒトからヒトにどのような経路で感染がうつるか，といいますと，次の3種類です．

病院内のヒトからヒトへの感染経路3つ

① 空気感染＝空気を共有することで伝播
② 飛沫感染＝咳，くしゃみなどによる分泌物による伝播
③ 接触感染＝直接の接触，または，環境表面など（ドアノブ，ベッドの柵，コンピュータのキーボード，病室の机など）を介しての間接的な接触

A. 標準予防策　Standard Precautions

　標準予防策は，患者さん全員を対象に行うものです．つまり，検査していなくても患者さんには何らかの病原微生物がいるものとして，対応をしておくということです．

　標準予防策の基本は，手洗いです．そして，患者さんの体液や皮膚病変などに触れる可能性があるときは，手袋を着用することです．標準予防策として，採血するときにも手袋着用が必須です．

　どうして手洗いが必要なのでしょうか．病院内はばい菌の宝庫です．微生物，特に細菌の宝庫です．患者さん自身，さまざまな環境表面，そしてあなた自身（医療従事者）などに細菌（微生物）が渦巻いています．

　また，どうして手袋着用が必要なのでしょうか．

　ばい菌の宝庫の病院内で診療する場合，そのばい菌を患者さんに運んではいけない（つまり自分が媒介者となって，よそから細菌を運んではいけない）のです．ですから，手洗いして，自分が患者さんに触れる部位をきれいにしてから，ケアにあたる．

　手袋をするのは，患者さんが持っているさまざまな微生物を，自分の皮膚で直接触れないためのガード目的なのです．

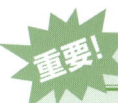
標準予防策の目的

① 自分が持っている微生物を患者に伝播させない
② 患者が持っている微生物を自分が曝露しない

自分の身を守るため，かつ，患者さんの身を守るため，に感染対策を事前にするのです．
　　標準予防策＝患者ケアの前後の手洗い，手袋着用
　　　　　　　　体液への直接接触を防ぐことです．

＊場合により，体液（血液など）を避けるため，救急処置などではガウンやゴーグルも着用します．

感染症があってもなくても，検査していてもいなくても，**全員の患者さんに対して，標準予防策をとるのです**．これは医師のみならず，患者ケア（患者に接触すること）にあたる職員全員がこの対策をとらなければなりません．
　病棟で患者さんをケアすることを想像してください．
　患者さんの病室に行きます．病室に入る前にドアを開けます．カーテンなどの仕切りがあればカーテンに触ります．ベッドに近づきます．挨拶したり，症状を聞いたりして，その後，聴診器などを取り出して診察します．聴診器をしまって，ドアを開けて病室を出ます．
　この過程のすべてにおいて，あなたはいろいろなところに触っています．触っているところには，多くの細菌がいます．**感染対策は，この「見えていない細菌」を想像しながら行うことが重要**なのです．もし，細菌に色がついていて，誰にでも簡単に見えるものだったら，これほど感染対策は難しくなかったと思います．ここにいるよ，と細菌が合図してくれるからです．ところが，細菌は小さくて（微小な生物ですので）肉眼では見えない，ここが大きな落とし穴になるのです．
　先のシナリオで，標準予防策をとるにはどうしたらいいでしょうか．

[対処法]
患者さんの病室に行きます．病室に入る前にドアを開けます．
　→ドアを開けてすぐに洗面台があれば，そこで手洗いします．またはアルコール性消毒薬で手指消毒します．そして手袋を着用します．事前にカーテンは開けておくほうがいいでしょう．カーテンは，感染症のアウトブレイクが起こる原因のひとつで有名です．

カーテンなどの仕切りがあれば，カーテンに触ります．
　→カーテンは事前に開けておき，手袋を着用したらどこにも触れず，ベッドに近づきます．

挨拶したり，症状を聞いたりして，その後，聴診器を取り出して診察します．
　→診察後，手袋は患者さんの持つ細菌で汚染されていますので注意します．手袋をはずして廃棄します．その後，再度手洗い（アルコール性消毒薬で手指消毒）します．

聴診器をしまって，ドアを開けて，病室を出ます．
＊ドアの外に洗面台やアルコール性消毒薬がおいてある場合は，ドアを開けて病室を出てから手洗いします．

　このように，病室に行き患者さんの診察やケアをするときは，その前後で**手洗い**，患者さんに触れるときは**手袋着用**をしてください．標準予防策です．

また，緊急救命を扱う米国の TV ドラマなどで，救急部に運ばれてきた患者さんで，交通事故などで，血液がほとばしっているような方に対応するときは，医療従事者は全員，ゴーグル，ガウン，手袋，マスクなどをしていると思います．すべて標準予防策です．**標準予防策は，体液への直接接触を防ぐことが目的です．**

B. 感染経路別の隔離予防策　Isolation Precautions

感染経路別の隔離予防策は，病院内で，ヒトからヒトに伝播する感染症に対して，その感染経路を遮断することで予防することです．

つまり，**患者さん全員に対して標準予防策は実施しますので，この隔離予防策はさらにそれに加わるという形**になります．この隔離予防策は，どの患者さんに対して行う必要があるのでしょうか．この対策は，全員に対してではありません．特定の患者さんに限って実施するものです．

さきほど，病院内で，感染症がヒトからヒトに伝播するのは 3 通りの経路です，というお話をしました．

> **感染伝播のメカニズム**
> ① 空気感染＝空気を共有することで伝播
> ② 飛沫感染＝咳，くしゃみなどによる分泌物による伝播
> ③ 接触感染＝直接の接触，または，環境表面など（ドアノブ，ベッドの柵，コンピュータのキーボード，病室の机など）を介しての間接的な接触

隔離予防策は，この 3 通りの感染経路を遮断するのです．そのため，予防策の名称にも感染経路名がついています．

> **感染経路別の隔離予防策の種類**
> ① 空気感染予防策
> ② 飛沫感染予防策
> ③ 接触感染予防策

隔離予防策は，その名前の通り，**個室隔離を原則**とします．

1　空気感染予防策　Airborne Precautions

空気感染予防策は，**空気を共有することで感染が伝播する疾患**に適応になります．

> **主な疾患は，結核，麻疹，水痘です．**

この3つは，暗記してください．診療科を問わず，知っておかねばならない知識です．
　天然痘，重症急性呼吸器症候群（SARS）や病原性の高い鳥インフルエンザウイルスや新型インフルエンザウイルス（2009年のパンデミックインフルエンザH1N1では，各国で議論が分かれていた）もこの対象になるでしょう．
　空気感染では，一定の時間，同じ空間で過ごした場合，感染のリスクがある疾患です．これらの疾患では，患者さんが咳などをしたときに放出する小さな微粒子が病原になります．この微粒子は小さいので，長い時間空中に浮遊します．そのために遠くまで到達することができ，別の人がその微粒子を吸い込むことで感染が起こります．微粒子の大きさは，**5 μm以下の小さいもの**です．
　結核，麻疹，水痘のうち，**もっとも感染率が高いのは麻疹**です．国内で，大学などが麻疹のアウトブレイクで休校になったのはつい最近です．同じ教室で授業を受けただけで抗体を持っていない人は，80〜90％程度の確率で感染・発症します．結核は同じ部屋にいても，感染が成立する（結核菌が体内に入る）可能性は50％程度といわれています．さらに**発症する人は，接触後，2年以内に5〜10％程度**といわれています．
　水痘の感染力は麻疹と結核の中間ぐらいで，60〜70％程度といわれています．
　麻疹と水痘は，一度かかったら終生免疫ができますので，二度とかかりません．またワクチンでも予防可能です．結核はワクチンもなく，一度発症して治癒しても，再発または再罹患する可能性があります．
　結核，麻疹，水痘，これら3つの感染症が疑われた段階で，感染対策を実施します．つまり，確定診断がつくまで待たない，待ってはいけない，ということです．これらの可能性があると判断したときには，即座に対応をとります．
　どのような対応が必要でしょうか，次の2つの方法があげられます．

空気感染予防の対応法

① 陰圧の個室管理：空気感染する疾患は，他の病室と空気が交わらないように別の空調システムを持っていることが必要です．そして，病室の外に対して，陰圧になっており，病室内の病原菌が，病室の外に出ない物理的な仕組みを持っている部屋が必要です．
② 医療従事者は，**N95というマスクを装着して，病室に入ります．**
　・N95というマスクは，1 μm以下の微粒子をフィルターできる機能を持っています．
　・N95というマスクを正しく装着すれば，小さな微粒子も遮断できるのです．
　＊患者さんは，外科的マスク（サージカルマスク）を着用して院内を移動．

2 飛沫感染予防策　Droplet Precautions

飛沫感染予防策は，飛沫感染する疾患に適応になります．つまり，**患者の咳やくしゃみなど，飛沫によって伝播する疾患に適応**です．

飛沫感染と空気感染は，どこが違うのでしょうか．

飛沫感染では，**飛沫（微粒子）の大きさが5μm以上で大きい**ため，重力の関係で遠くには飛べません．せいぜい，咳やくしゃみのしぶきが飛ぶ範囲内，つまり，患者さんの半径2m程度までです．ですから，患者さんから2m以上はなれている場所にいれば，感染のリスクは少ない，ほぼないと考えられるのです．

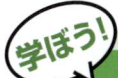

飛沫感染予防策が適応になる疾患の代表例

- MRSAが喀痰から検出されているとき
- 多剤耐性のグラム陰性菌が喀痰から検出されているとき
- 流行性耳下腺炎（ムンプス）
- 風疹
- 百日咳
- インフルエンザウイルス
- RSウイルス
- マイコプラズマ
- A群溶血連鎖球菌による咽頭炎　など

次の対応が必要です．
① 個室管理（陰圧の必要はなし）
② 医療従事者は，外科的マスク（サージカルマスク）を着用

3 接触感染予防策　Contact Precautions

直接，または，間接的に接触することで感染が伝播する疾患に適応になります．
病院でみることの多い*Clostridium difficile*，ノロウイルス，ロタウイルスのこれら3つは，どれもアルコール耐性（アルコール綿や手指消毒用のアルコール製剤）です．そのため，標準予防策では，**流水で手洗いしてください**．アルコール性手指消毒薬では十分消毒できません．下痢の成分が床や病院の環境表面についてしまった場合も，アルコールでは消毒できません．**次亜塩素酸やアルデヒド系の消毒薬の使用**が必要です．

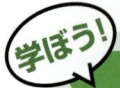 **接触感染予防策が適応になる疾患の代表例**

- MRSA が培養から検出されているとき（検体を問わない）
- 多剤耐性のグラム陰性菌が検出されているとき（検体を問わない）
- 病院内で下痢をしている患者
  - *Clostridium difficile* 感染（*Clostridium difficile* infection, CDI）
  - ノロウイルス
  - ロタウイルス
  - エンテロウイルス（コクサッキー，エコーウイルスなど）
  - 細菌性腸炎（腸チフス，赤痢，赤痢アメーバ，*E. coli* O157 など）
- A 型または E 型肝炎
- 疥癬 scabies　など

3 職業曝露予防

A．針刺し・切創（針刺し事故）または検体に曝露後の対応

　医療従事者として勤務する場合，針刺し・切創（針刺し事故）のリスクがあります．注射器の針だけでなく，手術中の縫合針，メス，カテーテルのガイドワイヤーなど，勤務中に自分が，鋭利な医療器具で誤って負傷することが起こりうるのです．そのような場合，病院内で，特に血液を介してヒトに伝播する疾患の予防と対策がきわめて重要です．

　医療従事者が治療の際，感染しやすい疾患は，**HIV，B 型肝炎，C 型肝炎**の 3 つが代表です．医療従事者として，この 3 つから自分の身を確実に守ってください．

　針刺し・切創（針刺し事故）は，新人で慣れていない人に多い傾向がわかっています．病棟実習や就職直後の慣れない時期は，先輩などからやり方をよく教わり，シミュレーター人形などを利用して練習したりして，針刺し・切創（針刺し事故）には細心の注意を払いましょう．

　万一，針刺し・切創（針刺し事故）をしてしまったら…，**曝露後予防 post-exposure prophylaxis（PEP）**というのがあります．

> **針刺し・切創（針刺し事故）から身を守る方法**
> ① ワクチンで予防できる疾患はワクチン予防する．B型肝炎のみワクチン予防可能．
> ② 標準予防策の徹底（手袋着用）
>   特に，採血時などでは，手袋を着用し，針刺し・切創（針刺し事故）での負傷を最小限にするのが望ましい．
> ③ 採血に関しては，針にリキャップしない．
> ④ 針または鋭利な医療器具は，針捨てボックスにただちに捨てる．

針刺し・切創（針刺し事故）を起こしたら，すぐに**水道水で患部を洗い流します**．そして，病院内の担当部署に，針刺し・切創（針刺し事故）報告をただちに行います．その後，採血検査をします．HIVの患者さん（曝露源）で針刺し・切創（針刺し事故）を起こした場合は，予防投与の判断，B型肝炎が陽性の患者さん（曝露源）では，免疫グロブリンやワクチンの再接種などの，必要な予防策をとります．

針刺し・切創（針刺し事故）では，**いつ**，**どこの病棟で**，**何をしているときに**，**どのような針（鋭利物）で**，**どのように針が刺さったのか**，などの情報が重要です．

針刺しにより感染が成立するかどうかは，**曝露した血液の量**や，**負傷した傷の深さ**などが関係しています．また，二度と同じ事故が起こらないように，どうして起きたのかを振り返ることが必要なのです．

> **COLUMN**
> **医療安全について**
> 医療安全に努める際は，"root analysis"といいますが，原因究明が重要です．
> "問題の根源は何だったのか"ということを明らかにして，再発の防止に努めなければなりません．

下記で，針刺し・切創（針刺し事故）後の予防策を解説します．各病院で，プロトコールがあると思いますので，それに従ってください．

対応で，もっとも緊急性が高いのが，HIV，次がB型肝炎，最後がC型肝炎です．感染性の強さは，B型肝炎，C型肝炎，HIVの順です．

米国疾病対策センター（CDC）がデータをまとめていますが，大雑把に下記の数字を頭に入れておくとよいでしょう．報告により数字には範囲がありますが，**大雑把なイメージを持つことが重要なので**，簡略化した数字を提示します．針刺し・切創（針刺し事故）を起こした場合，疫学的に以下のおおその

割合で感染が成立していたそうです．
- B型肝炎　　30％程度
- C型肝炎　　3％程度
- HIV　　　　0.3％程度

ただし，これらの数字は，CDCの曝露後の発症例で，**"発症の確率"ではありません**．解釈を誤らないでいただきたいと思います．HIVは意外に感染成立した割合が低いように思えるかもしれませんが，自分が曝露したときに，発症するのが1％以下の可能性かどうかという数字とは異なります．繰り返しになりますが，発症のリスクは，曝露した血液の量，負傷の場所や創部の深さなどが影響します．

B型肝炎ウイルスは，非常に少量でも感染が成立します．また，特徴として，**アルコール（アルコール綿や手指消毒用のアルコール製剤）での消毒では不十分です**．血液に曝露しやすい透析センターなどでアウトブレイクが起こりやすいのはそのためです．テーブルや病室に血液が散っている場合，アルコール綿で拭いても消毒できない微生物の代表が，B型肝炎ウイルスです．**次亜塩素酸やアルデヒド系の消毒薬**などを使用する必要があります．アルコール製剤を使用する場合は，**エチルアルコール80％の高濃度が必要です**．HIVの場合もアルデヒド系，次亜塩素酸系，エチルアルコール50％の濃度などで消毒します[1]．

HIVが陽性（またはリスクがある）の患者さんの検体に曝露した場合，現在では，**理想的には30分以内に（2時間以内が望ましい），HIVの治療薬の服用を開始することが推奨**されています．そのため，冷静で迅速な行動が求められます．曝露した本人は，気持ちが動転していると予想されますので，迅速に上司，そして担当部署に連絡し，対応をしてもらいます．

B型肝炎は，ワクチン接種歴がない場合，**12時間以内に免疫グロブリンHBIG投与が望ましい**とされています．24時間までは，window periodと考えられていますので迅速な対応が必要です．ただし，**B型肝炎は，発症するまで45〜90日程度の長い潜伏期間があります**[2]．C型肝炎も同様で，非常に長い潜伏期間（半年から1年以上）を持ちます．C型肝炎ウイルスは，通常は急性肝炎は起こさず，知らないうちに（自覚症状が乏しいので）"慢性化"している，というのが特徴です．残念ながら，ワクチンはありません．万一，C型肝炎を発症した場合，2剤併用による治療法が確立してきています．また，最近ではC型肝炎は，急性肝炎の症状を呈することもまれにあると報告されています．

**針刺し・切創（針刺し事故）または検体に曝露後の血液検査の項目**

次表のように各病院で規定の検査があります．

曝露源	曝露者（負傷者）
・HIV ・HBsAg，HBsAb ・HCV	・HBsAg，HBsAb ・HCV Ab ・HIV Ab（ELISA） ・肝機能検査（フォローの基準値，ベースラインになります）

参考：・CDC の週報の MMWR. 50（RR-11）:1-42, 2001.
　　　・CDC の週報の MMWR. 54（RR-9）:1-17, 2005.

3つの微生物ごとの曝露後対応は，表 I-1〜I-3 にまとめました．

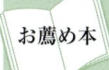**曝露後予防策の CDC ガイドラインをまとめたポケットマニュアル**
- Gilbert DN, Moellering RC, et al：The Sanford Guide® to Antimicrobial Therapy 40th ed. Antimicrobial Therapy Inc. p.180-182, 2010.（翻訳版：サンフォード感染症治療ガイド 40 版．ライフサイエンス出版．p.269-273, 2010.）
- Wilson JW, Esters LL：Mayo Clinic Antimicrobial Therapy Quick Guide. Mayo Clinic Scientific Press, p.306-312, 2008.

B．B型肝炎への曝露後の対応

B型肝炎は，病棟実習前または就職前に，必ず予防接種を受けることが推奨されています．0，1，6ヵ月目に接種という3回シリーズのワクチンを接種してください（表 I-2）．

C．C型肝炎への曝露後の対応

C型肝炎は，曝露後，免疫グロブリンの予防投与は有効ではありません．またワクチンも存在しません．そのため，万一，感染が成立した場合には治療するというスタンスになります．表 I-3 を参照してください．

表 I-2　B型肝炎ウイルスへの曝露後予防策

曝露した人のワクチン接種歴	曝露源のHBsAg, HBsAbの有無		
	HBsAg 陽性	HBsAg 陰性	不明
B型肝炎ワクチンの接種歴なし	免疫グロブリンHBIGおよびワクチン3回シリーズ開始		
ワクチン後抗体陽性	治療不要	治療不要	治療不要
ワクチン後抗体陰性*	免疫グロブリンHBIGおよびワクチン3回シリーズ開始．または，HBIGを2回投与	治療不要または，ワクチン再接種	HBsAg陽性のリスクが高い場合，陽性として対応
ワクチン後抗体の有無が不明	・もし，十分高い量なら，治療不要 ・もし，十分でない場合，免疫グロブリンHBIG1回とワクチンのブースター施行	治療不要	・もし，十分高い量なら，治療不要 ・もし，十分でない場合，ワクチンのブースター施行し，1～2ヵ月後にHBsAbの抗体検査

＊HBsAbの定量に関して，CDCでは，10 milli-international units/mLをカットオフ値として使用している．国内では，より高い量を推奨する場合もある（例：100 milli-international units/mLなど）．定量値の基準値に関しては議論が残っている．各施設でのプロトコルに従うこと．

参考：・CDCの週報のMMWR. 50(RR-11)：1-42, 2001.
　　　・Gilbert DN, Moellering RC, et al：The Sanford Guide® to Antimicrobial Therapy 40th ed. Antimicrobial Therapy Inc. p.180, 2010.（翻訳版：サンフォード感染症治療ガイド40版．ライフサイエンス出版．p.270, 2010.）
　　　・Wilson JW, Esters LL：Mayo Clinic Antimicrobial Therapy Quick Guide, Mayo Clinic Scientific Press, p.311, table 86, 2008.

表 I-3　C型肝炎ウイルスへの曝露後予防策[1]～[3]

曝露源	曝露時	1～3週間目 または，急性症状がある場合	3ヵ月目	6ヵ月目
曝露源がHCV陽性または不明，かつ曝露者がHCV陰性の場合	HCV ab 肝機能検査	HCV-RNA	HCV ab 肝機能検査	HCV ab 肝機能検査

＊もし，急性肝炎の症状がある場合は，C型肝炎の治療が慢性化を防止することが報告されている．
　また，曝露後8～12週間後も，HCVウイルス血症になっている場合，ペグインターフェロンでの治療が推奨されている[4].

参考：[1] CDCの週報のMMWR. 50(RR-11)：1-42, 2001.
　　　[2] Gilbert DN, Moellering RC, et al：The Sanford Guide® to Antimicrobial Therapy 40th ed. Antimicrobial Therapy Inc. p.180, 2010.（翻訳版：サンフォード感染症治療ガイド40版．ライフサイエンス出版．p.270, 2010.）
　　　[3] Wilson JW, Esters LL：Mayo Clinic Antimicrobial Therapy Quick Guide, Mayo Clinic Scientific Press, p.312, 2008.
　　　[4] Kamel SM, Fouly AE, et al：Peginterferon alfa-2b therapy in acute hepatitis C：impact of onset of therapy on sustained virologic response. Gastroenterology. 130：632-638, 2006.

表 I-4　HIVへの曝露後予防策

曝露の種類		曝露源のHIV感染の有無				
		HIV陽性で無症状またはウイルス量1500/mL以下	HIV陽性で有症状 or AIDS発症 or 急性期 or ウイルス量多い状態	HIV感染の有無は不明	HIV感染の有無が調べられない場合	HIV陰性
経皮的な曝露後の予防策	軽度	2剤による予防投与	3剤による予防投与	予防投与不要　もしHIV感染のリスクがあれば2剤の予防投与を考慮	予防投与不要　もしHIV感染の可能性あれば2剤の予防投与を考慮	予防投与不要
	重度	3剤による予防投与	3剤による予防投与	予防投与不要　もしHIV感染のリスクがあれば2剤の予防投与を考慮	予防投与不要　もしHIV感染の可能性あれば2剤の予防投与を考慮	予防投与不要
粘膜または正常な皮膚への曝露	少量	2剤による予防投与を考慮	2剤による予防投与	予防投与不要	予防投与不要	予防投与不要
	多量	2剤による予防投与	3剤による予防投与	予防投与不要　もしHIV感染のリスクがあれば2剤の予防投与を考慮	予防投与不要　もしHIV感染の可能性あれば2剤の予防投与を考慮	予防投与不要

- 2剤での予防投与
  処方例：コンビビル®（ジドブジンAZT 300 mg/ラミブジン3TC 150 mg）1錠を1日2回　など
  各施設のプロトコールに従う
- 3剤での予防投与
  処方例：カレトラ®（ロピナビル200 mg/リトナビル50 mg）2錠を1日2回　など
  各施設のプロトコールに従う
- 投与期間：4週間（2，3剤共通）
- HIV予防投与開始時および2週間ごとに，全血血算，肝機能，電解質・腎機能を調べておく

参考：・CDCの週報のMMWR. 54(RR-9)：1-17, 2005.
　　　・Gilbert DN, Moellering RC, et al：The Sanford Guide® to Antimicrobial Therapy 40th ed. Antimicrobial Therapy Inc. p.181-182, 2010.（翻訳版：サンフォード感染症治療ガイド40版．ライフサイエンス出版．p.270-273, 2010.）
　　　・Wilson JW, Esters LL：Mayo Clinic Antimicrobial Therapy Quick Guide, Mayo Clinic Scientific Press, p.308-310, table 84-85, 2008.

D．HIVへの曝露後の対応

　HIVへの曝露後の対応は，表I-4を参照してください．重要なことは，もし曝露源がHIV陽性，またはHIV陽性の可能性が高い場合は，**迅速に予防投与を開始する**ことです．

　予防投与は，2剤または3剤で行います．**予防投与の期間は4週間**です．予防投与による副作用をモニタリングするため，**投与時，投与後2週間おきに**採血検査をします．**全血血算，腎機能，肝機能**を調べます．

表Ⅰ-5　曝露後の血液検査のスケジュールの例

曝露時	4〜6週目	3ヵ月後	6ヵ月後
HIV HBsAg，HBsAb， HCV 肝機能	HIV（6週目） HBsAg，HBsAb HCV-PCR（1〜3週目） 肝機能	HIV HBsAg，HBsAb HCV 肝機能	HIV HBsAg，HBsAb HCV 肝機能

注：採血の項目や日時は，各施設のプロトコールに従う．

参考：・Wilson JW, Esters LL：Mayo Clinic Antimicrobial Therapy Quick Guide, Mayo Clinic Scientific Press, p.312, 2008.

E. 曝露後の採血スケジュールと時期

　曝露源がHIV，B型肝炎，C型肝炎がいずれも陰性の場合にも，曝露者は，その後のフォローとして採血検査を受けます．**表Ⅰ-5**を参照してください．それは，確かにHIV，B型肝炎，C型肝炎に感染していないことを確認するためです．曝露時には，曝露源患者（または曝露源の検体）の検査が陰性であっても，可能性として，曝露源患者の抗体は潜伏期間中では偽陰性の場合もあるからです．

　曝露時，4〜6週間目，3ヵ月目，6ヵ月目，に採血します．感染が成立している場合には，通常，多くが3ヵ月以内に抗体陽性になります．6ヵ月目以降で抗体検査が陽転化することはまれであるといわれています．

　現場では各施設のプロトコールに従って血液検査を行ってください．

参考文献

1) Jennings J, Manian FA：APIC handbook of infection control. 2nd ed. APIC, Inc. p.165, 1999.
2) Koziel MJ, Thio CL：Hepatitis B virus and hepatitis delta virus. In：Mandell GL, et al editors：Principles and practice of infectious diseases. 7th ed. vol.2, Churchill Livingston Elsevier. p.2079-2080, 2010.

第 II 章
臨床医学の基本

1 医療面接と身体所見
History and Physical examinations (H&P)

A. 臨床医学の土台

　臨床医学の基本は，医療面接と身体所見 History and Physical examinations (H&P) です．家を新築することを想像してみてください．土台をしっかり組まないと，あとから重い材木を使ったり，太い柱を立てたりすることができなくなるでしょう．臨床医学も同じです．学生，初期研修医の間に確実にマスターすべきことは，この「土台づくり」なのです．内視鏡，超音波，胃透視などの放射線検査，そのほか手技を修得することは卒後数年たってもできます．しかし，この「土台づくり」の機会をのがしてしまうと，おそらく一生，そのチャンスはなかなか訪れないでしょう．

　日本の臨床医学の問題のひとつは，**「鑑別診断を考えないまま，とりあえず検査を出す」**というやり方です．鑑別診断を考えていないので，**「検査を出してから，異常値に受身に反応する」**という診療スタイルになってしまうのです．このような「検査を出してから診療する」スタイルが可能なのは，先進国では，おそらく日本だけだといえます．他の国では採血検査さえ高額なため，理由もなしにできないのです．そういう意味で日本の医療は，患者さんが受けたい医療がすぐに受けられて，ある意味幸せです．しかし，世界でも例をみない高齢化が進行している日本で，このような**「検査を出してから考える診療」**は継続が不可能です．医療費がこのような状態を維持できないといえます．

　望ましい診療スタイルは，**「鑑別診断を考え，確定または除外するために，**

最良の検査を，安価で患者への侵襲性の少ない検査から優先順位をつけて出す」
ということです．

　カリフォルニア大学サンフランシスコ校のローレンス・ティアニー先生が強調するのは，

> **No assessment, no test.〈評価（鑑別診断）なしでは，検査を出すな.〉**

ということです．

　「検査を出してから考える診療」をすると何が起こるでしょうか．意味を考えずに出した検査結果に異常値があると，それに翻弄されることになります．**つまり，検査の数字に振り回され，医師である自分が司令塔として機能できず，検査結果が医師である自分に指令を出す形の診療**になるのです．異常値には対応せざるを得なくなり，さらに鑑別診断を考慮できないまま検査を出す，といった悪循環になります．

　感染症診療では，意味を考えないで出している検査の代表が，「C-reactive protein（CRP）」検査だといえます．**患者に感染症があるのか，ないのか，CRPの異常値の有無のみではこの判断はできません**．この真実を認識した上で，対応しなければなりません．もし，CRPの数字に診療で対応することだけを重視すれば，「**CRPが高い＝感染症＝重症＝カルバペネム投与**」式の公式診療になってしまうのです．このような公式は成り立ちません．その理由は，C-reactive proteinとは何か，ということを理解した上で，その感度，特異度などの限界を認識し，司令塔である医師の自分が利用するという立場でないと，賢くCRPは使いこなせないからです．

　CRPは，肝臓でつくられるタンパクのひとつです．体内に炎症があるときに，上昇することが知られています．しかしその炎症は，感染症だけが原因とは限りません．膠原病，川崎病，癌など，さまざまな理由で上昇します．そのどれが起こっているのかの判断は，患者さんへの**医療面接**と**身体所見**，他の検査結果を含む総合的な情報からしかできません．

　感染症があっても，CRPは上昇しない場合もあります．肝臓でつくられますので，肝機能が低下している患者さん，例えば肝硬変などでは感染症があってもなくても，CRPは上昇しない可能性があります．また免疫不全がある患者さん，免疫抑制薬を服用しているような患者さんでは，症状もなし，身体所見なし，白血球正常，CRPゼロでも敗血症性ショックであることが多々あります．

　CRPに関しては，このような状態で，感染症の有無や重症度に関して，感度・特異度は決して，100％満足できる検査ではないのです．これまでにも臨床試験で，CRPの有用性に関して，欧米で研究がなされましたが，感染症全般での有用性は満足いくものではないのです．

B. 医療面接と身体所見のとり方

　医療面接は，限られた時間内に患者さんと出会い，**患者さんが持つ問題点（プロブレム）をできる限り明確にするプロセス**です．

　学生や初期研修医は，大学や研修病院でお互いが患者や医師役になり，医療面接のトレーニングをロールプレイという方法でできます．仲間内でそうしたトレーニングサークルなどをつくるのもいいでしょう．学生時代に，カリキュラムの一貫で，少なくとも一度は医療面接の時間があるのではないでしょうか．医師になってからも，このトレーニングは継続するとよいです．実際の患者さんを通して学んだり，勉強会などを通じて，スキルを磨いていくことが大切なのです．

　患者さんへの質問は，**open-ended question**（患者さんに自由に表現してもらう質問），**closed question**（鑑別に必要な症状などの有無を「はい」，「いいえ」などで答えてもらう質問）を使い分けることが大切です．患者さんへのclosed questionでは，自分の頭のなかで**病態生理を推理しながら，挙がってくる鑑別診断を確定，除外するのに役立つ症状を確実に聞いていくことが要求**されます．一度の面接ですべてを聞くのは無理なことも多いので，聞き忘れたと思ったら，入院患者さんの場合は病室に再び足を運ぶとよいのです．

医療面接での質問

Open-ended question
- 今日は，どうして病院に来られましたか．
- 今日，一番お困りのことは何ですか．　など

Closed question または，より直接的な質問
- 咳が出ますか．
- おなかが痛いときに，吐き気はありましたか．
- 痛みはどのくらいひどいのですか．
- 痛みの特徴はどのようなものですか．
- 痛みはいつからですか．　など

　厳密に，質問の種類を区別することは難しいのですが，例えば，「はい」，「いいえ」で答えられる質問や症状などをより詳しく聞いたり，正確な状態を把握するための質問をclosed questionとすると，上記のような分類になります．大切なのは，問題をなるべく取りこぼしなく，拾い上げ，明確にしていくということです．

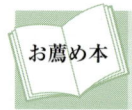

> **お薦め本**
> 〈原書〉Billings JA, Stoeckle JD：The Clinical Medical Encounter：A guide to the medical interview and case presentation. 2nd ed. Mosby. 1999.
> 〈翻訳版〉日野原重明, 福井次矢 監訳：臨床面接技法 患者との出会いの技. 医学書院. 2001.

1 質問項目と表現の仕方

1) 主訴　Chief complaint（C/C）

　自分の患者さんがどうして病院に来たのか，その一番の理由は何なのかがスタートラインです．救急車で来院した患者さんも，どうして何が起こったから，救急車で運ばれてきたのかを明らかにしてください．

　感染症診療では，すでに入院している患者さんに対して，他科受診という形で診療すること（コンサルテーション）も多いのですが，その場合は，どうして感染症科に診療を依頼するのか，コンサルトする理由を主治医チームに聞くことが大切です．

> **コンサルトする理由**
> ● 患者が発熱している．
> ● 患者の抗菌薬を教えてほしい．
> ● CRP が高いので．
> ● 培養で，こんな菌が出たので．　　など

2) 現病歴　History of present illness (HPI)

　現病歴は，医学的に情報を整理しまとめることが大切です．**この現病歴のまとめ力は，臨床能力をほぼ直接的に反映**します．医師の臨床能力，思考プロセスは，ここを読めばだいたいわかります．どのように考え，どのように診療していったのかということです．

　現病歴では，患者の主訴からスタートして，問題点が明らかになるようにします．患者さんに質問するときは，**患者さんの訴えから考えられる鑑別診断を通常，最低でも 2〜3 個は想定しながら質問を進めていきます**．鑑別診断が頭に浮かんでいないと，患者さんの言うことをただ「やみくもに」メモに書き写すことになります．そうすると，次のステップつまり検査と治療にいけないのです．患者さんから得た情報は，得た順番に現病歴として並べるのではなく，カルテの読者または口頭でのプレゼンテーションを聞いている別の医療従事者が，**鑑別診断を確定または除外できるように医学的に論理的に展開する必要が**あります．

　したがって，いわゆる「新聞報道」とは異なり，ある出来事をただ経時的に並べるのではないのです．医学的な解釈，医師として，情報の重要度を吟味し，

情報を入れるのか，省略するのかを判断するのです．**情報の選択と優先順位，関連性の有無の判断**を入れていくのです．この作業は，いわゆる"臨床医の職人技"です．一生をかけて磨いていくものです．これで"終わり"というところがない分野なのです．

このプロセスを，**臨床推論 clinical reasoning** といいます．つまり，患者さんのプロブレムは何で，それがどうして起こっているのかを考え（病態生理），その理由である鑑別診断を立てる作業です．自分の成長具合をみるために，学生，研修医の頃に書いたカルテのコピーなどを保管しておくと，数年後の成長度合いがわかるでしょう（個人情報の管理は厳重に）．

鑑別診断が浮かんだら，その**診断・疾患に関係した症状の有無**（Pertinent positive and negative signs and symptoms）を明確に聞いていきます．例えば胸部痛が主訴であれば，関連した症状である，動悸，冷や汗，放散痛，発熱，咳，呼吸困難（息切れ），めまい，頭痛などを聞いていくということです．

また，「痛み」が主訴の場合には，次の略号でよく覚えられている「痛みに関するファクター」を必ず聞きます．これらの項目が現病歴に入ると，いままでの現病歴が格段にシャープになるはずです．

> ### 痛みの SIQORAAA（or LIQORAAA）
>
> （注：SIQOR は，LIQOR（アルコール）をもじった言葉で，「シッカー トリプル A」というふうに，英語では呼ばれます）
>
> S：Site　痛みの場所（L：Location　痛みの場所）
> I：Intensity　痛みの強さ（0〜10 の数字で，表現してもらう）
> Q：Quality　痛みの質（ちくちくする痛み，重い痛み，ずきずきする痛みなど）
> O：Onset　痛みの起こった時点
> R：Radiation　放散痛の有無
> A：Aggregating factors　痛みの増悪因子
> A：Alleviating factors　痛みの軽減因子
> A：Associated symptoms　痛みに関連した症状

3）Review of systems（ROS），臓器別のスクリーニングの質問

国内では，ROS を知っている学生，研修医，一般医は，まだまだ少数派かもしれません．一般臨床では，ROS は，必須の質問事項です．つまり，**主訴には関係ないが，患者に別の医学的な問題が潜んでいないか引き出してあげるための質問**です．

「**From head to toe，頭の先からつめの先まで**」の順で，患者をすみずみスクリーニングしてあげるのです．

> **代表的なスクリーニング用の質問 Review of systems（ROS）**
>
> 発熱・悪寒・頭痛
> 視力障害（目がみえにくいことはありませんか）
> 聴力障害（耳が聞こえにくいことはありませんか）
> 咽頭痛・咳・痰・胸部痛・息切れ・動悸・悪心・嘔吐
> 腹痛・下痢・排尿時痛・頻尿・排尿時困難
> 手足のしびれ・筋力の低下　など

4）**既往歴　Past medical history（PMHx）**

　　内科系外科系ともに，わかる範囲で明確に患者に聞き，カルテに記します．

> **既往歴表記例**
>
> **20年前から糖尿病，5年前から人工透析，3年前に心臓バイパス術CABG施行**
> - 時間の表し方として，「入院時」をゼロ（起点）として，入院の何年前から糖尿病などと記すとわかりやすい．あるいは，1997年に白内障の手術など，と書いてもよい．
> - 国内でよくみられる「何歳時に，なになに」という記載の仕方は，すぐに何年前のことかわかりにくく不便な場合がある．状況に応じて使い分けるとよい．
> - 既往歴は1回聞いて，それがどのくらい前の話で，今回の入院にどのくらい関係があるのかがすぐにわかる言い方／話し方のほうがよい．

5）**社会歴　Social history（SHx）**

　　社会歴では，下記を必要に応じて，患者さんに聞きます．

> **社会歴で聞く項目**
>
> - 喫煙 smoking の有無
>   Never smoker（まったく喫煙歴なし）
>   Active smoker（現在の喫煙者），Ex-smoker（過去の喫煙者）
> - アルコール・不法薬物の服用，静脈注射使用・職業
> - 結婚の状況・誰と住んでいるか，家族と同居しているか
> - 出身はどこで，いま，どこに住んでいるのか
> - 旅行歴はないか（国外では，いつ移民してきたのか）
> - ペットや動物との接触はないか
> - 性行為はなかったか・外傷などはなかったか
> - 淡水，海水，川，湖などに曝露していなかったか
> - 周囲の人で同様の感染症にかかっていた人はいないか

Ⅱ 臨床医学の基本

この部分は，感染症診療の上で，鑑別診断に重要な情報となる場合も多いので，後に詳しく述べます（p.31～参照）．

6）アレルギー歴　Allergies

アレルギーでは，患者さんが「副作用」と混同している可能性もあります．ある薬剤を服用，投与されたときに，「どんな症状が起こったのか」を詳しく聞くことが大切です．

もし抗菌薬のアレルギーを想定した場合には，その反応がTypeⅠアレルギー（IgE-mediated allergies）でないかどうかを確認してください．TypeⅠアレルギーでの症状は，**意識障害，呼吸困難，喘息のような症状，唇がはれる(angioedema)，蕁麻疹**（発疹のうち，蕁麻疹はtypeⅠアレルギー）などがあります．それらを患者さんにわかりやすい言葉に代えて，質問してください．

7）薬　Medications

常時服用している処方された薬，自分で購入して服用している代替薬など，すべてを聞いてください．

- 入院時の質問では，入院前に処方または市販購入されていた薬
- 入院後では，診察しているその時点で投与されている薬

の種類，用量，投与経路（経口薬，静脈注射，筋肉注射など）をカルテに記します．患者さんは全部はわからないこともあるので，お薬手帳，カルテなどから情報を入手することが多いでしょう．

2　身体所見のとり方

身体所見は，4種類あります．

　　視診　inspection
　　触診　palpation
　　打診　percussion
　　聴診　auscultation

臓器によって，この順番が異なる場合があります．
例えば肺の場合は，

　　視診　inspection
　　触診　palpation
　　打診　percussion
　　聴診　auscultation

腹部の場合は，

　　視診　inspection
　　聴診　auscultation（触診すると腹音が変わる可能性もあるため）
　　打診　percussion

触診　palpation（打診と触診は前後してよい）

　身体所見では，始めに必ずバイタルサインを確認，記載してください．バイタルサインは，最低4項目必要です．

> **バイタルサインの項目**
> - 血圧　BP
> - 脈拍　HR
> - 呼吸数　RR（カルテ記載がないことが多いのですが，必須の項目です）
> - 体温（過去24時間の最高体温をTmax，診察時現在の体温Tcと使用するとよい）

必要に応じて，酸素飽和度 O_2Sat なども記します．

次に，患者さんの第一印象を医学的に表現します．それを一般所見 general appearance といいます．

1）一般所見　General appearance

見た目で，どのような状況か，患者さんが目の前にいなくても，まるでいるかのように臨床的にうまく描写してください．この印象で，重症度が伝わることが必要なのです．

> **一般所見の表記例**
> 例1：覚醒していて，見当識も正常．
> 　　　窮迫した状況ではない（Not in acute distress, NADと米国の現場では略される）
> 例2：気管内挿管されていて，沈静中．
> 例3：目は閉じており，声の呼びかけには反応する程度．酸素マスク使用中．ベッドに横になっている．
> 例4：診察時に，頻呼吸で起座呼吸．呼吸が困難で会話もとぎれとぎれ．酸素マスクをしている．切迫した様子．

次に，臓器別の所見をとります．

これも，**頭の先からつめの先まで**，"**From head to toe**"です．最低限の診察する項目をあげます．

2）頭頸部　HEENT（Head, Eyes, Ears, Nose, Throat）

- 眼球で，瞳の大きさ，対光反射，輻輳反射，眼瞼結膜の所見
- 耳鏡があれば，鼓膜の所見
- 鼻も必要に応じて，鼻腔内粘膜をみる
- 咽頭部は，発赤の有無，口蓋垂の偏位の有無など

- 口腔内では，う歯の有無，歯肉の状況，舌，口腔内の衛生状態などの所見

3) 心臓　Heart

- PMI（point of maximal impulse）心尖部拍動
- 脈の速さ（正常，頻脈，徐脈）
- リズム　正常，不整
- S1，S2 の状態，正常なのかどうか
- S3，S4 の有無
- 心雑音の有無

4) 肺　Lungs

肺に症状がある人では特に，丁寧に診察してください．

- 視診　inspection
- 触診　palpation（横隔膜の動きに左右差がないかどうかなど）
- 打診　percussion（胸水の有無，コンソリデーションの有無など）
- 聴診　auscultation

聴診では，左右の肺に，左右差がなく空気が出入りしているか，異常な音（wheezing, crackles などがないかどうか）を確認してください．

慢性閉塞性肺疾患（COPD）の患者などでは，空気が停滞して"動いていない"ことを聞き分けてください．

5) 腹部　Abdomen

- 視診　inspection
- **聴診　auscultation**（触診すると腹音が変わる可能性もあるため）
- 打診　percussion
- 触診　palpation（打診と触診は前後してよい）
    - 腹音の有無，増加・減弱の有無　bowel sounds
    - 圧痛の有無　tenderness
    - 肝臓・脾臓の腫大の有無　hepatosplenomegaly
    - 反跳痛　rebound tenderness
    - 腫瘤　mass の有無　など

6) 四肢　Extremities

次の3つの項目を常に確認してください．

- チアノーゼ　cyanosis
- バチ指　clubbing
- 浮腫　edema

米国などのカルテ上で，C/C/E と略すことも多いのですが，この3つは四肢に関してルーチンで調べてください．

7) **神経　Neurology**

　　神経学的所見は，詳細を調べる必要がある患者さんとそうでない患者さんがいます．神経学的には明らかな異常がない患者さんでは，簡潔に，「局所神経学的所見なし」のひと言で十分です．

　　神経学的な所見が必要な患者さんでは，以下を確認してください．
- 意識状態
- 脳神経Ⅱ～Ⅻの順
- 末梢神経
    - 運動　motor
    - 感覚　sensory
    - 深部腱反射　deep tendon reflex

　そのほか必要に応じた所見
- 歩行
- 小脳検査（指鼻試験など）
- Romberg 徴候
- Kernig 徴候（髄膜刺激症状）
- Brudzinski 徴候（髄膜刺激症状）

8) **皮膚　Skin**

　　発赤，熱感，浮腫，潰瘍，色調変化，水疱などの所見

　　以上について臓器別に所見をとり，医学的な記載をしていきます．

C. 検査所見　Laboratories, Labs

　優先順位を明確にして，提示します．**簡易な検査からより複雑な検査へ**，鑑別診断に基づいた検査の並べ方が必要です．

　検査では，血液検査が最初です．下記は，大雑把な優先順位と記載の仕方の順です．**血液検査**，**培養**，**心電図**，**画像**などの順が一般的です．

> **検査の提示順**
> ① 全血と白血球分画
> ② 電解質　Na, K, Cl（血ガスで可能なら HCO_3），BUN, Cr, Glu
> ③ 肝機能　AST, ALT, LDH, ALP, T.bil, D.bil, Albumin, Total cholesterol など
> ④ CPK, CPK-MB, Troponin など
> ⑤ CRP, ESR（必要に応じて）
> ⑥ 凝固系　PT/APTT, INR
> ⑦ 血液ガス　ABG

⑧ 尿検査
⑨ 培養一般
⑩ 心電図　EKG
⑪ 画像検査（胸部 X 線，KUB，超音波，最後に，CT，MRI の順）

D. アセスメント（診断）

アセスメントでは，まず患者さんのその状態を，いままでの情報に基づいて，まとめます．これをケースサマリといいます．

> **ケースサマリ　Case summary の例**
> 45 歳男性で，既往に糖尿病がある．入院 2 日前からの発熱，咳で来院し，身体所見でも体温が 39 度，左下肺野に Crackles が聞こえる．検査では白血球増多があり，胸部 X 線で，左下肺に浸潤影が認められた．

ケースサマリでまとめて，それゆえに考えられる鑑別診断は，これらです，と続きます．

鑑別診断　Differential diagnosis, DDx

ケースサマリをもとに鑑別診断をあげます．鑑別診断でも優先順位をつけ，**「もっとも可能性の高い疾患」**から順に述べるのが一般的です．

サマリ例では，鑑別診断は左下肺の市中肺炎，原因微生物として，*Streptococcus pneumoniae* などの「市中肺炎」の原因微生物があがります．

E. プラン（治療）

鑑別診断の優先順位に基づいて，方針を決めます．
また，追加の検査，開始する治療などを決めます．

2　感染症で重要な病歴のとり方

感染症の診療では，社会歴に含まれますが，下記のような項目が重要です．
- 職業歴

- 旅行歴（海外，国内とも）
- 環境への曝露歴（森，川，淡水，海水など）
- 有症状者への接触歴　sick contact
- ペットや動物への接触歴
- 性行為歴
- 薬物中毒歴（静脈注射など）

> **感染症診断で重要な病歴の代表例**
>
> ● **職業歴**
> 職場での有症状者への接触歴など
> 職業上，曝露する微生物があるかどうかの判断（地域性，動物，環境など）
>
> ● **旅行歴（海外，国内とも）**
> 海外：旅行先で流行している疾患（マラリア，デング熱，腸チフスなど）
> 国内：その地域で流行している疾患（ツツガムシ，麻疹など）
>
> ● **環境への曝露歴（森，川，淡水，海水など）**
> 森：ダニで媒介される疾患（ツツガムシ病，ライム病，リケッチア疾患など）
> 川・池などの淡水：*Aeromonas* spp., *Pseudomonas* spp. など
> 海水：*Vibrio vulnificus*, *Pseudomonas* spp. など
> 土：ノカルジア症，非定型抗酸菌の *Mycobacterium chelonae*, *Pseudomonas* spp. など
> 温泉：レジオネラ症など
>
> ● **有症状者への接触歴**（ヒトからヒトへ伝播する疾患）
> インフルエンザウイルス，結核，麻疹，風疹，ムンプス，百日咳，ロタウイルス，ノロウイルスなど．
>
> ● **ペットや動物への接触歴**
> 犬や猫　*Pasteurella multocida*，犬　*Capnocytophaga* spp.
> 爬虫類　*Salmonella* spp.
> 鳥類（ハトなど）　クリプトコッカス症，ヒストプラズマ症（米国）など
>
> ● **性行為歴**
> HIVの有無，梅毒，クラミジア，淋菌，A型肝炎，B型肝炎，赤痢アメーバなど
>
> ● **薬物中毒歴（静脈注射など）**
> HIV，B型肝炎，C型肝炎のリスク
> 感染性心内膜炎のリスク

II 臨床医学の基本

これらを聞く理由は，**それぞれの病歴により，想定する疾患や微生物がある**からです．理由を理解した上で，**鑑別診断を確定・除外するのに役立つ情報**として利用することが大切です．

下記では，想定する疾患・微生物の代表例を記載します．

3 口頭での症例プレゼンテーション

「医療面接と身体所見」の項で記載した内容（p.24）を，口頭で流暢にプレゼンテーションできるとよいのです．

患者さんの医学情報を，別の医療従事者に正確に的確に伝えられるかどうかはとても大切です．症例プレゼンテーションをする意義は次の3つである，とオレゴン大学のゴードン・ノエル先生がおっしゃられていました．

> **症例プレゼンテーションの意義**
> ① 日々の診療の医療安全面で，上級医師が下級医師の診療を指導できる．
> ② 患者情報を共有することで，他科の医師や，別の医療従事者から診断・治療方針について助言してもらえる．
> ③ カンファレンスなどの教育目的で，ひとりの患者さんの情報を複数で共有することで，疑似体験できる．

学生，初期研修医のうちに，医療面接，身体所見をとるトレーニングをしっかり積んでください．そしてその表現型である

① **カルテ記載（書き言葉）**
② **口頭での症例プレゼンテーション（話し言葉）**

の両方で，無駄のない必要十分な表現をすることを目標としてください．

網羅的で漏れがなく，とても鋭い鑑別診断と戦略的な治療プランを見たり，聞いたりすることは，臨床医学の醍醐味です．**臨床推論のプロセスを，この2つの表現で共有することができるのです．**

お薦め本
- 岸本暢将：米国式症例プレゼンテーションが劇的に上手くなる方法．羊土社，2004．
- 斎藤中哉：臨床医のための症例プレゼンテーション A to Z（CD付）．医学書院，2008．

第 III 章
感染症診療の基本

1　感染症診療のトライアングル

　　感染症診療で一番大切なことは，**どのような免疫状態の患者の，どの臓器（部位）に，どのような微生物が感染症を起こしているのか**を，明確にするということです．図III-1 を見てください．感染症診療では，そのすべてがこのトライアングルの中で起こります．ですから，このトライアングルを理解し，それに含まれる因子（**患者，感染部位，微生物，抗菌薬**）を明確にしていくことが，診療のプロセスそのものになります．

A. 患者背景

　　感染症診療では，患者背景として，**免疫状態の把握と理解**がスタートラインです．どういうことかといいますと，患者の免疫状態によって，後ほど述べる

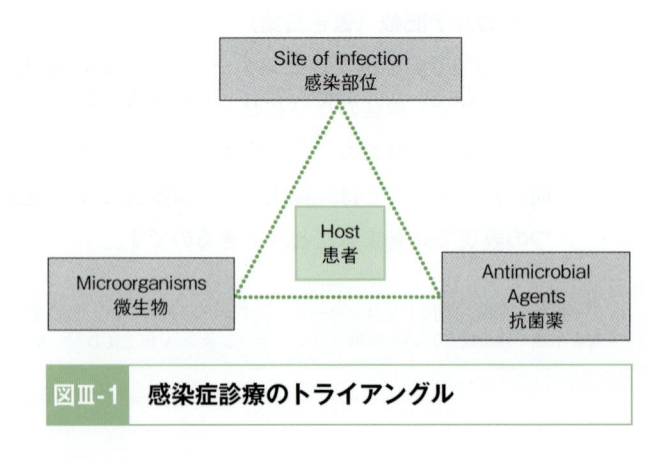

```
               Site of infection
                  感染部位

                    Host
                    患者

  Microorganisms          Antimicrobial
     微生物                   Agents
                             抗菌薬
```

図III-1　感染症診療のトライアングル

原因微生物を想定する範囲が異なってくるからです．つまり，免疫状態が悪い，免疫不全がある患者では，その免疫不全の状態に応じた**日和見感染**を考慮しなければならないのです．日和見感染とは，免疫状態が正常な人には感染症を一般には起こさない微生物による感染のことです．Opportunistic infection といいます．機会（免疫不全などの状態）によって発症する，という特徴を持つ感染症のことです．免疫不全の例を下記であげます．

これらをまず，知っておくか学習しておくことが大切です．

学ぼう！ 臨床的に重要かつ代表的な免疫不全

- **糖尿病**　好中球の貪食能，遊走能低下
- **肝臓病**　補体産生低下，アルブミン低下による免疫不全
- **腎臓病**　免疫グロブリンの腎からの喪失など
- **透析患者**　血流感染および人工血管（グラフト）感染の
　　　　　　ハイリスク患者
- **ステロイド投与中**　マクロファージの貪食能低下，CD4（リンパ球）
　　　　　　の低下による細胞性免疫の低下
- **熱傷**　皮膚のバリアがなくなるので，菌血症のハイリスク．
　　　　特に，緑膿菌，黄色ブドウ球菌，また，広域抗菌薬を使
　　　　用するのでカンジダなどの真菌などにハイリスク．

B. 感染部位

感染症診療では，いったいどこに感染症を起こしているのかを，医療面接と身体所見 History & Physical examinations（H&P）から推測・想定することが重要です．感染部位の特定により，アプローチの仕方が変わることがありま

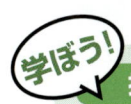

学ぼう！ 抗菌薬の選択で感染部位の考慮が必要な代表的感染症

- **髄膜炎**：髄液に移行性のある抗菌薬（第3世代以上のセフェム系
　　　　　　など）が必要．殺菌性抗菌薬が望ましい．
- **前立腺炎**：抗菌薬が移行しにくいため，組織移行性のよい抗菌薬
　　　　　　（ニューキノロン系など）が必要．
- **骨髄炎**：抗菌薬が移行しにくく，長期に治療が必要．
　　　　　　殺菌性抗菌薬が望ましい．
- **心内膜炎**：殺菌性抗菌薬が望ましい．

注：殺菌性抗菌薬の代表は，ベータラクタム系，アミノグリコシド系，ニューキノロン系など
　　静菌性抗菌薬の代表は，マクロライド系，クリンダマイシン，テトラサイクリン系など

す．部位によっては，手術が必要になるかもしれませんし，肺の感染では感染管理の面での考慮が必要かもしれません．抗菌薬の投与に際しては，感染部位により，**抗菌薬の組織移行性（透過性）**や抗菌薬の特徴で**殺菌性・静菌性**を考慮した選択が必要な場合もあります．そうした考慮が必要な代表的な感染症は，**髄膜炎，前立腺炎，骨髄炎，心内膜炎**などです．

C．抗菌薬の選択

抗菌薬の選択は，
- どのような免疫状態の患者（免疫不全がある，免疫不全がない）で
- どの感染部位に
- どのような微生物を

想定できるので，この抗菌薬を使用するという論理展開で選択決定します．

頭のなかで下記の文章を埋めてから，抗菌薬をいつも処方するとよいのです．

〔　どんな免疫状態の　〕患者の，〔　どこの感染部位　〕に，
〔　どんな微生物　〕を想定するので，〔　この抗菌薬　〕を使用する．

抗菌薬の適応は，下記の2種類があります．ここでいう"適応"とは学術的な適応を意味します．標準的な教科書（ハリソン，セシル，ワシントンマニュアルなど）で広く参照されているものに記載されている適応のことを指します．国内で診療している場合は，適応の意味がもうひとつ，「**保険診療が適用されるかどうか**」という適応があります．

保険診療での適用は，必ずしも学術的に適切でない場合（不足している場合がある）もあることに留意が必要です．

学術的な意味での抗菌薬の適応

① **適応微生物**：*in vitro* で感受性があることがわかっており，臨床的にも *in vivo* で治療効果があると判明しているもの．
② **適応疾患**：*in vivo* で，想定される複数の微生物をまとめてカバーすることができるため，初期治療（presumptive therapy, empirical therapy）における第1選択薬になるもの．

例えばセファゾリン（第1世代セフェム系）では，
① **適応微生物**：*Staphylococcus aureus*（MSSA），*Streptococcus* spp., *E. coli*, *Klebsiella*，など．
② **適応疾患**：蜂窩織炎，周術期の術前投与，感受性のある腸内細菌による尿路感染，MSSAによる感染性心内膜炎・骨髄炎・深部臓器膿瘍　など

Ⅲ 感染症診療の基本

代表例だけをあげていますが，このように，ひとつの抗菌薬で適応となる微生物と，適応となるさまざまな感染症があるのです．

> **学ぼう！**
> 市中の蜂窩織炎では *Staphylococcus aureus*（MSSA），*Streptococcus* spp. などを想定しています．手術の術前投与も，基本的に同じ菌を想定しています．ただし，皮膚の常在菌の表皮ブドウ球菌は，市中の蜂窩織炎は起こしませんが，侵襲的な医療行為で皮膚のバリアが壊された場合（静脈注射の挿入，皮膚切開など）には病原体として皮膚・軟部組織感染を起こすことがあります．

D. 原因微生物

いったいどんな微生物が原因で，目の前の患者さんに感染症が起こっているのでしょうか．この質問に答えることが，まさに感染症診療の醍醐味でもあるのです．**この微生物は，どんな特徴の臨床症状を起こすのか，逆に，こういう症状があるときは，どんな微生物が考えられるのか**．このような考えで，学習していくとよいのです．

微生物 ➡ 臨床症状の特徴 ➡ 微生物の想定

これらを，一人ひとりの患者さんから繰り返し学習していくのです．
原因微生物を考える上で重要なのが，感染症の種類です．感染症には，下記の2種類があります．

- **市中感染** community-acquired infections：病院の外で生じた感染症
- **医療関連感染** healthcare-associated infections：一般に**入院後 48 時間以降**に起こった感染症．病院感染 hospital-acquired infections，院内感染 nosocomial infections ともいいますが，医療関連感染が学会推奨用語です．

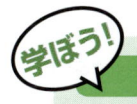

> **学ぼう！**
> **医療関連感染症の代表例**
> - 中心静脈カテーテル関連感染
> - 尿路カテーテル感染
> - 医療関連肺炎，人工呼吸器関連肺炎
> - 手術部位感染
> - *Clostridium difficile* 感染（*Clostridium difficile* infection, CDI*）
>
> * 2010 年に CDI と呼び名変更されました．

微生物を想定する場合，**市中感染なのか，医療関連感染なのか**をまず区別し，それから対応する微生物を考えるのです．さもなければ，漏れのない微生物学的な鑑別診断は難しいのです．表Ⅲ-1に，代表的な原因微生物のリストをあげてみましたので参照してください．

表Ⅲ-1　代表的な原因微生物

	肺炎	尿路感染	細菌性髄膜炎（成人）
市中感染	Streptococcus pneumoniae Haemophilus influenzae Moraxella catarrhalis Mycoplasma pneumoniae Chlamydophila pneumoniae Legionella pneumophila	Escherichia coli Klebsiella pneumoniae Proteus spp. Enterococcus　など	Streptococcus pneumoniae Neisseria meningitidis 50歳以上，または，細胞性免疫不全 Listeria monocytogenes

	グラム陰性菌	グラム陽性菌
医療関連感染	（"SPACE" と呼ばれる） S　Serratia P　Pseudomonas A　Acinetobacter C　Citrobacter E　Enterobacter	Methicillin-sensitive *Staphylococcus aureus*（MSSA） Methicillin-resistant *Staphylococcus aureus*（MRSA） Methicillin-resistant coagulase negative *Staphylococcus* spp. Enterococcus

> **お薦め本**　抗菌薬について，適応微生物，適応疾患をすべて記憶することは無理です．ポケットマニュアルの代表である，『Sanford Guide 熱病®』などを現場では持ち歩いて，参照するといいでしょう．翻訳版も出ています（サンフォード感染症治療ガイド，ライフサイエンス出版）．

2　感染症診療の思考プロセス

> **感染症診療の思考プロセス**
> Step 1： 詳細かつ必要十分な医療面接と身体所見（H&P）
> Step 2： 体系的かつ網羅的な鑑別診断をあげる．感染症診療では，さらに，この段階で微生物学的な鑑別診断をあげる．
> Step 3： 微生物学的な確定診断をつけるための検査
> 　　　　（培養，抗体検査，抗原検査，PCRなど）．
> Step 4： **初期治療**　presumptive therapy（empirical therapy）

> **Step 5**：検査結果を解釈し，培養結果と感受性を確認する．
> **Step 6**：上記の培養結果と感受性に基づき抗菌薬を**最適治療 definitive therapy（specific therapy）に変更**する（De-escalation ディ・エスカレーションという）．
> 感染部位と原因微生物により投与期間を決める．
> **Step 7**：必要に応じ，ワクチン，2次予防などを行う．

感染症診療では，上記のような毎回決まった思考プロセスにのっとることが必要です．臨床医学では，通常，一定のプロセスに基づいた診療をしますので，感染症診療だけが特別なわけではありません．感染症診療に特徴的な点を，これから少し解説します．

A. Step 1, 2

第2章で医療面接と身体所見のところを詳しく解説しましたが，すべての診療は，医療面接と身体所見からスタートします．そして鑑別診断をあげます．それはどの科でも共通です．感染症診療に特徴的な点は，この鑑別診断に，**微生物学的な鑑別診断が加わる**という点です．つまり，「肺炎」といっても，それだけではなく，「どの微生物による肺炎か」というところまで想定しなければならないのです．その想定の際に，免疫不全がある患者さんとない患者さんでは，考える範囲が異なってくるのです．わかりやすい例では，免疫不全がある，と判断したときには，ほぼ毎回 *Pseudomonas aeruginosa* 緑膿菌を想定します．さまざまな免疫不全に共通して，緑膿菌は感染症を起こす可能性があるため，培養結果が出るまでは原因微生物のひとつと想定した対応をします．

そのほか**細胞性免疫不全がある場合，結核，ニューモシスティス肺炎，クリプトコッカス，サイトメガロウイルス**などは，代表的な原因微生物です．

B. Step 3

ここでは，感染症があるのかないのかを鑑別するために，必要な検査を出します．**感染症の確定診断にもっとも標準的な検査は培養です．CRP ではありません．**

発熱のみならず，**感染症が想定された場合には，まず培養を提出**してください．培養のうち，**もっとも重要な培養は血液培養です**．これは，2セットを提出してください．なぜ2セット必要かといいますと，理由は2つです．ひとつは，1セットよりも2セットのほうが感度が上がる，そして1セットだけでは

コンタミネーションなのか真の感染症なのか判断できかねるので,最低2セットで判断するためです.

医療面接と身体所見で,感染部位がはっきりしなかった場合などは特に,fever work-up をすることで,主な感染部位の感染症の有無は明らかにできます.感染症が起こる経路は,尿道,気道などの粘膜などで外界と接している部位からが主です.皮膚も重要な侵入経路です.病院に入院している患者さんでは,点滴などの挿入で皮膚組織が壊されますが,その部位は,細菌の代表的な侵入部位になるのです.

> **学ぼう！** "Fever work-up" 発熱基本検査セット
>
> 1. 血液培養 2セット（4本）（1セットは好気性,嫌気性ボトルが1本ずつで2本組み）採取は,動脈,静脈の区別は不要で,2ヵ所,別の部位から1セットずつ採取.
> 2. 尿の一般検査,尿培養
> 3. 胸部 X 線
>
> ＊局所症状に応じ,喀痰,髄液検査,医療関連感染（入院後48時間以降の感染症,または医療に関連した感染症）の場合,クロストリジウム・ディフィシル・トキシン *Clostridium difficile* toxin A/B,などを追加する.

C. Step 4, 5, 6

図Ⅲ-2,Ⅲ-3 を参照してください.抗菌薬を投与する場合,抗菌薬の使用の種類は,図中の3種類しかありません.抗菌薬を処方する際には,この3つ

> **抗菌薬使用の段階ごとの投与**
>
> ● **初期治療　presumptive therapy（empirical therapy）**
>   感染症が想定されるが,原因微生物および感受性結果が不明の状態のときの抗菌薬投与（培養結果待ちの状態での抗菌薬投与）.
> ● **最適治療　definitive therapy（specific therapy）**
>   培養の結果と感受性の結果が判明後の抗菌薬投与.感染部位と原因微生物により標準的かつ最適な抗菌薬を選択.
> ● **予防投与　prophylaxis**
>   感染症にはかかっていないが,将来的に発生する可能性のある感染症を予防する（代表例：外科の術前投与.欧米では,術前・必要に応じ術中投与のみ,術後の投与は推奨されていない）.

のうちのどの使用なのかを意識して処方してください．そのどれかわからない，という場合には，治療方針が立っていないことを意味するからです．次にStep 4, 6で使用する用語の解説をします（Step 5についてはp.45参照）．

1　初期治療

初期治療というのは，感染症が鑑別診断としてあがり，それを確定・除外する目的で，培養検査を提出し，その結果を待っている状況で，教科書的に（経験的に）想定される微生物を対象に抗菌薬を開始することです．通常は，培養が陽性になるのに24時間，菌を同定するのに24時間，感受性結果が出るまでに24時間，最低でも合計72時間かかります．したがって，最初の72時間（3日間）程度の間，抗菌薬を初期治療として使用するのです．

2　最適治療への変更　ディ・エスカレーション

培養結果が戻り感受性結果がわかると，今後は**最適治療に変更**します．このことを**ディ・エスカレーション de-escalation** と呼びます．図Ⅲ-2, Ⅲ-3をみていただくと，当初，培養結果が判明するまでは，ターゲットにする微生物を外さないために，広域な抗菌薬を使用します．培養結果と感受性結果が判明後，**感染部位とその原因微生物により標準薬があります**ので，その標準薬に変更する，ということになります．どうしてディ・エスカレーションが必要なのでしょうか．臨床現場でよく主治医の先生方から質問されます．メロペネムがよく効いているからこのまま使いたい，どうして変える必要があるのですか？と．

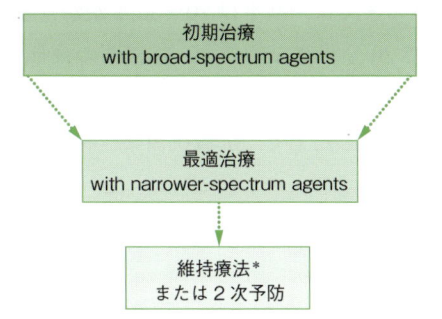

図Ⅲ-2　初期治療と最適治療の概念図

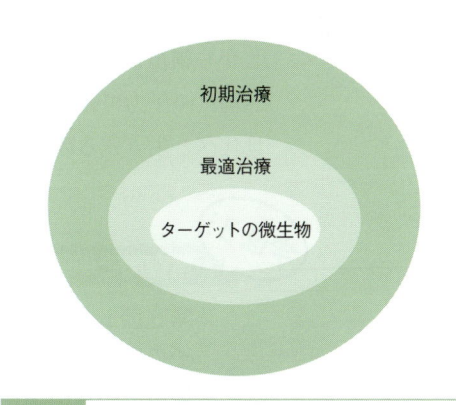

＊維持療法とは，人工物感染などで感染した人工物を除去できない場合，長期に（ときに一生涯）抗菌薬を投与するような場合を指す．

図Ⅲ-3　初期治療と最適治療の抗菌薬のスペクトラムの概念図

ディ・エスカレーションをする理由は明確にあるのです．それは下記です．

> **ディ・エスカレーションの根拠**
> ディ・エスカレーションの根拠・抗菌薬の適正使用の必要性の理由は，米国疾病対策センター CDC も提唱している．
> 1. 最大の臨床効果を患者に提供する
> 2. 最小限の副作用にとどめる
> 3. 耐性菌発生の防止に努める

当初使用していた広域抗菌薬を標準薬に変更することにより，患者さんに対して，その時点で，臨床試験などで蓄積された**最大の臨床効果のある治療を提供できる**，ということが第一です．標準薬では通常，**副作用も最小限のはず**ですので，その点でもメリットがあると考えられます．そして，抗菌薬を標準薬に変更することで**耐性菌の防止**につながります．抗菌薬と微生物は，1対1対応ではありません（図Ⅲ-3）．抗菌薬を選んだときに，自分が対象としている微生物以外にも，患者さんが持つ別の微生物（常在菌および保菌している菌）に対して，抗菌薬は作用するのです．つまり，自分は意図していなくても，別の菌に対して抗菌薬が作用します．抗菌薬が作用するということは，微生物の観点からみると**自然淘汰の圧力 selective pressure** をかけられていることになります．自然淘汰の圧力がかかると，生物の進化論によってその圧力に「**耐えられるものだけが生き残る**」のです．つまり，「**耐性菌**」が出現してくるというわけです．

したがって，抗菌薬の余分なスペクトラムはなるべく排除するのが望ましいのです．可能な限り，スペクトラムがより狭い narrow な抗菌薬で，その感染部位に，その微生物ならこの標準薬といった，標準薬での治療に変更することが望ましいのです．次の世代ができるまでに，ヒトは 20～30 年かかります．しかし細菌は，次の世代ができるまで 20 分程度なのです．抗菌薬の投与＝自然淘汰の圧力で細菌をトレーニングすると，それに耐えられるものだけが次の世代へと生き残るのです．このことを認識した上で，広域抗菌薬（特に，カル

> **学ぼう！ 常在菌と保菌の違い**
> 常在菌 normal flora とは，ヒトと共生している菌．正常な状態で，そこに存在する菌．保菌 colonization とは，正常な状態では，その場所にいない菌が，その部位にただ存在する状態で，感染症は発症していない状態．例えば咽頭に *Pseudomonas aeruginosa* など．皮膚に，*E. coli* など．

バペネム系）は，早期にディ・エスカレーションすべきなのです．
　感染症専門医の青木眞先生が，ご講演で言われていたことですが，

> Narrow spectrum is beautiful.
> Narrow spectrum is art.

　つまり，**臨床医学に精通しなければ，狭域抗菌薬は使いこなせない**のです．トレーニングされ洗練された臨床能力があれば，自信を持って狭域抗菌薬に変更できるのです．以下に標準薬の例を示します．

最適治療の標準薬の例

① *Streptococcus pneumoniae* で，ペニシリン感受性の株が髄液から検出された．
　この場合，標準薬はペニシリンGなので，それに変更する．
② 尿検査で白血球多数，尿培養から *Enterococcus faecalis* が検出され，尿路感染の診断がついた．*Enterococcus* は，アンピシリン感受性であった．標準薬はアンピシリンなので，アンピシリンに変更する．
③ 血液培養から，*Enterococcus faecium* が検出され，感染性心内膜炎が確定診断された．アンピシリン耐性，バンコマイシン感受性であった．この場合，標準薬はバンコマイシンなのでバンコマイシンに変更する（一般にゲンタマイシンと併用）．
④ 尿検査で白血球多数，尿培養から *E. coli* が検出され，尿路感染の診断がついた．*E. coli* は，検査したすべての抗菌薬に感受性であった．標準薬は，アンピシリン，セファゾリンなのでアンピシリンまたは，セファゾリンに変更する．

3　予防投与について

　予防投与と初期治療は，混同されることが多いので注意してください．
　「感染症があるかもしれないから，予防的に抗菌薬を投与する」という表現がよくあります．このようなときに，抗菌薬使用の種類を明確に認識してください．**予防投与とは，「患者は無症状で，感染症の症状はない」状態で，将来起こるかもしれない感染症を，文字通り予防する投与**のことです．初期治療は，「患者には症状または兆候があり，感染症が鑑別診断にあがっているが，まだ原因微生物は判明せず，感受性結果も判明していない」という状態です．
　ですから「感染症があるかもしれないから，予防的に抗菌薬を投与する」というのは，ある程度患者さんに症状・徴候があり，感染症の発症の可能性があるので，微生物を想定し，それが判明するまでは，なんらかの抗菌薬を投与す

るというスタンスです．微妙なニュアンスの違いなのですが，「**発症しているのか，いないのか**」「**微生物が判明しているのか，判明していないのか**」を区別して，対応していくことが望ましいのです．

　よく現場で起こるのは，感染症を発症しているときに，**培養を提出せず，CRP の数字を下げることを目的に，どこの部位の，どの微生物が原因の感染症を治療しているのかも明確でないまま，いろいろな抗菌薬が使いまわされる，という現象**です．やみくもに，抗菌薬を変更しても，感染症はよくなりません．「敵を知る」ことが戦術にとり重要なのは，昔から言われていることです．この原則にのっとることが大切なのです．

4　治療期間の予定

　治療期間は CRP が陰性化するまでではありません．治療期間も，

どのような免疫状態の患者に
どのような部位の
どのような微生物による

感染症なのかによって規定されます．したがって上記の情報がない限り，臨床的に妥当な治療期間は予定が難しい，または，できないのです．代表的な治療期間を下記に示します．

> **標準的な治療期間**
>
> 例 1：Methicillin-sensitive *Staphylococcus aureus*（MSSA）による感染性心内膜炎では，最低治療期間は 6 週間．
> 例 2：Methicillin-resistant *Staphylococcus aureus*（MRSA）による腰椎の骨髄炎では，最低治療期間は 6 週間．
> 例 3：高齢男性の *E. coli* による尿路性敗血症 urosepsis では，最低治療期間は，前立腺炎などがない場合 2 週間．
> 例 4：*Streptococcus constellatus*（viridans *Streptococcus*）による L4〜5 の化膿性脊椎炎では，最低治療期間は 6 週間．
> 例 5：*Staphylococcus epidermidis* による右内頸静脈ライン感染症．ラインを抜去後，感染性心内膜炎の合併もなく，早期に血液培養が陰性化した場合，7〜10 日間．
>
> 〈CRP が陰性化するまで〉が投与期間とは限らないということなのです．「CRP 陰性化＝感染症治療終了ではない」のです．

　免疫状態と感染部位と原因微生物によって，投与期間は標準的な期間があるのです．その標準期間は，標準的な教科書（ハリソン，セシル，ワシントンマニュアルなど）や，各種の感染症診療ガイドラインを参考にするとよいでしょう．

3 培養・感受性検査の解釈の仕方

A. 培養結果の解釈について

培養結果を解釈するときには，まず，その**培養の検体が評価に値するものか**どうかを問わないといけません．評価に値しない検体を培養しても，その結果は診療に反映すべきではないからです．

1 検体について

ここでは，まず検体について説明します．検体は，2つに分かれています．
[培養検体]
培養検体は，大きく**無菌検体 specimen from sterile sites** と**非無菌検体 specimen from non-sterile sites** に分かれています．

> **培養検体例**
> 無菌検体：血液，髄液，胸水，腹水，胆汁　など
> 非無菌検体：喀痰，便，皮膚のスワブ　など

こうした，検体の区別を理解した上で，**培養結果を解釈**していきます．非無菌検体では，常在菌が存在する場所からの検体ですから，検体をとった部位の**常在菌が何であるかを事前に知っておくこと**が大切です．さもなければ，常在菌が培養されているにもかかわらず「感染」を起こしている，と判断しかねないからです．

培養結果の判断をするときには，下記に従ってください．

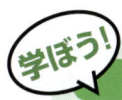

> **学ぼう！　培養結果をみる前のステップ**
>
> ① どこからの検体か　無菌検体 vs. 非無菌検体
> ② 培養に値する質の高い検体であったかどうか
> ③ 培養結果を臨床背景に合わせて解釈する
> 　つまり，なぜ検体が，何の目的で，どの微生物を想定し採取されたのか，臨床症状と培養結果とが合致するのか

特に喀痰では，唾液のような質の低い検体ではなく，白血球が多く，上皮細胞が少ない質の高い検体の培養結果が評価には望ましいのです．

[喀痰の質の分類]

　グレード1〜6で分類されていますので，それを使ってください．グレード5が一番よい検体，グレード6は評価対象外．グレード1〜4は，その数字が高いほど質が高いのです（表Ⅲ-2）．

表Ⅲ-2　喀痰のGecklerの分類：喀痰の鏡検による質の分類（×100倍で鏡検）

グレード（グループ）	好中球	扁平上皮細胞
1	<10	>25
2	10〜25	>25
3	>25	>25
4＊	>25	10〜25
5＊＊	>25	<10
6	<25	<25

＊＊がもっとも質が高い．＊は次によい．グレード6は評価の対象外．

2　培養結果の解釈

　質が十分保たれていた場合に，どのように解釈したらよいでしょうか．質が維持・保証された検体からの培養の解釈は，下記の3通りしかありません．

　感染，保菌，混入（コンタミネーション）の3つの解釈は，**患者背景**（免疫状態），**臨床症状の有無**，**その微生物の特徴**などを総合的に判断して決めます．ここは，ケースバイケースで解釈が変わる，つまり，**臨床判断する必要がある**，ということなのです．

　このように，培養結果の解釈は，患者背景，臨床症状の有無，微生物の特徴やその微生物が起こしうる感染症の種類によって，総合的に判断することが大切なのです．

重要！　血液培養から Staphylococcus epidermidis が検出されたとき

　いつもコンタミとは限りません．*Staphylococcus epidermidis* は，人工物感染の原因微生物でもっとも重要なものですが，もし，患者さんに中心静脈カテーテルが挿入されていたり，人工物が装着されていたりすると，コンタミではなく人工物感染を考えなくてはなりません．

> **学ぼう！　培養結果の解釈**
>
> 1. **感染　active infection**：実際に，培養採取部位において，感染症を発症している
> 2. **保菌　colonization**：通常は存在しない場所にただ存在している状態で，感染症は発症していない状態．コロニゼーションという．保菌と常在菌は異なる．常在菌は，正常な状態で存在するいわば「常連」の菌．保菌は，「通常の場合，存在しない場所に存在する」状況を指す．
>   （例：咽頭培養から，*Pseudomonas aeruginosa* が検出された，皮膚のスワブで *Acinetobacter* が検出された，など）
> 3. **混入　contamination**：検体採取，検体処理などの過程でのテクニカル・エラー．"コンタミ"である．培養の偽陽性にあたる．

B. 感受性検査の結果の見方

表Ⅲ-3 を見てください．感受性検査結果です．検体は血液と尿の培養で，*Escherichia coli*（*E. coli*）が検出されています．血液も尿も無菌検体です．ただし，尿は採取するときにコンタミネーションが起こることが多いので，培養では通常，定量培養し，$>10^5$ CFU/mL のときに，尿路感染として有意である（陽性）と判断すると尿路感染の診断基準があります（尿路カテーテルが挿入されていない場合）．［CFU：colony forming unit（培地上のコロニー数の単位）］

表Ⅲ-3 の培養結果を解釈する際には，患者の背景，臨床症状，身体所見，他の検査結果（特に尿一般検査）などを加味して判断します．

一般に**血液培養が陽性**という状況は，"**緊急事態**"です．**Medical emergency** といいます．そのため，迅速に対応すべき状態です．願わくば**1分でも早く，有効な抗菌薬を投与すべき状態**です．一刻を争っている状態だといえると認識してください．"上級医が不在なので，夕方上級医が戻ってから抗菌薬を開始します"，のような悠長な対応はいけません！　夕方までに患者が死亡する可能性もあります．**別の指導医に即座に相談し対応すべき状況**です．

ここでは全ての抗菌薬に感受性ありとなっていますが，仮に，この培養を採取された患者さんが，尿路感染による菌血症になっているとしましょう．その際に，この培養結果と感受性結果を見て，どの抗菌薬を選ぶとよいでしょうか．

In vitro での状態（感受性結果）と *in vivo* での状態（臨床効果・アウトカム）は，互いに双方向の関係があります（**図Ⅲ-4**）．しかしながら，重要な点は，***in vitro＝in vivo* ではない**，ということです．

表Ⅲ-3　血液・尿培養：感受性検査の結果 ～*Escherichia coli*～

抗菌薬	感受性	MIC*
ABPC	S	≦2
PIPC	S	≦4
cAMPC	S	≦2
sABPC	S	≦2
CEZ	S	≦4
CTX	S	≦1
CAZ	S	≦1
CFPM	S	≦1
AZT	S	≦1
IPM	S	≦1
MEPM	S	≦0.25
GM	S	≦2
AMK	S	≦4
MINO	S	≦1
ST	S	≦20
CPFX	S	≦0.25
LVFX	S	≦0.25

＊MIC　最小発育阻止濃度

重要！　感受性結果の臨床的関連性

In vitro vs. *In vivo*

　In vitro の感受性結果は，臨床アウトカムとは，かならずしも一致していない！！

培養結果と感受性結果を見て，抗菌薬を選ぶ作業は「最適治療」になります．最適治療のときには，
- この感染部位に
- この微生物なら
- この抗菌薬

という標準薬に変更する，ことになります．

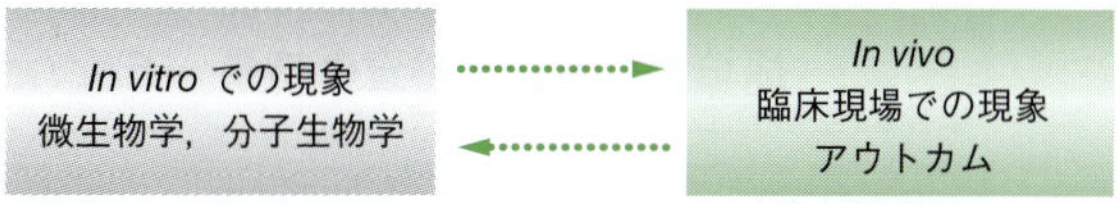

Ⅲ 感染症診療の基本

```
In vitro での現象            In vivo
微生物学，分子生物学    ⇔   臨床現場での現象
                              アウトカム
```

図Ⅲ-4 臨床微生物学と感染症科診療の関係性

> **最適治療の原則**
> **原因微生物の標準薬の選択**
> **調べる vs. 知っておく**

　したがって，上記のように，その標準薬を調べる，または知っておく，ということが必要になります．標準的な教科書や，臨床現場で便利な『Sanford Guide 熱病®』などがとても便利です．わかりやすい良書を1冊常備して，常にそこに戻って確認することが望ましいのです．

　また，感受性結果を解釈するときのもうひとつの原則ですが，図Ⅲ-4のように，**感受性があること vs. 臨床効果がある　こととはかならずしも一致しない**ということです．このことを，**感受性結果の臨床現場における関連性 clinical correlation** といいますが，感受性があることが，臨床効果があることに直結していないことに注意してください．言い換えれば，「**感受性があっても，選択してはいけない抗菌薬がある**」ということです．

> **最適治療への変更のやり方**
> ① 標準薬への感受性を確認する．
> ② 標準薬に感受性があれば，ほかの抗菌薬は無用であり，標準薬に変更する．
> ③ もし，標準薬に感受性がなければ，代替薬への感受性を確認する．
> ④ 代替薬に感受性があれば，それに変更する．
> ⑤ もし，教科書的な代替薬に感受性がなければ，別の感受性がある抗菌薬から選択せざるを得ない．
> ⑥ ③や⑤の場合，感染症専門医へのコンサルトが望ましい．

　表Ⅲ-3，Ⅲ-4，Ⅲ-5を見てください．通常，感受性結果には，S（Sensitive），I（Intermediate），R（Resistant）の判定がついています．そして，それにはMIC（最小発育阻止濃度）も併記されていることが多いです．感受性結果を見慣れないうちは，この**MICの数字に翻弄される**人が多いのです．

表Ⅲ-4	尿培養：感受性検査の結果 ～*Escherichia coli*～	
抗菌薬	感受性	MIC
ABPC	S	≦ 2
PIPC	S	≦ 4
cAMPC	S	≦ 2
sABPC	S	≦ 2
CEZ	S	≦ 4
CTX	S	≦ 1
CAZ	S	≦ 1
CFPM	S	≦ 1
AZT	S	≦ 1
IPM	S	≦ 1
MEPM*	S	≦ 0.25
GM	S	≦ 2
AMK	S	≦ 4
MINO	S	≦ 1
ST	S	≦ 20
CPFX*	S	≦ 0.25
LVFX*	S	≦ 0.25

　一般臨床では一部の例外を除き，**MIC の数字を見る必要性はほとんどありません**[註]．表Ⅲ-4 では，MIC の数字が同じものを色分けしてグループ分けしました．よくある「間違い」のひとつは，*E. coli* による尿路感染による菌血症の標準薬を認識していないために，この「**MIC の数字が一番低い抗菌薬が一番臨床効果が高い**」と誤解していることです．

重要!

MIC の数字が低い＝ *in vitro* での活性度 potency が高いのであり，
MIC の数字が低い＝臨床効果がもっとも高いとは限らない

註　MIC により診療方針が変わる場合の代表例
　　① 肺炎球菌による髄膜炎の治療（ペニシリン G の MIC による）
　　② *Streptococcus* spp. による感染性心内膜炎の治療（ペニシリン G の MIC による）
　　③ MRSA による菌血症（バンコマイシンの MIC ≧ 2μg/ml など）

表Ⅲ-5　尿培養：感受性検査の結果

抗菌薬	感受性
アンピシリン　Ampicillin	Sensitive
セファゾリン　Cefazolin	Sensitive
セフトリアキソン　Ceftriaxone	Sensitive
セフタジジム　Ceftazidime	Sensitive
セフェピム　Cefepime	Sensitive
レボフロキサシン　Levofloxacin	Sensitive
ST合剤　Trimethoprim/sulfamethoxazole	Sensitive
イミペネム　Imipenem	Sensitive

表Ⅲ-6　*E. coli* のurosepsisの第1選択薬

アンピシリン	Ampicillin（ビクシリン®）
セファゾリン	Cefazolin（セファメジン®）：第1世代セフェム
セフトリアキソン	Ceftriaxone（ロセフィン®）：第3世代セフェム
場合により，	
シプロフロキサシン	Ciprofloxacin（シプロ®），レボフロキサシン*（クラビット®）も可

＊2011年1月現在，静脈注射薬承認

　したがって，表Ⅲ-4の＊で示した**MICの数字が低い抗菌薬を選択することは，適正使用ではないのです**．感受性結果は，表Ⅲ-5のように，感受性があるのか，ないのかだけわかれば大丈夫です．一般臨床では一部の例外を除き，**MICの数字は無視してください**．その上で，表Ⅲ-5, Ⅲ-6を見てください．

　表Ⅲ-5, 6には，*E. coli* による尿路感染による菌血症の感受性検査結果と標準薬が掲載されています．つまり，アンピシリン，セファゾリンに感受性があるので，これらのどちらかを選択するとよいのです．極端にいえば，標準薬以外の抗菌薬の感受性はみる必要もないということです．最適治療への変更は，熟練と洗練されたトレーニングがもっとも必要です．一朝一夕にはいかないので，一人ひとりの患者さんを大切にし，丁寧に少しずつでも十分学んでいくことが必要なのです．最適治療への変更のトレーニングは，8章のケーススタディでもやりましょう．

第 IV 章
微生物の基本

　前章の図III-1を見てください．感染症診療のトライアングルで，患者，感染部位，微生物，抗菌薬の4つのファクターを示しました．よりよい感染症診療をするためには，この4つのファクターの一つひとつの知識を少しずつ増やしていくことが必要です．

> **学ぼう！ 感染症診療の4つのファクターに関する知識とスキル**
>
> **患　者**：医療面接と身体所見のスキル・臨床能力．
> **感染部位**：それぞれの部位での感染症に関する知識（例えば肺炎，血流感染，尿路感染など）．
> **微 生 物**：それぞれの微生物の特徴，つまり，その微生物が起こしうる臨床症状，その微生物の同定・検査方法（診断方法），そして，どのように治療すべきか（標準薬）などの知識．
> **抗 菌 薬**：それぞれの抗菌薬の特徴，つまり，作用メカニズム，第1選択薬となる微生物と疾患，薬物動態，投与方法，副作用などの知識．

　本章では，微生物について，将来いずれの科に進んでも遭遇し，臨床医としての常識として身につけてほしい細菌を中心に解説します．そのほかの微生物の詳細については他書に譲ります．

1 細菌の分類

細菌はグラム染色で大きくグラム陽性菌，グラム陰性菌の2種類に分類されます．そして，培養上の条件で嫌気性の菌，つまり嫌気性菌というのがあります．本章では，わかりやすくシンプルに，**グラム陽性菌**，**グラム陰性菌**，**嫌気性菌**の3種類にわけて解説したいと思います．

2 グラム陽性球菌

グラム陽性菌で，知っておいてほしいグラム陽性**球菌**は，次の5種類です．簡潔化するために，あえて5種類に限定しています．グラム陽性**桿菌**は p.66 で述べます．

A. 黄色ブドウ球菌　*Staphylococcus aureus*

黄色ブドウ球菌は，**臨床上もっとも重要な菌**です．もしひとつだけ，臨床で覚えたほうがよい菌といえば，この菌をあげます．それくらい重要な菌なのです．

逆に言えば，外科に進んでも，内科に進んでも，眼科に進んでも，皮膚科に進んでも，産婦人科に進んでも，この菌のマネジメントが適切にできる医師なら，感染症診療の基本を押さえているといっても過言ではありません．この菌は，もし適切なマネジメントの仕方を知らない場合，患者さんには大きな不利益になる重篤な合併症を起こしうる菌です．訴訟になるケースも多いのです．ちなみに筆者も，医療の民事訴訟で，高等裁判所での公判の鑑定人をしました．そのケースでは，やはりメチシリン耐性黄色ブドウ球菌 methicillin-resistant *Staphylococcus aureus*，MRSA の感染症に関する治療が争点でした．

黄色ブドウ球菌による感染症の治療を制するものは，感染症診療の基本を制する

といっても良いくらいなのです．

黄色ブドウ球菌は，ヒトが保菌することで知られています．生まれた直後か

ら，3〜4割のヒトが保菌します．医療従事者も，数パーセントは，保菌しているという報告があります．厳密な数字は，疫学調査をしなければなりませんが，一般的な割合は上記の通りです．

　後述する**表皮ブドウ球菌**は，ヒトの常在菌ですが，黄色ブドウ球菌は，厳密には常在菌ではなく，保菌しキャリアになる菌です．保菌しているヒトでは，黄色ブドウ球菌をどこで保菌しているかというと，圧倒的に多いのが，**鼻腔**です．次に，**腋下**，**会陰部**，**腟内**などです．

【代表的な臨床症状】　免疫不全がない患者も，免疫不全がある患者も，感染症が起こります．

[黄色ブドウ球菌による市中感染]（病院の外で起こった感染症のこと．一方病院内で起こった感染症は医療関連感染といいます）．

- 皮膚・軟部組織感染　skin and soft tissue infection
    蜂窩織炎（ほうか）　cellulitis
    膿痂疹（のうかしん）（とびひ）　impetigo
    毛嚢炎　folliculitis
    癤（せつ）　furuncle，癰（よう）　carbuncle
    壊死性筋膜炎　necrotizing fasciitis
- 菌血症　bacteremia
- 感染性心内膜炎　infective endocarditis
- 骨髄炎　osteomyelitis
- 化膿性関節炎　septic arthritis
- 深部臓器膿瘍　deep organ abscess
- 肺炎　pneumonia
- 髄膜炎　meningitis
- トキシック・ショック症候群　toxic shock syndrome

> **重要！　黄色ブドウ球菌が尿培養から検出されたとき**
>
> 黄色ブドウ球菌は，尿路感染は起こしません．もし，尿培養から黄色ブドウ球菌が検出された場合には，**血流感染，感染性心内膜炎，腎膿瘍，前立腺膿瘍**などを考える必要があります．または，**尿採取時のコンタミネーション**です（p.143 参照）．

　黄色ブドウ球菌の臨床症状の基本は，**血流感染を起こす**，という点です．そして，血流感染があることから，血流感染の合併症として多くの病態が起こりうるということです．

　黄色ブドウ球菌の血流感染の合併症では，**感染性心内膜炎，深部臓器膿瘍，髄膜炎，骨髄炎（成人では，血流が多いことから腰椎の化膿性骨髄炎），化膿**

性関節炎など，多くのものが合併します．
　したがって，現場では血流感染の有無を確認し，もし血流感染があれば，迅速にそれを治療できるかが，合併症を防ぐひとつの方法ともいえるのです．**逆に，深部臓器の膿瘍，骨髄炎，化膿性関節炎などの場合には，血流感染を必ず鑑別しなければならず，成人では，これらの疾患の原因微生物の大半が，黄色ブドウ球菌**なのです．したがって，血液培養を採取し血流感染の有無を確認してください．CRP だけを測定しても，治療方針が定まらないのです．

[黄色ブドウ球菌による医療関連感染]
- 中心静脈カテーテル関連感染
- 医療関連肺炎，人工呼吸器関連肺炎
- 手術部位感染
- 人工物感染（心臓の人工弁，人工関節，そのほかのデバイスなど）

　医療関連感染とは，入院後 48 時間以降に起こった感染症のことです．第Ⅲ章で述べましたが，これに *Clostridium difficile* 感染（*Clostridium difficile* infection, CDI*）を加えた 5 種類が代表です．

＊2010 年に CDI と呼び名変更されました．

> **医療関連感染　代表 5 種類**
> - 中心静脈カテーテル関連感染
> - 尿路カテーテル感染
> - 医療関連肺炎，人工呼吸器関連肺炎
> - 手術部位感染
> - *Clostridium difficile* 感染（*Clostridium difficile* infection, CDI）

【診断方法】　黄色ブドウ球菌の確定診断方法は，**培養**です．
　特に，血流感染を起こすことが知られているので，**血液培養**の採取は十分行う必要があります．
　一般に，血液培養の適応は，
① 入院時または，入院中に発熱のある患者で，感染症を鑑別するため．
② 入院時または，入院中の鑑別で，症状から感染症が想定される場合（発熱はなくても，**血圧低下，意識障害，呼吸困難**などの**感染症を想定すべき症状がある場合**）．

　つまり，体温の絶対値で決めるのではなく，臨床症状，身体所見から鑑別診断で感染症が考えられる場合に，CRP ではなく，まず血液培養をとるのです．

【培養結果への対応】　● 臨床上のポイント
　黄色ブドウ球菌は，血液培養が陽性の場合，**全例治療対象になります．黄色ブドウ球菌では，コンタミネーションとはみなさず，全例，治療してください．**

なぜかというと，黄色ブドウ球菌では，血流感染が起こった場合，たとえ一過性でも，前述したように，さまざまな合併症が起こるからです．時に，重篤で下半身麻痺，失明など，取り返しがつかない合併症にもなりうるのです．

> 黄色ブドウ球菌が血液培養から検出 ➡ 全例治療が原則

> **カテーテル先培養の原則**
> 無症状の患者のカテーテル先は，培養に出さない．
> 黄色ブドウ球菌がカテーテル先から培養＝血液培養採取し，全例治療が原則．

医療現場で，よく，中心静脈カテーテルを抜去したあと，患者に症状もないのに，**「抜去を記念した」培養**（記念培養）を出す医師がいます．まず，この行為は不要です．2009年の米国感染症学会（IDSA）の中心静脈カテーテル関連菌血症のガイドラインでも，**この培養は出さないように推奨**されています．

> **重要！** カテーテル先を培養に出すのは，カテーテル関連感染が鑑別診断にあがってきているときのみです．そして，同時に血液培養2セットの採取が必要です．
> カテーテル先だけの培養を提出することは，医学的に無意味です．

ただし，みなさんが学生，研修医としてチームで患者さんを担当している際に，指導医がそのような培養を出してしまい，培養結果が返ってきたとします．そして，その結果，カテーテル先から，黄色ブドウ球菌が検出されたとします．カテーテル先の培養は通常，定量培養というのですが，10^2，10^5 CFU/mL などと表現されます．この場合，どのように対応すべきでしょうか．ポイントで書きましたが，**全例治療を原則**としてください．

もし，同時に血液培養を採取していなければ，抗菌薬の投与前に**血液培養を採取することが必須**です．この場合，血液培養も陽性なら，血流感染としての治療になります．**血液培養が陰性**なら，**カテーテル先のみが陽性で，一過性の血流感染としての治療**になります．その場合，最低7日間，場合により10～14日間は治療します．

【 治 療 】

> **学ぼう！　黄色ブドウ球菌の第1選択薬**
>
> - MSSA（methicillin-sensitive *Staphylococcus aureus* メチシリン感受性黄色ブドウ球菌）**の第1選択薬は**，**ナフシリン**，**オキサシリン**です．（国内未承認）
>   代替薬は，第1世代セフェム系の**セファゾリン**です．
> - **MRSAの第1選択薬は**，**バンコマイシン**，または，**テイコプラニン**です．
>   MRSAの血流感染以外での代替薬は，リネゾリドです．
> - そのほかダプトマイシン（2011年7月国内承認），チゲサイクリン（2012年国内承認）などもあります．

　1997年に世界初のバンコマイシン耐性のMRSAが順天堂大学から報告されました．**Vancomycin-intermediate *Staphylococcus aureus*（VISA）**といいます．当時，この報告で世界が震撼しました．バンコマイシンの耐性は，数十年，黄色ブドウ球菌では報告がなかったからです．1961年にMRSAがはじめて英国から報告され，1970年代からバンコマイシンは使用されてきましたが，1997年までその耐性は報告がなかったからです．

　2002年には，バンコマイシンに対して完全に耐性の株が米国で報告されました．**Vancomycin-resistant *Staphylococcus aureus*（VRSA）**といいます．

> **重要！　黄色ブドウ球菌の血流感染に使用してはいけない抗菌薬**
>
> 感受性結果で感受性があっても，黄色ブドウ球菌の血流感染に使用してはいけない抗菌薬（治療不良が起こるため）は下記の通りです．
> - マクロライド系
> - クリンダマイシン
> - テトラサイクリン系
> - ニューキノロン系
> - ST合剤　など
>
> これらの抗菌薬は，もし感受性があれば，MSSA，MRSAの骨髄炎，膿瘍などの長期治療の際に，MSSA，MRSAの標準的な静脈注射薬（本頁上「学ぼう！」で述べた第1選択薬）での治療6〜8週間がほぼ終了しているときに限り使用することがあります．静脈注射による6〜8週間の治療後，**経口薬で維持療法したい場合に，これらの薬剤は例外的に使用できる場合があります．**一般に，血流感染の治療に最初から使用することは，推奨されてはいません．

VRSAは，バンコマイシン耐性遺伝子 vanA をバンコマイシン耐性腸球菌VREからもらった株であることが判明しており，2003年のScience誌に掲載され，世界を震撼させました．

黄色ブドウ球菌の血流感染では，最低2週間（静脈注射）の治療が必要です．それ以下の期間は不適切です．**7日間や10日間の治療では，高率に治療不良が起こります．**

> 学ぼう！
> **MSSA/MRSAによる感染症の標準治療期間**
> - 感染性心内膜炎では，最低6週間
> - 骨髄炎では，最低6週間
> - 化膿性関節炎では，最低6週間
> - 深部臓器膿瘍では，最低4〜6週間
> - 蜂窩織炎では，7〜10日間程度
>
> 現場では，症例ごとに治療期間は検討します．

B. 表皮ブドウ球菌　*Staphylococcus epidermidis*

表皮ブドウ球菌は，**黄色ブドウ球菌とは似て非なる菌**です．表皮ブドウ球菌と黄色ブドウ球菌は，別物と考えてください．**臨床的な扱いがまったく異なります．**

表皮ブドウ球菌は，ヒトの皮膚の常在菌のひとつで，日頃はヒトと共生しています．また，**一般に病原性の低い菌**です．通常の免疫状態を維持していれば，この菌による感染症にかかることはまずありません．学生さんらに，「蜂窩織炎の原因微生物は何ですか」と質問すると，表皮ブドウ球菌と答える人が大半なのですが，**表皮ブドウ球菌は，市中感染の蜂窩織炎は起こしません．**皮膚のバリアが壊れた場合（静脈ライン挿入，手術の皮膚切開など）に，**医療関連感染として，皮膚・軟部組織感染を起こすことがあります．**常在菌ですから，感染は起こさず，ふだんは共生しています．**市中感染の蜂窩織炎の原因微生物は，黄色ブドウ球菌，連鎖球菌が代表です．**

【代表的な臨床症状】　通常，入院患者さん，または，免疫不全がある患者さんに感染症を起こします．免疫不全がない患者さんへの感染症や，市中感染は一般には起こしません．表皮ブドウ球菌が起こす代表的な感染症は，次の医療関連感染です．なかでも人工物感染はもっとも重要で，原因微生物の第1位です．

> **表皮ブドウ球菌による医療関連感染**
>
> - 人工物感染
> - 中心静脈カテーテル関連感染（これも厳密には人工物感染に入る）
> - 手術部位感染

【診断方法】 血液培養などの培養です．

【治　療】 表皮ブドウ球菌の大半（80〜90%）は，メチシリン耐性です．そのため，メチシリン耐性の表皮ブドウ球菌を methicillin-resistant *staphylococcus epidermidis*（MRSE）ということもあります．

MRSE の第 1 選択薬はバンコマイシン，またはテイコプラニンです．MRSE の血流感染以外での代替薬は，リネゾリドです．

> **学ぼう！　表皮ブドウ球菌による感染症の標準治療期間**
>
> - 人工物が心臓弁であれば，人工弁の感染性心内膜炎なので，最低 6 週間．
> - 人工物が人工関節であれば，関節炎のため，最低 6 週間．
> - 人工物が中心静脈カテーテルで，合併症を伴わない血流感染の場合は，2 週間程度．

C. 連鎖球菌　*Streptococcus* spp.

連鎖球菌は，ヒトの常在菌のひとつです．皮膚，口腔内（歯肉など），咽頭，消化管内などで共生しています．連鎖球菌も，グラム陽性菌のなかでは，とても大切な菌です．いろいろな場面で，原因微生物として遭遇すると思います．ですから，この菌もしっかりその特徴を学んでください．

まず分類を理解することが大切です．歴史的に徐々にその特徴が解明されたこともあり，分類が一見複雑に見えますが，一度理解すると簡単です．

> **学ぼう！　連鎖球菌の溶血による分類**
>
> - **α溶血**　　不完全溶血　　血液寒天培地で，緑色（ギリシャ語で，緑色の意味が viridans）
> - **β溶血**　　完全溶血　　　血液寒天培地で，無色
> - **γ溶血**　　非溶血　　　　血液寒天培地で，溶血しないので色は変わらず赤色

連鎖球菌は，このように培地上での**溶血の有無で，まず分類**されました．そして，そのうちβ溶血（完全溶血）するものを中心に，**群（Group）に分類**されました．この分類を **Lancefield の分類**といいます．**血清型で分類**されています．群には，**A，B，C，D，F，G** などがあります．E 群の連鎖球菌はヒトには感染を起こさないので，通常，臨床上は問題にはなりません．

● α溶血する連鎖球菌の代表：
　緑色連鎖球菌　viridans *Streptococcus*（多くの血清型があり）
　肺炎球菌・腸球菌の一部（腸球菌は連鎖球菌からは区別されます）

● β溶血する連鎖球菌の代表：
　A 群β連鎖球菌　*Streptococcus pyogenes*，GAS と略されることもある
　B 群β連鎖球菌　*Streptococcus agalactiae*，GBS と略されることもある
　そのほか，**C，D，F，G 群連鎖球菌**があります．

● γ溶血する連鎖球菌の代表：
　腸球菌の一部など（腸球菌は連鎖球菌から区別されます）
　Streptococcus bovis など

科学技術の進歩で，新しい発見などがあり，昔に作られたこれら複雑な分類が絡み合っていますが，分類の大きな枠は，**溶血による分類**と**血清型による分類**です．

【代表的な臨床症状】免疫不全がある人も，ない人にも感染症は起こります．連鎖球菌では，基本的には市中感染になります．

① **A 群β連鎖球菌　*Streptococcus pyogenes*，GAS**
[市中感染]
■ 膿をつくる疾患 "pyo" は膿の意味
　・咽頭炎　pharyngitis
　・皮膚・軟部組織感染 skin and soft tissue infection
　　蜂窩織炎　cellulitis
　　膿痂疹（とびひ）impetigo
　　毛嚢炎　folliculitis
　　癤　furuncle，癰　carbuncle
　　壊死性筋膜炎　necrotizing fasciitis
　・菌血症　bacteremia
■ 免疫反応による疾患
　・リウマチ熱　rheumatic fever
　・糸球体腎炎　glomerulonephritis
■ トキシンによる疾患

- 丹毒　erysipelas
- 猩紅熱　scarlet fever
- トキシック・ショック症候群　toxic shock syndrome

② **B群β連鎖球菌　*Streptococcus agalactiae*, GBS**

[市中感染]
- 妊婦の尿路感染　urinary tract infection in pregnancy
- 妊婦の無症候性細菌尿　asymptomatic bacteriuria in pregnancy
- 新生児の髄膜炎，敗血症　neonatal meningitis, sepsis
- トキシック・ショック症候群　toxic shock syndrome

③ **緑色連鎖球菌　viridans *Streptococcus***

[市中感染]
- 感染性心内膜炎（心臓弁に障害がある場合が主）　infective endocarditis
- 深部臓器膿瘍　deep organ abscess

> ***Streptococcus bovis* による感染性心内膜炎**
>
> *S. bovis* が血液培養から検出された場合には，**下部消化管の悪性腫瘍と関連している**といわれているため，**悪性腫瘍の検索を必ず行うこと**が望ましいです．試験にもよく出るポイントです．

【診断方法】　培養が主体．A群β連鎖球菌の咽頭炎は，迅速キットがあるため，培養以外でも確定診断がつく場合があります．

【治　療】　基本的に，**連鎖球菌の第1選択薬は，ペニシリンG**です．

以下の重要な連鎖球菌も，すべてペニシリンGで治療できます．
- A群β連鎖球菌　*Streptococcus pyogenes*
- B群β連鎖球菌　*Streptococcus agalactiae*
- 緑色連鎖球菌　viridans *Streptococcus*

ペニシリンGは，アンピシリンでも代用できます．

> **ペニシリンアレルギーがある場合の代替薬**
>
> 第1世代セフェム系
> マクロライド系
> クリンダマイシン
> バンコマイシン

クリンダマイシンは，トキシック・ショック症候群のときに，トキシン産生を抑制する目的で併用します（p.132, 161 参照）．

D. 肺炎球菌　*Streptococcus pneumoniae*

　　肺炎球菌は，常在菌ではありません．保菌しているヒトはいます．通常，**咽頭や鼻腔粘膜に感染**し，そこから体内に侵入し，感染症を引き起こす菌です．咽頭や鼻腔粘膜から，**直接に髄膜に侵入したり，血流に乗ったりする**ことも知られており，激烈な発症をすることもある菌です．肺炎球菌は，連鎖球菌の仲間ですが，臨床的には，区別して扱うことが多いです．それは，臨床症状が大きく異なるからです．**肺炎球菌は，黄色ブドウ球菌に並んで，免疫不全のない人にも，致死的な重篤な感染症を引き起こすことが知られています**．また，一般病院でみる感染症の原因微生物のうち，割合の多い感染症のひとつです．

　　免疫不全がある患者さんでは，数時間で死亡にいたるような敗血症 sepsis を起こすことがあります．特に有名な免疫不全は，**脾臓を摘出している人**です．肺炎球菌はグラム陽性球菌ですが，その周りに莢膜 capsule を持っていることが知られています．莢膜は**好中球の貪食に抵抗を示す**ため，肺炎球菌が体内に侵入してきたときに防御の中心になるのが，脾臓なのです．その脾臓がない人ではどうなるかというと，激烈な感染症が起こり，死に至ることがあるのです．

　　脾臓摘出した患者さんは，肺炎球菌ワクチン（ニューモバックス®NP，23血清型，PPV）**の接種対象です**．積極的に接種を勧める必要があります．国内では，唯一，肺炎球菌ワクチンの保険適用になっています．

【代表的な臨床症状】［肺炎球菌による市中感染］
- 中耳炎
- 副鼻腔炎
- 気管支炎
- 肺炎

　　以下は，英語では **invasive diseases**（仮訳：侵襲性の病態）という重篤な症状です．
- 菌血症
- 髄膜炎
- 特発性細菌性腹膜炎（SBP）
- 化膿性関節炎　など

【診断方法】　中耳炎，副鼻腔炎，肺炎（外来治療）などでは，検体をとらずに経験的に治療することが多いです．診断方法は，培養が主体です．

【治療】　肺炎球菌の第1選択薬は，ペニシリンGです．
　　近年，肺炎球菌の耐性化が進行し，感染部位によって選択薬が異なります．

> **重要!** **ペニシリン耐性肺炎球菌**
> (Penicillin resistant *Streptococcus pneumoniae*, PRSP)の場合の選択薬
>
> - 髄膜炎　バンコマイシン＋セフトリアキソンの併用
> - 中耳炎，副鼻腔炎　ペニシリン系の高用量
>   　　　　　　　　　アモキシシリン・クラブラン酸（オーグメンチン®，クラバモックス®）
> - 肺炎　外来：ペニシリン系の高用量
>   　　　　　　　アモキシシリン・クラブラン酸（オーグメンチン®）
>   　　　　成人では，レスピラトリーキノロン
>   　　　　入院：セフトリアキソン
>
> 注：ペニシリン耐性の定義
> 　　喀痰の検体では，古い定義でペニシリン耐性とされていたものは，新しい定義で耐性と分類されなくなっている．

米国臨床検査標準協会 Clinical and Laboratory Standards Institute (CLSI) というところが，最小発育阻止濃度 MIC の基準カットオフ値というのを決めています．ペニシリンの MIC のカットオフ値（ブレイクポイントといいます）は，表Ⅳ-1 の通りです．

表Ⅳ-1　CLSIによる肺炎球菌に対するペニシリンの感受性のブレイクポイント（2008年現在）

	S (sensitive)	I (intermediate)	R (resistant)
髄膜炎	≦ 0.06 μg/mL	—	≧ 0.12
非髄膜炎　静脈注射ペニシリン使用の場合	≦ 2	4	≧ 8
経口ペニシリン使用の場合	≦ 0.06 μg/mL	0.12〜1	≧ 2

参考：・米国 CDC の週報のサイト（新ブレイクポイントの表あり）　http://www.cdc.gov/mmwr/preview/mmwrhtml/mm5750a2.htm#tab
　　　・米国感染症学会 IDSA のサイト　http://www.idsociety.org/newsArticle.aspx?id=11010

肺炎治療では，髄膜炎に比べ，高い MIC をブレイクポイントに設定しているため，これまで耐性菌だと判定されていたものが，耐性ではなくなっており，その結果，高用量のペニシリンで治療できる根拠になっています（新しい定義を使用することにより，高用量のペニシリンで治療できることを現場に浸透させるのに役立つ）．

治療上のポイントは，**肺炎球菌の治療では，髄膜炎か髄膜炎以外の部位かにより，治療方針が異なる**ということです．肺炎球菌は，ペニシリンGが第1選択薬でしたが，その耐性化が進み，治療の際の抗菌薬の選択に影響が出てきていました．なかでも，**特に重要なのは髄膜炎の治療**です．抗菌薬は，血液脳関門 Blood Brain Barrier（BBB）のため，**髄液への移行性が問題になる**のです．

ベータラクタム系では，髄膜炎の際，"炎症を起こしている髄膜"で透過性が通常よりも亢進している状態でも，**血清濃度の15〜20％程度しか髄液に移行しない**ので，選択薬の考慮はきわめて重要なのです．

2008年以降，髄膜炎治療の場合，肺炎球菌の感受性は，感受性（S）か耐性（R）の2つに分類されることになっています．中等度耐性（I）の区別はしません．

ペニシリン耐性肺炎球菌による髄膜炎では，ペニシリンのMICにより，セフトリアキソン（第3世代セフェム系），場合により，バンコマイシンの併用が望ましいのです．**ペニシリンのMICが0.12 μg/mL以上のPRSPの際は，セフトリアキソン＋バンコマイシンの併用が推奨されています**[1]．

E. 腸球菌　*Enterococcus*

腸球菌は，**腸内細菌のひとつで，ヒトの消化管に常在**しています．腸球菌も，連鎖球菌のもともと仲間でしたが，現在では，分けて考えられています．腸球菌は，一般に，それほど病原性は高くありません．黄色ブドウ球菌や肺炎球菌に比べると，激烈に発症し，数時間で死にいたるような重篤な感染症を発症することは通常ありません．免疫不全のない患者，ある患者ともに感染症を発症します．

腸球菌では，次の2つの種を知っておくと便利です．

Enterococcus faecalis
Enterococcus faecium

E. faecalis は，どちらかというと市中感染が中心，*E. faecium* は，どちらかというと医療関連感染が中心，という"イメージ"を持っておくとよいでしょう．

つまり，疫学的に大雑把なイメージで，市中感染で腸球菌が原因の場合，80〜90％が *E. faecalis*，10〜20％が *E. faecium* という割合です．医療関連感染では，その逆で80〜90％が *E. faecium*，10〜20％が *E. faecalis* という割合です．

"イメージ"と書いているのは，地域医療機関によって，正確な疫学調査をしてみない限りは，適切な数字は出てこないからです．学術的に，断言する立場ではなく，臨床上，こういう感覚を持って診療にあたるとよい，という意味で書いています．なぜ，このような割合を知っておくと便利なのかといいますと，この2つの種の間では，抗菌薬の感受性パターンに明確な違いがあるからです．

> **学ぼう！ 腸球菌の感受性パターン**
>
> *E. faecalis* は，通常，アンピシリン感受性．
> *E. faecium* は，アンピシリン耐性，トブラマイシン・アミカシン耐性（内因性）．

注：内因性耐性とは，"生まれたときから"耐性ということです．遺伝的にすでに耐性であることがわかっているのです．別の例では，大腸菌 *E. coli* が，バンコマイシンに内因性に耐性なのと同じです（バンコマイシンはグラム陽性菌のカバー薬で，グラム陰性菌には効果がありません．グラム陰性菌の細胞壁（outer membrane）のため，バンコマイシンの大きな分子は通過できないのです）．

このような *E. faecalis*，*E. faecium* の2つの種の特徴，感受性パターンを知っておいてください．

【代表的な臨床症状】［腸球菌による市中感染］
- 尿路感染
- 感染性心内膜炎
- 腹腔内感染（例えば虫垂炎，憩室炎，胆道系感染など）の際の複合菌感染の原因微生物として

［腸球菌による医療関連感染］
- 中心静脈カテーテル関連感染
- 尿路カテーテル感染
- 医療関連肺炎，人工呼吸器関連肺炎（きわめてまれ）
- 手術部位感染
- 術後の髄膜炎
- 透析中の患者の腹膜炎　など

腸球菌は，医療関連感染の代表的な原因微生物のひとつですが，患者に免疫不全があると，ときに重篤な感染症を発症することがあります．特に近年，臓器移植が行われ，免疫抑制薬が使用されるようになり，腸球菌による重篤な感染症（中心静脈カテーテル関連菌血症など）で患者が死にいたるケースもあるのです．

【診断方法】培養です．

【治療】
- ***Enterococcus faecalis*** の第1選択薬は，アンピシリン
  アンピシリン耐性の場合は，バンコマイシン，または，テイコプラニン
  バンコマイシン耐性の場合は，リネゾリド
- ***Enterococcus faecium*** の第1選択薬は，バンコマイシン
  （*E. faecium* は，一般にアンピシリン耐性）
  バンコマイシン耐性の場合は，リネゾリド

腸球菌のバンコマイシン耐性は，1986年に英国，フランスで最初に報告され，その後，米国など欧米先進国を中心に報告されてきました．現在では，世界各国でも報告されています．バンコマイシン耐性腸球菌を vancomycin-resistant *Enterococcus*（VRE）といいます．VREは，*E. faecalis, E. faecium* ともにみられます．欧米では当初，どちらかといえば，*E. faecium* のほうがVREの中心でしたが，両方またはそれ以外の種も報告があります．日本でも報道されていますが，各地でVREの院内アウトブレイクが報告されています．発症している患者は少ないですが，保菌している患者が多い状況です．しかし疫学的に，日本では欧米に比べると，VRE報告数は相対的に非常に少ない状況です．隣の韓国は，日本と欧米諸国の中間で，欧米諸国のたどった経緯を経験している状況です．

　ちなみに米国では，全米の登録病院のICUで，全腸球菌のうち30％程度がバンコマイシン耐性菌VREであると報告されています．また，MRSAは，ICUで50〜60％近くになっています．

3 グラム陽性桿菌

　グラム陽性桿菌は，数が限られています．それは，次の5種類です．

> **重要なグラム陽性桿菌5種類**
> - *Clostridium* spp.（*C. tetani, C. botulium, C. perfringens, C. difficile* など）
> - リステリア　*Listeria monocytogenes*
> - *Bacillus* spp.（*B. cereus, B. anthracis* など）
> - *Corynebacterium* spp.（*C. diphtheriae, C. jeikeium* など）
> - *Erysipelothrix* spp.

このうち，次の4つを最低限，理解するとよいです．

A. クロストリジウム・ディフィシル　*Clostridium difficile*

　クロストリジウム・ディフィシルは，クロストリジウム・ディフィシル感染（*Clostridium difficile* infection, CDI）を起こすことで知られています．2010

年に CDI という名称に変更されました．通常は抗菌薬，まれに抗癌薬などの投与により，腸内細菌叢が破壊され，*C. difficile* の増殖が起こり，トキシンの産生により発症するものです．CDI は，軽度の下痢から，中毒性巨大結腸症 toxic megacolon を起こすような重症の症例まで，臨床症状に非常に幅のある病態です．偽膜性腸炎，抗菌薬関連腸炎とも呼ばれていますが，現在では，CDI が使用されています．

【代表的な臨床症状】　クロストリジウム・ディフィシル感染（*Clostridium difficile* infection, CDI）

【診　断　方　法】　現在，国内では，便のクロストリジウム・ディフィシル トキシン A/B および Glutamate dehydrogenase（GDH）（CD 抗原）の同時迅速検査が一般的です．
＊嫌気培養ができるなら，便培養も可能（手間と時間がかかる）．

2018 年 2 月発表の米国感染症学会・米国病院疫学学会 IDSA/SHEA のクロストリジウム・ディフィシル感染ガイドライン 2017[2]では，GDH 抗原と便中トキシン A/B，または GDH 抗原 plus 便中トキシン A/B plus トキシン核酸増幅検査（NAAT）などアルゴリズムに基づいた複数検査の組み合わせが推奨されています．

【治　　　療】
- *Clostridium difficile* の治療薬には，メトロニダゾール経口薬（2011 年に保険承認）がある．
  ＊経口摂取できない重症の患者では，メトロニダゾールの静脈注射で治療．
- バンコマイシン経口薬
  2018 年 2 月に発表された米国感染症学会・米国病院疫学学会 IDSA/SHEA のクロストリジウム・ディフィシル感染ガイドライン 2017[2]では，バンコマイシン経口薬が第 1 選択薬として推奨されている．
  ＊バンコマイシンの静脈注射薬は，消化管に移行しないため無効．

B. リステリア　*Listeria monocytogenes*

リステリアは，自然界に広く存在します．通常，土壌や動物の排泄物中に生息・存在しています．一般に，汚染された乳製品や食物の摂取で感染することが知られています．健常者でも食中毒になる場合はあります．通常は，一定のリスクのある集団に感染を起こします．特に，**新生児，妊婦，50 歳以上の成人（高齢者），細胞性免疫不全のある患者（ステロイド投与中など）**などが，感染を発症します．

【リステリアによる代表的な臨床症状】
- 菌血症
- 髄膜炎

【診　断　方　法】　血液培養，髄液培養です．

【治　　　療】
- リステリアの第 1 選択薬は，アンピシリンです．
- ペニシリンアレルギーの患者では，代替薬は ST 合剤です．

C. セレウス菌　*Bacillus cereus*

　　Bacillus spp. も自然界に広く生息しており，**皮膚の常在菌**でもあります．国内で，セレウス菌により，リネンを汚染源とした血流感染のアウトブレイクも報告されているので，この菌についても知っておくとよいでしょう．ハリソンなどの標準的な教科書には，臨床症状として，麻薬中毒者の蜂窩織炎，感染性心内膜炎，それに伴う合併症（眼内炎など）が掲載されています．国内では，疫学的にはまれな疾患です．食中毒のほうが有名です．

　　なぜ食中毒を起こしたり，菌血症を起こしたりするのかというと，病気を起こす原因となる病原因子 virulence factor が，トキシンだからです．それぞれの病態の原因となるトキシンがあるため，ひとつの菌でも，このように広い範囲の疾患を起こします．

【代表的な臨床症状】
- 食中毒（潜伏期間が 24 時間程度，嘔吐と下痢ともに起こる．炒飯の汚染による食中毒が有名）
- 蜂窩織炎
- 菌血症
- 感染性心内膜炎
- 眼内炎
- 髄膜炎　など

【診断方法】　培養です．

【治療】　食中毒はトキシンが原因なので，抗菌薬による治療はしません．補液などの保存的な治療です．菌血症，感染性心内膜炎などの感染症では，**セレウス菌の第 1 選択薬は，一般には，バンコマイシンです**．感受性検査をして，カルバペネム系，クリンダマイシンなども選択肢になるか検討します．

D. 炭疽菌　*Bacillus anthracis*

　　炭疽菌は，2001 年の米国における**バイオテロリズムに使用された微生物**として認識しておく必要があります．今後も，バイオテロに使用される可能性のある**生物兵器として注意が必要**です．

　　現在，炭疽菌による感染症は，先進国ではまれです．通常，羊などの毛を取り扱う職人が病気にかかっていました．炭疽菌は，長期にわたり，**土壌中に芽胞を形成し生存する**ことができます．世界的には，イラン，イラク，トルコ，パキスタン，サハラ砂漠以南の地域が好発地域です．炭疽菌も，3 つのトキシンを産生することが知られており，それらが病態に大きくかかわっています．

3つのトキシンとは Edema Factor (EF), Lethal Factor (LF), Protective Antigen (PA) です．Edema Factor は，浮腫を引き起こし，Lethal Factor は，不明のメカニズムで死亡させます．Protective Antigen は，上記2つのトキシンと共同することで前述のような症状を引き起こす役割を果たすことが知られています．

【代表的な臨床症状】
- 皮膚炭疽　cutaneous anthrax
- 吸入炭疽　inhalational anthrax
- 消化器炭疽　intestinal anthrax

【診断方法】
- 皮膚炭疽では，局所の培養です．
- 吸入炭疽では，血液培養，髄液培養です．
- 消化器炭疽では，血液培養，腹水などの培養です．

【治療】
生物兵器以前では，**第1選択薬は，ペニシリンGでした**．

ところが，2001年の米国でのバイオテロの際には，遺伝子操作などの関係で，標準薬のペニシリンに耐性の株がある可能性との理由で，治療上，慎重な対応がとられました．**感受性でペニシリンが使用できる場合は，ペニシリンGの大量投与が基本です**．感受性検査を待っている間には，下記の抗菌薬が推奨されました．

2001年の米国のバイオテロの際には，シプロフロキサシンなどの**ニューキノロン系，ドキシサイクリンの単剤投与または，クリンダマイシン，バンコマイシン**などと併用されました．生物兵器への曝露後の予防薬では，シプロフロキサシン（レボフロキサシン），ドキシサイクリンが推奨されています．

4 グラム陰性菌

グラム陰性菌で知っておいてほしい微生物は，次のものです．
① 腸内細菌
② 医療関連感染の原因微生物 "SPACE"
③ 細菌性腸炎を起こす菌
④ 呼吸器感染の原因微生物　など

A. 腸内細菌群

腸内細菌群は，通常，ヒトの腸内に生息し，共生している菌でグラム陰性桿

菌です．これらの菌は，市中感染も，医療関連感染も起こすこと，免疫不全がある人，ない人，ともに感染症を起こすことが知られています．**主な腸内細菌群は大腸菌 Escherichia coli，クレブシエラ Klebsiella pneumoniae，プロテウス Proteus spp.** などです．腸内細菌群は，尿路感染，腹腔内感染などを起こす原因微生物として有名です．

【代表的な臨床症状】［腸内細菌群に共通の市中感染］
- 尿路感染
- 腹腔内感染（虫垂炎，憩室炎，胆道系感染，腹部内膿瘍など）
- 菌血症　など

［医療関連感染］
- 中心静脈カテーテル関連感染
- 尿路カテーテル感染
- 医療関連肺炎，人工呼吸器関連肺炎（まれ）
- 手術部位感染（術後の腹腔内感染も含む）
- 頭部術後の髄膜炎
- 透析中の患者の腹膜炎　など

1 代表的な腸内細菌

上記以外で，各菌が個別に起こす感染症は以下の通りです．

【代表的な臨床症状】① **大腸菌　Escherichia coli**

大腸菌は，ヒトの常在菌としては通常，感染症を発症しません．免疫不全のある患者では，日和見感染として，腸内の菌が血流などに乗り，重篤な感染症を引き起こす場合もありますが，それは例外的な状況です．大腸菌のうち，外因性に病原因子を獲得し，病気を発症する株があります．**病原性大腸菌**と呼ばれるものです．

［市中感染］
- 細菌性腸炎　E. coli O157:H1 は，代表です（O157:H1 は，血清型を示しています）．
- 旅行者下痢症　腸管毒素原性大腸菌 Enterotoxigenic E. coli（ETEC），Enteroaggregative E. coli は，よく知られています．
- 新生児の髄膜炎　など

② **クレブシエラ　Klebsiella pneumoniae**
［市中感染］

腸内細菌共通の感染症に加えて，市中肺炎（糖尿病，アルコール依存症の患者でリスクあり）．

③ **プロテウス　Proteus spp.**

腸内細菌共通の上記の代表的臨床症状を参照．

【診断方法】　培養です．

【腸内細菌群の治療】　腸内細菌の仲間は，**ベータラクタマーゼを産生する**ことがよく知られています．治療に関係のある下記の3種類を学ぶととても便利です．3つのベータラクタマーゼを知ると耐性のパターンがわかりやすいです．

- **TEM-1**：プラスミドにコードされています．このベータラクタマーゼは，アンピシリン（経口薬ではアモキシシリン）に耐性となります．アンピシリン耐性では，セファゾリンなどが使用できます．

- **AmpC ベータラクタマーゼ**：染色体上に遺伝子があります．
  基本的に，アンピシリン（経口薬ではアモキシシリン），セファゾリン耐性を示します．第3世代セフェム系などで治療中に誘導されることで知られています．したがって，感受性上で，第3世代セフェム系に感受性があっても，第3世代セフェム系を使用しないことが治療の原則です．**第4世代セフェム系，カルバペネム系，ニューキノロン系などが選択薬**です．

  AmpC ベータラクタマーゼ産生菌は，ピペラシリン・タゾバクタムも耐性です．AmpC ベータラクタマーゼ産生菌には，*Enterobacter, Serratia, Citrobacter, Morganella, Providencia* などがあります．

- **ESBL（Extended spectrum β-lactamase）**：プラスミドにコードされています．通常，感受性パターンで，第3世代セフェム系に耐性，第2世代セフェム系のセフォキシチンには感受性（臨床的には有効ではない）を示します．**治療薬は，第1選択薬はカルバペネム系，感受性があれば，ピペラシリン・タゾバクタム，アミカシン，ニューキノロン系など，場合により併用になります**．カルバペネム系以外の抗菌薬は，多剤耐性のことが多いので，感受性をみて使用を判断することが必要です．一番注意すべきは，**第2世代セフェム系のセフォキシチン，セフメタゾールなどに *in vitro* で感受性があっても，これらは原則として治療には使用できません**．治療不良になります．ESBL 産生菌として有名なのは，大腸菌，クレブシエラ，プロテウスなどです．

そのほかの腸内細菌，緑膿菌 *Pseudomonas aeruginosa*, *Acinetobacter* などのグラム陰性菌でもみられます．

以上を踏まえた上で，下記で，個別に治療薬を示します．

① **大腸菌 *Escherichia coli* の治療薬**

第1選択薬は，アンピシリン，セファゾリンです．ST 合剤は，欧米で尿路感染の治療によく使われますが，耐性菌が増加しています．これらに耐性の場合，第3世代セフェム系の**セフトリアキソン，ニューキノロン系，アミノグリコシド系**などを使用します．

第3世代セフェム系に耐性の場合，大腸菌では，ESBL の可能性があるため，

検査室にESBLの確定検査をお願いしてください．その上で，**カルバペネム系**，または，感受性があれば，**ピペラシリン・タゾバクタム，アミノグリコシド系（アミカシンなど），ニューキノロン系**などを使用することになります．

② クレブシエラ *Klebsiella pneumoniae* の治療薬

すべてのクレブシエラは，産生するベータラクタマーゼのため，**アンピシリン耐性**です．感受性でアンピシリンが耐性になっていなければ，逆に検査室の結果がおかしい，という指標にも使えます．

第1選択薬は，セファゾリン．セファゾリン耐性菌の場合は，セフトリアキソン，ニューキノロン系，アミノグリコシド系など．アンピシリン・スルバクタムに感受性がある場合は，それも選択肢になります．

第3世代セフェム系に耐性の場合，クレブシエラも大腸菌と同様に，ESBLの可能性があるため，検査室にESBLの確定検査をお願いしてください．その上で，**カルバペネム系**，または，感受性があれば，**ピペラシリン・タゾバクタム，アミノグリコシド（アミカシンなど），ニューキノロン系**などを使用することになります．

③ プロテウス *Proteus spp.* の治療薬

種によって，感受性パターンに違いがあります．

- *Proteus mirabilis* は，**第1選択薬**は，アンピシリン，セファゾリン．
  アンピシリン，セファゾリンに耐性の場合は，第1選択薬は第3世代セフェム系のセフトリアキソン，ニューキノロン系，ピペラシリン・タゾバクタムです．

- *Proteus vulgaris* は，アンピシリン，セファゾリンに耐性です．
  そのため，**第1選択薬**は第3世代セフェム系のセフトリアキソン，ニューキノロン系，ピペラシリン・タゾバクタムなどです．

- *Proteus mirabilis*, *Proteus vulgaris* ともに，第3世代セフェム系に耐性の場合，大腸菌，クレブシエラと同様に，ESBLの可能性があるため，検査室にESBLの確定検査をお願いしてください．その上で，**カルバペネム系**，または，感受性があれば，**ピペラシリン・タゾバクタム，アミノグリコシド系（アミカシンなど），ニューキノロン系**などを使用することになります．

2 そのほかの腸内細菌

そのほかの腸内細菌としては *Serratia*, *Enterobacter*, *Citrobacter*, *Providencia*, *Morganella* などです．これらの菌は**ヒトの腸管内に保菌される**ことがあります．これらの菌は，主に，**日和見感染，医療関連感染**を起こすことが知られています．医療関連感染とは，中心静脈カテーテル関連感染，尿路カテーテル感染，医療関連肺炎，手術部位感染などです．特に *Providencia*, *Morganella* は，

多剤耐性の尿路感染を起こすことがよく知られ，**尿路結石に関連した感染症で有名**です．またこの5つの腸内細菌は，AmpCベータラクタマーゼを誘導することが知られている菌です．抗菌薬の選択のときには注意が必要な菌です．

【代表的な臨床症状】［医療関連感染］
- 中心静脈カテーテル関連感染
- 尿路カテーテル感染
- 医療関連肺炎
- 手術部位感染

【診断方法】　培養です．

【治療】　AmpCベータラクタマーゼを誘導する可能性があります．

そのため，第1選択薬は，第4世代セフェム系のセフェピム，ニューキノロン系，カルバペネム系，アミノグリコシド系などです．

B. 医療関連感染の原因微生物 "SPACE"

医療関連感染を起こす代表的なグラム陰性菌を，覚えやすいように頭文字をとってまとめたのが，"SPACE"と略されたものです．

S：*Serratia*　セラチア
P：*Pseudomonas*　緑膿菌
A：*Acinetobacter*　アシネトバクター
C：*Citrobacter*　サイトロバクター
E：*Enterobacter*　エンテロバクター

なかでも特に重要なのは，緑膿菌*Pseudomonas aeruginosa*です．緑膿菌は，**医療関連感染の原因微生物でも，頻度が高いこと，使用できる抗菌薬が限られていることから重要**です．グラム陰性菌の治療で，緑膿菌の治療薬をマスターすれば，医療関連感染の治療をほぼマスターできたことになるのです．

【代表的な臨床症状】［医療関連感染］
- 中心静脈カテーテル関連感染
- 尿路カテーテル感染
- 医療関連肺炎
- 手術部位感染

【診断方法】　培養です．

【治療】　"SPACE"の治療薬ですが，下記に分けて書きます．

*Pseudomonas aeruginosa*の**第1選択薬は**，ピペラシリン・タゾバクタム，セフェピム，カルバペネム系（イミペネム，メロペネムなど），アミノグリコシド系（ゲンタマイシン，トブラマイシン，アミカシン），ニューキノロン系

（シプロフロキサシン，レボフロキサシン）．

　初期治療では，上記のなかのいずれか．主に，ベータラクタム系のピペラシリン・タゾバクタム，セフェピム，場合によりカルバペネム系を使用することになるでしょう．感受性結果に基づき，もし感受性がない場合には，感受性のあるものに変更することになります．

　Serratia, Acinetobacter, Citrobacter, Enterobacter の第1選択薬は，AmpCベータラクタマーゼ誘導のため，第1選択薬は，第4世代セフェム系のセフェピム，ニューキノロン系，カルバペネム系，アミノグリコシド系などです．米国の最新の文献では，カルバペネム系が第1選択薬として記載されている状況ですが，議論があるところです[3]．

学ぼう！ 多剤耐性アシネトバクター

多剤耐性のアシネトバクターが欧米，日本でも問題になっています．アシネトバクターはスルバクタムでカバーできることが知られています．そのため，スルバクタムを含む抗菌薬のアンピシリン・スルバクタムを，多剤耐性株に使用することがあります．

重要！ 医療関連感染の初期治療

医療関連感染を想定した場合には，SPACEをカバーするため，*Pseudomonas* をカバーできる抗菌薬を初期治療で選択します．その後，実際の培養および感受性結果に基づいて，抗菌薬を最適治療に変更します．

C. 細菌性腸炎を起こす菌

　学生，初期研修医の間に知っておいてほしいグラム陰性菌には，細菌性腸炎を起こす菌があります．それらは，***Salmonella, Shigella, Campylobacter, E. coli*** などです．

【代表的な臨床症状】 ① *Salmonella* spp.

細菌性腸炎
"Enteric fever" と呼ばれる発熱，腹痛，下痢などの症状．
全身感染を起こし，血流感染，菌血症．
菌血症の合併症で，感染性動脈瘤は有名．

HIV 患者や細胞性免疫が低下している患者で，菌血症 bacteremia，敗血症 sepsis を起こすことがあります．AIDS defining illness（AIDS の診断基準）に入っている疾患です．

> **学ぼう！ HIV と AIDS の違い**
> HIV 感染と AIDS は異なります．AIDS は，HIV に感染し病状が進行し，CD4 が 200/μL 以下または，規定の日和見感染に感染した既往がある場合をいいます．

② *Shigella* spp.

細菌性腸炎

文字通り，「赤痢」．血便．腹痛，発熱など．

少量の菌でも非常に感染性が高いことで有名です．

③ *Campylobacter jejuni*

グラム陰性桿菌で，らせん状の菌です．ピロリ菌 *Helicobacter pylori* もグラム陰性のらせん状の菌です．

細菌性腸炎

＊血流感染は，*Campylobacter fetus* により起こります．

④ **病原性大腸菌**

[*E. coli* O157：H7]

細菌性腸炎

重症患者では，**溶血性尿毒症症候群**（Hemolytic uremic syndrome, HUS）を起こします．

[腸管毒素原性大腸菌]

Enterotoxigenic *E. coli*（ETEC）など．旅行者下痢症の代表的な原因微生物．

【診断方法】 便培養（各菌ごとに特定の培地が必要なので，検査室に菌名を伝えることが必要です）．*Salmonella* は，血液培養も便培養とあわせ採取します．

【治　療】 ***Salmonella, Shigella*** の**第 1 選択薬**は，セフトリアキソン，ニューキノロン系，アジスロマイシンなど．

Campylobacter の**第 1 選択薬**は，ニューキノロン系（ただし耐性菌が増加している），アジスロマイシンなど．*E. coli* O157:H7 では，抗菌薬使用により，HUS のリスクがあがる可能性があり，議論があります（欧米では原則しない．国内ではホスホマイシンなどが使用されることがあります）．

D. 呼吸器系感染を起こすグラム陰性菌

1 インフルエンザ菌 *Haemophilus influenzae*

インフルエンザ菌（H. flu エイチ・フルーと現場では俗に呼んだりします）は，**グラム陰性の球桿菌**です．さまざまな感染症を起こします．Type b には，ワクチン（Hib ワクチンといいます）があり，1990 年代ごろから世界中で使用され，重篤な感染症を防ぐのに非常に有効であることが知られています．日本では最近承認されましたが，任意接種のためまだまだ普及していません．

【代表的な臨床症状】
- 中耳炎
- 副鼻腔炎
- 市中肺炎
- 血流感染
- 心内膜炎
- 化膿性関節炎

＊特に，小児科領域で，髄膜炎，敗血症，化膿性関節炎，**喉頭蓋炎**．

【診断方法】 血液培養，喀痰培養です．

【治療】 インフルエンザ菌の第1選択薬は，アンピシリン（アモキシシリン 耐性化は進行）．アンピシリン耐性菌でベータラクタマーゼ産生菌は，アンピシリン・スルバクタム，セフトリアキソン．成人ではニューキノロン系も使用可能です．

日本では，**ベータラクタマーゼ陰性アンピシリン耐性株**（BLNAR と呼ばれます）が多く，選択薬に非常に難渋します．通常，多剤耐性です．特に，小児のインフルエンザ菌（type b で，Hib と呼ばれます）の髄膜炎の治療では，BLNAR の場合選択薬がなく，これまで経験的に，セフォタキシム＋カルバペネム系などの併用で治療がされています．

【予防】 Hib ワクチンで，Hib による小児の髄膜炎，敗血症は高率に予防できます．ワクチンの採用国では，Hib による重篤な感染症は激減しています．

2 モラキセラ *Moraxella catarrhalis*

モラキセラ（M. cat エム・キャットと現場では俗に呼んだりします）は，グラム**陰性球菌**です．グラム陰性球菌は，**ナイセリア *Neisseria*（淋菌，髄膜炎菌）**と並び，少ないので，よく覚えておきましょう．

【代表的な臨床症状】
- 中耳炎
- 副鼻腔炎
- 市中肺炎

【診断方法】	喀痰, 血液培養です.
【治　療】	モラキセラは, ほとんどがアンピシリン耐性です.

そのため, ベータラクタマーゼ産生菌は, アンピシリン・スルバクタム, セフトリアキソン, ニューキノロン系などです.

> **COLUMN**
> 市中肺炎の原因微生物で, *Strepto pneumo, H. flu, M. cat* と現場では簡略化して呼んでいます（ストレプト・ニューモ, エイチ・フルー, エム・キャットと読みます）.

3 百日咳菌　*Bordetella pertussis*

百日咳は,"whooping cough"と呼ばれる**連続的な激しい咳**が特徴的です. ワクチンを接種していない子どもなどが罹患していましたが, 疫学的な状況が変わってきています. この数年, 世界的に, **成人の間でアウトブレイク**が起こっています. 米国などでは, 成人向けに, Tdap と呼ばれる3種混合ワクチンを成人にブースター（再接種）することを決め導入されました. 日本でも, 成人の間で百日咳のアウトブレイクが報告されており, 成人向けのワクチンのブースターの導入の検討が必要な状況です. 百日咳菌は, グラム陰性桿菌です.

【代表的な臨床症状】	百日咳
【診断方法】	血清抗体です.
【治　療】	トキシンが病因であり, 抗菌薬の投与に関しては議論があります.

抗菌薬投与により症状のある期間が短縮されたり, 感染性を低下させることが報告されており, その目的で投与されます.

百日咳菌の第1選択薬は, マクロライド系＊（アジスロマイシン, クラリスロマイシン）です. ニューキノロン系（シプロフロキサシン, レボフロキサシン, モキシフロキサシン）なども使用できます.

＊エリスロマイシンは, 投与回数が多く, 消化器系の副作用も相対的に多いことから, 使用する頻度はほかのマクロライド系に比べ少ない状況です.

> **重要!　百日咳の感染管理面での注意**
> 入院患者または外来患者で, 百日咳が想定される場合には, 確定されていなくても, 飛沫感染予防策を迅速にとります. 医療従事者および患者さんには, 外科的マスクを着用してもらいます.

E. そのほかのグラム陰性菌　*Neisseria* spp.

ナイセリアでは，淋菌 *Neisseria gonorrhoeae* と髄膜炎菌 *Neisseria meningitidis* が重要です．この2つをマスターしましょう．**グラム陰性球菌**です．

1　淋菌　*Neisseria gonorrhoeae*

性行為感染症を起こす代表的微生物のひとつです．尿道炎，腟炎，頸管炎などを起こします．婦人科の骨盤内炎症性疾患 pelvic inflammatory disease, PID も起こします．

【診断方法】　男性の尿道炎では，膿，滲出物の**グラム染色で確定診断**できます．感度が90％程度です．

女性の場合は，グラム染色は感度が低く，50％程度です．外性器からの膿の培養，外性器の膿，滲出物から DNA を PCR などで検出する方法があります．

【治療】　淋菌の**第1選択薬**は，第3世代セフェム系のセフトリアキソンです．

以前は，ペニシリン G が第1選択薬でしたが耐性が進行しています．また，**ニューキノロン系耐性も進行**しており，2007年に米国 CDC では，ニューキノロン系は感受性がわからない限り，推奨しないことになりました[4,5]．

2　髄膜炎菌　*Neisseria meningitidis*

重篤な髄膜炎を起こすことで知られます．敗血症 sepsis を起こし，重症例では死亡することもあります．特に欧米では，家族内や寮内での濃厚な接触者，また，挿管などの濃厚な接触をした医療従事者には，**予防投与**がされます．院内に患者が入院した場合は，**飛沫感染予防策**が適応になります．抗菌薬を開始してから24時間は，飛沫感染予防策をとります．

【診断方法】　血液培養，髄液培養です．
【治療】　**髄膜炎菌の第1選択薬**は，ペニシリン G です．

第3世代のセフェム系，セフトリアキソンも使用できます．

感受性がわかるまでの初期治療は，通常はセフトリアキソンです．

3　ピロリ菌　*Helicobacter pylori*

グラム陰性桿菌で，**らせん状の菌**です．現在では，"常識"になりましたが，**胃・十二指腸潰瘍**に関係しています．このピロリ菌の役割の発見で，オーストラリアの2人の研究者が2005年にノーベル医学生理学賞を受賞しています．

【関連のある臨床症状】　・胃・十二指腸潰瘍

- 慢性胃炎
- MALT（Mucosa-associated lymphoid tissue）と呼ばれる悪性腫瘍

【診断方法】
- 血清抗体検査
- 内視鏡時の生検
- 呼気試験　など

【治療】3剤併用療法が基本です．

| PPI（プロトンポンプ阻害薬） | ＋ | アモキシシリン
メトロニダゾール
クラリスロマイシン
または
アジスロマイシン：日本では保険適用なし
などのいずれかの2剤を併用． |

5　嫌気性菌

　嫌気性菌は，**嫌気培養しないと培養されてきません**．そのため，一般の培養結果ではたとえ嫌気性菌がいたとしても，培養陰性になります．その点に注意した対応が必要になります．一般に**嫌気性菌を想定するのは，解剖学的な場所，臨床状況に応じて**ということになります．嫌気性菌を想定する必要があるのはどのような場面でしょうか．

　代表的な場面を下記に列挙します．

嫌気性菌を想定する臨床場面

- 膿瘍が形成されている場合（膿瘍の場合，複合菌感染）
  - 脳膿瘍
  - 副鼻腔炎
  - 歯肉炎
  - 扁桃腺炎・扁桃周囲膿瘍
  - 嚥下性肺炎
  - 肺膿瘍（肺化膿症）
  - 腹腔内感染・膿瘍
    - 虫垂炎，憩室炎，胆道系感染など

> 骨盤内臓器感染（婦人科の骨盤内炎症性疾患 pelvic inflammatory disease, PID など）
> - そのほかで複合菌感染 polymicrobial infection が想定される場合 壊死性筋膜炎など

注：単独感染 single agent infection　　：1つの微生物による感染
　　複合菌感染 polymicrobial infection：複数の菌による感染

A. バクテロイデス・フラジリス　*Bacteroides fragilis* group

嫌気性菌の代表ともいえる菌です．**グラム陰性桿菌**です．口腔内，消化管（特に下部），腟内などに生息する常在菌のひとつです．体内のさまざまなところにいますが，**下部消化管が代表的な場所**です．

また，**この菌をカバーできる抗菌薬は限定されている**ので，この嫌気性菌を中心に抗菌薬の選択をすることが臨床上のポイントになります．

【代表的な臨床症状】
- 各種臓器の膿瘍形成
- 複合菌感染

【診断方法】　臨床判断または，嫌気培養（嫌気ポーターを使用します）

【治療】　バクテロイデス・フラジリスの第1選択薬は，**メトロニダゾール**です（経口薬は2011年，静脈注射薬は2014年保険診療承認）．

そのほかの抗菌薬では，ベータラクタマーゼ阻害薬配合薬で，**アンピシリン・スルバクタム**（経口薬では，**アモキシシリン・クラブラン酸**），**ピペラシリン・タゾバクタム**，セフメタゾール（第2世代セフェム系），**カルバペネム系**，**クリンダマイシン**．

最近では，クリンダマイシン耐性が進行しています．カルバペネム系は，それ自体でバクテロイデス・フラジリスのカバーがありますので，嫌気性菌のカバー目的でクリンダマイシンを併用する必要はまったくありません．

世界的にみて，耐性菌の少ない順は，メトロニダゾール（ほぼ100％感受性）＞カルバペネム系（95％程度）＞以下は，ほぼ同等の感受性で，アンピリシン・スルバクタム，ピペラシリン・タゾバクタム，セフメタゾール，クリンダマイシンなどです（70〜80％程度）．

B. そのほかの嫌気性菌

グラム陰性桿菌　*Prevotella*（口腔内，消化管内，腟内など）

グラム陰性球菌　*Veillonella*（口腔内，消化管内，腟内など）
グラム陽性球菌　*Peptostreptococcus*（口腔内，消化管，腟内など）
などがあります．

【代表的な臨床症状】
- 各種臓器の膿瘍形成
- 複合菌感染

【診断方法】臨床判断または，嫌気培養（嫌気ポーターを使用します）です．

【治療】グラム陰性桿菌 *Prevotella* の第1選択薬は，**メトロニダゾール**です（経口薬は2011年，静脈注射薬は2014年保険診療承認）．

そのほかの抗菌薬では，ベータラクタマーゼ阻害薬配合薬で，**アンピシリン・スルバクタム**（経口薬では，**アモキシシリン・クラブラン酸**），**ピペラシリン・タゾバクタム**，**セフメタゾール**（第2世代セフェム系），**カルバペネム系**，**クリンダマイシン**です．

グラム陰性球菌 *Veillonella*，グラム陽性球菌 *Peptostreptococcus* は，**ペニシリンG**，**クリンダマイシン**で治療できます．メトロニダゾールなどの上記の抗菌薬もカバーできます．

6 そのほかの重要な細菌

A．非定型肺炎の原因微生物

1 マイコプラズマ *Mycoplasma pneumoniae*

市中肺炎の代表的な原因微生物です．

【代表的な臨床症状】
- 市中肺炎
- 鼓膜炎　myringitis（鼓膜に炎症が起こり，水疱を形成する）
- 脳髄膜炎など
- さまざまな免疫反応を起こす（例：結節性紅斑）

【診断方法】血清抗体で検出します．培養は困難です．寒冷凝集反応は，補助診断．

【治療】マイコプラズマの第1選択薬は，
- マクロライド系（アジスロマイシン，クラリスロマイシン，エリスロマイシン）
- ニューキノロン系（シプロフロキサシン，レボフロキサシン，モキシフロキ

サシン）
- テトラサイクリン系（ドキシサイクリン，ミノサイクリン）

> **重要！ マイコプラズマに使用する抗菌薬**
>
> マイコプラズマは，細胞壁を持たないため，細胞壁を作用部位とするベータラクタム系は無効です．

2 クラミジア　*Chlamydia*

　　① クラミジア・トラコマティス　*Chlamydia trachomatis*
　　② クラミドフィラ・ニューモニアエ　*Chlamydophila pneumoniae*
　　③ クラミドフィラ・シタキー　*Chlamydophila psittaci*

の3種類があります．②と③は，以前はクラミジアと呼ばれていましたが，最近クラミドフィラに再分類され，改名されました．

　クラミジアは，**細胞内寄生する菌で二相性の形態をとります**．これらは，基本小体 elementary body（EB）と，網様体 reticulate body（RB）といいます．**EBは，細胞外に出て感染性**を示します．**RBは，細胞内で代謝，増殖**します．

1）クラミジア・トラコマティス　*Chlamydia trachomatis*

さまざまな血清型 serovars があります．主に15の血清型があります．

【代表的な臨床症状】
- トラコーマ（目の疾患）
  発展途上国では**失明の大きな原因**になります．感染性が非常に高いことで知られています．**接触感染予防策**が必要です．
- 性行為感染症：尿道炎，腟炎，肛門炎
  血清型のL1, 2, 3型は，リンパ肉芽腫 lymphogranuloma venereum（LGV）に関連しています．

【診断方法】　性行為感染症では，DNAをPCRなどで検出します．培養は困難です．

【治療】　クラミジア・トラコマティスの第1選択薬は，
- マクロライド系（アジスロマイシンがよい）
- ニューキノロン系（レボフロキサシンがよい．シプロフロキサシンは治療不良を起こします）
- テトラサイクリン系（ドキシサイクリン，ミノサイクリン）

2）クラミドフィラ・ニューモニアエ　*Chlamydophila pneumoniae*

【代表的な臨床症状】　市中肺炎
【診断方法】　血清抗体，場合によりPCRで検出します．培養は困難です．
【治療】
- マクロライド系（アジスロマイシンがよい）

- ニューキノロン系（シプロフロキサシン，レボフロキサシン，モキシフロキサシン）
- テトラサイクリン系（ドキシサイクリン，ミノサイクリン）

3）クラミドフィラ・シタキー　*Chlamydophila psittaci*

【代表的な臨床症状】　鳥により感染する市中肺炎．別名，**オウム病**と名前がついているのはそのためです．

【診断方法】　血清抗体，疫学的な情報．培養は困難です．

【治療】
- マクロライド系（アジスロマイシンがよい）
- ニューキノロン系（シプロフロキサシン，レボフロキサシン，モキシフロキサシン）
- テトラサイクリン系（ドキシサイクリン，ミノサイクリン）

3　レジオネラ　*Legionella*

レジオネラは，広く環境に生息しており，特に**水に関係したところ**に生息しています．1970年代に米国内のホテルで，空調設備に関連してアウトブレイクが起こったことで発見されました．**エアゾル化した菌を吸引・吸入することで発症**します．国内では温泉旅行，室内加湿器，院内では空調設備などがリスクとして有名です．**ヒトからヒトへの感染はありません**．

代表的なリスクファクターとして，**男性**，**喫煙者**，**ステロイド使用者**などがあります．

レジオネラには，さまざまな種がありますが，そのなかで，*Legionella pneumophila* が代表です．そのなかに，さらにいろいろな**血清型 serogroup** があります．*Legionella pneumophila* serogroup 1 がもっとも知られています．レジオネラは，**マクロファージ内に感染**を起こします．グラム染色の分類では，小さいグラム陰性桿菌です．ところが通常，喀痰のグラム染色では，レジオネラは見えません．**蛍光染色など特殊染色**をしなければ見えないのです．そしてルーティンの呼吸器検体の培地を使用している場合，培養されません．**特殊培地が必要**です．細菌検査室に連絡して特殊培地を使用してもらう必要があります．

【代表的な臨床症状】
- **ポンティアック熱**：軽症で，自然軽快する呼吸器症状を伴わない発熱性疾患．
- Legionnaires' disease：レジオネラによる肺炎．
- Legionellosis：レジオネラによる疾患全体を指すことば．

レジオネラ肺炎では，**意識障害，下痢**など，肺以外の症状で発症することがあることで有名です．また，血液検査で，低ナトリウム血症，肝機能障害，LDH上昇，CPK上昇などがみられます．これらは診断の補助になります．

【診断方法】 ① 尿中の迅速抗原検査　感度60〜95％，特異度99％程度で，非常に有用です．
　　　　　　ただし，**尿中の迅速抗原検査は，Legionella pneumophila serogroup 1** のみの検査です．それ以外の種と血清型は調べていません．その点に注意が必要です．臨床症状，リスクファクターからレジオネラが想定される場合は，尿中抗原検査が陰性でも，別の種の可能性を考え，治療はしたほうがよい場合もあります．
② 培養　特殊培地が必要なため，検査室に申し出る必要があります．培養では尿中抗原で調べられる，L. pneumophila serogroup 1以外の種も診断することができます．

【治療】　レジオネラは，体内でマクロファージ内に感染します．そのため，マクロファージ内で抗菌作用を示す抗菌薬の使用が必要になります．
　　　　　レジオネラの第1選択薬は，
- マクロライド系（アジスロマイシンがよい）
- ニューキノロン系（シプロフロキサシン，レボフロキサシン，モキシフロキサシン）
- テトラサイクリン系（ドキシサイクリン，ミノサイクリン）

B. リケッチア　*Rickettsia*

　リケッチアは，**細胞内寄生する細菌**です．リケッチアは，媒介動物を介した感染をヒトに起こします．**主にダニ，ノミなどが媒介動物**です．通常，皮膚に刺し口の黒い痂疲escharを伴います．**発熱，頭痛，発疹**などが代表的な症状です．世界的にはいろいろな種がいます．国内では，現在では*Orientia tsutsugamushi*による**ツツガムシ病**が有名です．これはリケッチアとは別に分類されました．

【代表的な臨床症状】
- 発熱，頭痛，発疹
- 全身症状を伴う

【診断方法】
- 臨床判断，疫学情報（旅行歴など）
- 血清抗体

【治療】　リケッチアは細胞内寄生するため，細胞内へ移行性の高い抗菌薬を使用します．第1選択薬はテトラサイクリン系（ドキシサイクリン，ミノサイクリン）です．

C. 梅毒　*Treponema pallidum*

　性行為感染症のなかでも重要な疾患です．梅毒の原因微生物はスピロヘータspirocheteのひとつ，梅毒トレポネーマ***Treponema pallidum***です．梅毒と

いう疾患は，英語では syphilis といいます．

第1期感染　primary infection：**無痛性**の潰瘍が有名．

第2期感染　secondary infection：スピロヘータ血症により全身感染が起こります（このとき，手のひら，足の裏も含む**バラ疹が出ます**）．

第3期感染　tertiary infection：心臓血管系，皮膚・内臓に，ゴム腫が起こります．

＊神経梅毒　neurosyphilis は，第1～3期のどの時期にも起こりえます．

【診断方法】　非特異的検査の RPR でスクリーニングします．

通常は，抗体価 titer 1：8以上で活動性ありと判断します．偽陽性の起こる場合として，妊娠，膠原病などは有名です．

RPR が陽性の場合，**抗トレポネーマ抗体検査**を組み合わせます．抗トレポネーマ抗体検査には，**MHA-TP**，**FTA-ABS** などがあります．一度抗トレポネーマ抗体が陽性になると，一生陽性です．抗体価をフォローする必要はありません．RPR が陽性かつ抗トレポネーマ抗体が陽性の場合，梅毒に感染していることが確定します．

【治療】
- 第1期，第2期　ベンザシンペニシリンG　週1回×1回　筋肉注射
- 第3期，潜在感染　ベンザシンペニシリンG　週1回×3回　筋肉注射

ベンザシンペニシリンGは，国内では未承認のため，アモキシシリン（経口薬）で代替しています．

処方例：アモキシシリン1回 500 mg を1日3回（1日 1,500 mg）で治療します．

治療期間：第1期，第2期では，最低1～2週間，第3期，潜在感染では，最低3～4週間治療する必要があります．

- 神経梅毒　ペニシリンG 1回400万単位を4時間ごと（1日2,400万単位）14日間

梅毒の治療を開始したときは，RPR の抗体価 titer（1：8 など）をフォローします．抗トレポネーマ抗体はフォローしません．抗トレポネーマ抗体は一生陽性です．治療に反応して，RPR の抗体価はゆっくりと低下してきます．治療開始後，6ヵ月後に4倍以下になることなどの指標があります．6, 12, 18, 24ヵ月後にフォローします[5]．

D. 結核菌　*Mycobacterium tuberculosis*

結核は，感染症のなかではマラリアなどと同様に，**世界中の死亡原因でも重要な位置を占めています**．特に HIV との関連で，サハラ砂漠以南のアフリカなどでは高い発症率です．現在日本では人口10万人あたり，22人程度の発症率です．欧米先進国ではその数分の1で，人口10万人あたり5～6人程度です．

日本では，**今後も徹底した結核対策**が求められています．

また，結核の特徴として，結核菌が体内に入ってきても，全員が発症するとは限りません．**結核菌が体内にいるが発症していない状態**を，**潜在感染 latent infection** と呼びます．この状態は，ヒトからヒトへの感染性はありません．発症した場合には，**活動性感染 active infection** と呼びます．

結核発症のリスクファクターとして，**糖尿病**，**透析患者**，**胃切除後**，**リンパ腫などの悪性血液疾患**，**ステロイド投与中**，**HIV 感染**，**免疫抑制薬使用中**など，があります．

結核菌は，**グラム染色では染色されません．抗酸菌染色**をすることで染色されます．ヒトからヒトに感染する疾患のひとつです．結核が想定される場合には，**空気感染予防策**が必要です．患者さんは，陰圧の個室管理，医療従事者はN95 というマスクを着用します．患者さんが病室の外に出るときは，外科的マスクを着用してもらいます．

【代表的な臨床症状】
- 発熱，咳
- 肺結核
- 肺外結核

【診断方法】
- 喀痰，そのほかの検体の抗酸菌染色と培養
- 検体の PCR
- 病理組織で，特徴的な肉芽組織，乾酪壊死など．

【治療】**第 1 選択薬**は下記の 5 種類です．
- イソニアジド
- リファンピシン
- エタンブトール
- ピラジナミド
- ストレプトマイシン

（参考）**第 2 選択薬として**
- ニューキノロン系
- サイクロセリン
- エチオナミド
- パラアミノサリチル酸（PAS）など

結核の活動性感染の治療は，下記の 4 剤で開始して，感受性の結果から 2 剤に変更します．

[治療開始時から最初の 2 ヵ月]
- イソニアジド（＊末梢神経障害予防のためビタミン B_6 の併用も行う）
- リファンピシン
- エタンブトール

- ピラジナミド

[感受性結果後から残り 4 ヵ月（肺結核は合計 6 ヵ月の治療）]
- イソニアジド
- リファンピシン

> **重要！　結核の治療**
>
> 結核菌は，長期治療中に耐性化するため，かならず最低 2 剤は併用します．

[結核の潜在感染 latent infection の治療]

通常，イソニアジドを 9 ヵ月が推奨されています．

E. 非定型抗酸菌　*Mycobacterium avium* complex（MAC）

MAC は，自然界に広く存在する菌のひとつで，***Mycobacterium avium*** と ***Mycobacterium intracellulare*** の 2 つの総称です．結核菌と異なり，ヒトからヒトへの感染はありません．空気感染予防策は不要です．標準予防策のみです．リスクのある患者さんや免疫不全のある患者さんに，**肺病変**，**全身播種**などを起こします．

【代表的なリスクファクター】
- 慢性閉塞性呼吸器疾患　COPD
- 喫煙歴
- 高齢の女性で，MVP（僧帽弁逸脱症候群）のある人
- 細胞性免疫不全
- HIV
- 臓器移植後などで，免疫抑制薬を使用中

【診断方法】抗酸菌培養です．MAC-PCR でも検出されます．

【治療】2～3 剤併用が原則

MAC の第 1 選択薬
- クラリスロマイシン，アジスロマイシン
- エタンブトール
- リファンピシン

代替薬
- シプロフロキサシン，レボフロキサシン

静脈注射
- アミカシン

> **学ぼう！　MAC の治療期間**
>
> 肺の MAC 感染症での治療期間は，喀痰培養が陰性化してから 18〜24 ヵ月など，非常に長期間の治療が必要です．

参考文献

1) 米国感染症学会 IDSA　細菌性髄膜炎ガイドライン．Clin Infect Dis. 39：1267-1284, 2004. http://www.journals.uchicago.edu/doi/pdf/10.1086/425368（ダウンロード無料）
2) 米国感染症学会・米国病院疫学学会 IDSA/SHEA クロストリジウム・ディフィシル感染の成人および小児の診療ガイドライン 2017. https://academic.oup.com/cid/advance-article/doi/10.1093/cid/cix1085/4855916（ダウンロード無料）
3) Jacoby GA：AmpC beta-lactamases. Clin Microbiol Rev. 22：161-182, 2009.
4) 米国疾病対策センター CDC　2006年性行為感染症ガイドライン 2007年補足分．MMWR. 56：332-336, 2007.
5) 米国疾病対策センター CDC　性行為感染症ガイドライン 2010年改訂版．http://www.cdc.gov/std/treatment/2010/STD-Treatment-2010-RR5912.pdf（ダウンロード無料）

第 V 章
抗菌薬の基本

　本章では，病棟実習を始めた学生，初期研修医の方に，最低限知っておいてほしい抗菌薬を解説したいと思います．抗菌薬は，その基本的事項をマスターすると，意外にシンプルです．原則さえ最初に学べば，「ちょっと重症だと感じた症例に，とりあえずカルバペネム系を処方する」といった診療から解放されます．自由自在に，抗菌薬の処方をコントロールできるようになります．そして確信を持って，**必要な場面で広域抗菌薬を処方し，その後，確定診断後には狭域抗菌薬を的確に使用する**ことができるようになります．いまの医療現場での混乱は，広域抗菌薬が必須の場面で，不適切に狭域抗菌薬（例えば第2世代セフェム系など）が処方されたり，あるいは，広域抗菌薬が不必要な場面で，たとえば既往歴のない患者の市中肺炎にカルバペネム系が処方されたりしていることです．

　第Ⅲ章でもご紹介しましたが，感染症専門医の青木眞先生のことばに，

> "Narrow (spectrum) is beautiful. Narrow (spectrum) is art"

というのがあります．まさに，**Narrow spectrum**の抗菌薬を使用することは，その医師の**臨床推論 clinical reasoning**，**鑑別診断（または確定診断）**，**臨床判断 clinical judgment** を如実に反映します．そして，それは医師としての職人芸のひとつともいえるのです．トレーニングすれば，診療科を問わず，どの医師も基本を実行できます．

　繰り返しになりますが，**必要十分なスペクトラムの抗菌薬**を使用できるようになれば，抗菌薬の選択が楽しくなります．その論理性や戦略を，患者さんを通して体験することで，医師としての醍醐味を味わうこともできるのです．もちろん，最優先事項は**患者さんの利益を最大限尊重する**こと，そして，助かるべき患者さんを的確に救命し，最良の医療を提供することです．そうした医療行為を通して，医師として「貢献の喜び」を感じることがきっとできるはずです．

本書では，まず静脈注射（一部，経口薬含む）をマスターしていただきたいので，下記に必須の抗菌薬を掲げます．**限定 27 個**です．この 27 個の抗菌薬のなかで，まず**ベータラクタム系 11 個**だけをマスターすれば，臨床上では，おそらく診療の半分以上をカバーできると思います．それくらい，ベータラクタム系は重要ですし，使用頻度が高いのです．

学ぼう！ 抗菌薬 限定 27 個

これだけをまずマスターしよう

分類	薬剤名
ベータラクタム系抗菌薬 （11 個）	ペニシリン G アンピシリン アモキシシリン（経口薬） アンピシリン・スルバクタム アモキシシリン・クラブラン酸（経口薬） ピペラシリン・タゾバクタム セファゾリン セフトリアキソン（またはセフォタキシム） セフェピム イミペネム メロペネム
グラム陽性菌のカバー薬	バンコマイシン リネゾリド
アミノグリコシド系抗菌薬	ゲンタマイシン トブラマイシン アミカシン
ニューキノロン系抗菌薬	シプロフロキサシン レボフロキサシン（2011 年 静脈注射薬承認） モキシフロキサシン*（国内では経口薬のみ）
マクロライド系抗菌薬	エリスロマイシン クラリスロマイシン（経口薬） アジスロマイシン（2011 年 静脈注射薬承認）
テトラサイクリン系抗菌薬	ドキシサイクリン*（国内では経口薬のみ） ミノサイクリン
そのほかの抗菌薬	クリンダマイシン ST 合剤 メトロニダゾール（2014 年 静脈注射薬承認）

*欧米では，静脈注射と経口薬ともに使用可能．

お薦め本
Gallagher JC, et al：Antibiotics simplified. Johns and Bartlett Publishers. 2009.
（約 27 ドル．ポケットサイズで文字が大きく通読できる英語の本）

1 抗菌薬のイントロダクション

A. 抗菌薬の表記方法

日本では，言語と商品名の関係で，5通りの表記方法があります．

> **学ぼう！**
>
> **抗菌薬の表記方法**
>
> 例：セフトリアキソン
>
> 日本語一般名：セフトリアキソン
> 日本語商品名：ロセフィン®
> 英語一般名：Ceftriaxone
> 英語商品名：Rochephine®
> 日本化学療法学会略号：CTRX（万国共通ではないことに注意）

　このうち，**英語一般名で抗菌薬名を覚えると，医師としては応用範囲がもっとも広くなります**．日本の医療現場のみならず，国際学会，医学雑誌などでは，通常，英語一般名が使用されるからです．ただし，医療現場では，コメディカルの方などとコミュニケーションをとることが重要ですので，だれを対象にコミュニケーションするかによって，使い分ける柔軟性も必要です．

　また，国内の医療現場では，感受性検査結果の抗菌薬の欄が，すべて日本化学療法学会の略号で示されており，非常に不便です．略号を"解読"する作業が必要になり，それでなくても多忙な臨床現場で，抗菌薬の使い方が混乱する一因になっていると筆者は感じています．もし可能なら，勤務先の感受性検査結果の抗菌薬の欄は，略号ではなく，フルスペリングで表示してもらえるとベストでしょう．医療安全の観点からも，略号のような"暗号"での表示より，フルスペルで誰が見ても間違いの起こらない表示が望ましいのです．

　略号が使用されている場合，現実的な対応として，**略号と抗菌薬の対照表**をポケットに入れ持ち歩くのがいいでしょう．そのうち，だいたいどの略号がどの抗菌薬を指すのかは覚えられます．あいまいな記憶は使用せず，はっきりしない場合は，略号を確認しましょう．

B. 抗菌薬の評価

　抗菌薬は，決して，**強い抗菌薬**，**弱い抗菌薬**，または，**切れ味がよい抗菌薬**，**切れ味が悪い抗菌薬**という評価はできません．これらは，医師の"感覚的な実感"であって"科学的な評価"ではないのです．それでは，抗菌薬を**科学的に評価する方法**，**評価の指標**は何でしょうか？　これが図V-1に簡単に示してあります．抗菌薬の評価は，*in vitro* と *in vivo* で評価されます．

　In vitro の評価の指標の代表が，**スペクトラムと活性度 potency** です．スペクトラムは**狭い narrow**，**広い broad** と表現されます．活性度 potency は，高い，低いと表現されます．同じ菌に対する最小発育阻止濃度 MIC の数字の比較で，もっとも単純な比較は可能です．MIC が小さいほうが，活性度が高い，ということになります．*In vivo* での評価は臨床効果，つまり，臨床的なアウトカムの比較となります．臨床的なアウトカムは，死亡率，合併症の合併率，症状の持続期間などで評価されます．

　これまで，例えば，ペニシリン G は弱い抗菌薬？　カルバペネム系は強い抗菌薬？などと認識していませんでしたか？　患者さんには"強い抗菌薬を使用しています"といわれる担当医の方もいます．この"強い抗菌薬"とは，どういう意味なのでしょうか？　副作用が多い？　スペクトラムが広い？　コストが高い？　と"強い"抗菌薬というのは科学的にはきわめてあいまいな表現で，何も表現していないのです．ただ，なんとなく，"最高の抗菌薬を使用しています"という意味なのでしょうか？

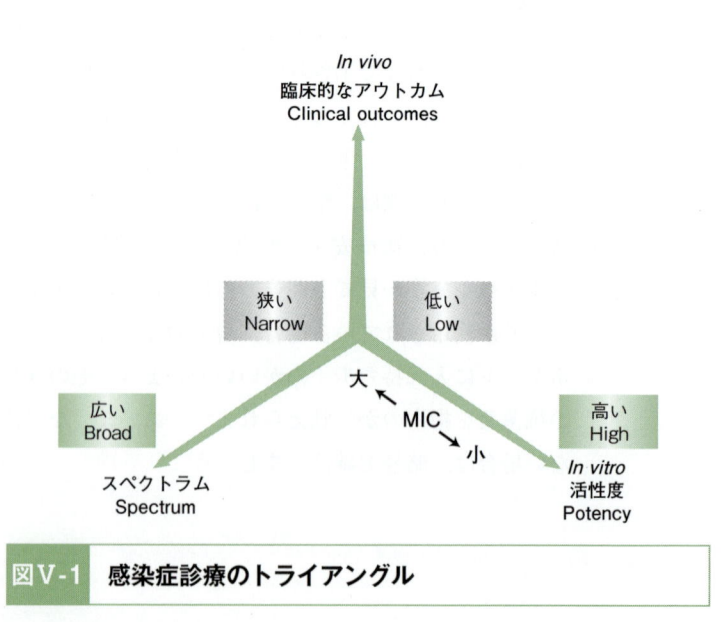

図V-1　感染症診療のトライアングル

> **抗菌薬の科学的評価の例**
>
> ● ペニシリン G
>
> *In vitro*
> スペクトラムは狭い抗菌薬です．
> 活性度は，連鎖球菌には非常に高いです．大腸菌には活性がありません．
>
> *In vivo*
> 臨床的には，例えば，ペニシリン感受性の肺炎球菌の髄膜炎には有効（第1選択薬）です．
>
> ● カルバペネム系
>
> *In vitro*
> スペクトラムは非常に広い抗菌薬です．
> 活性度は，現在存在する抗菌薬のなかでも，多数の菌に対して，もっとも高いです．
>
> *In vivo*
> 臨床的には，緑膿菌などのグラム陰性菌などに対して最後の砦として使用することも多い抗菌薬です．特定疾患，つまり壊死性筋膜炎，好中球減少時の発熱，そのほか腹腔内感染など，複数の菌による同時感染の場合や，ESBLと呼ばれるベータラクタマーゼ産生グラム陰性菌の第1選択薬として使用されています．

C. 抗菌薬の作用部位

図V-2に，それぞれの抗菌薬がどこに作用するのかを示していますので，参照してください．

1 殺菌性抗菌薬

- **細胞壁合成阻害薬**
  細胞壁合成酵素 **PBP**（ペニシリン結合タンパク）に作用：ベータラクタム系
  細胞壁前駆体 **D-Ala-D-Ala** 終末側に作用：グリコペプチド系（バンコマイシン，テイコプラニン）
- **タンパク合成阻害薬**
  30S リボゾームに作用：アミノグリコシド系
- **DNA 阻害薬**
  DNA 合成酵素に作用：ニューキノロン系
  中間代謝物による DNA 障害：メトロニダゾール

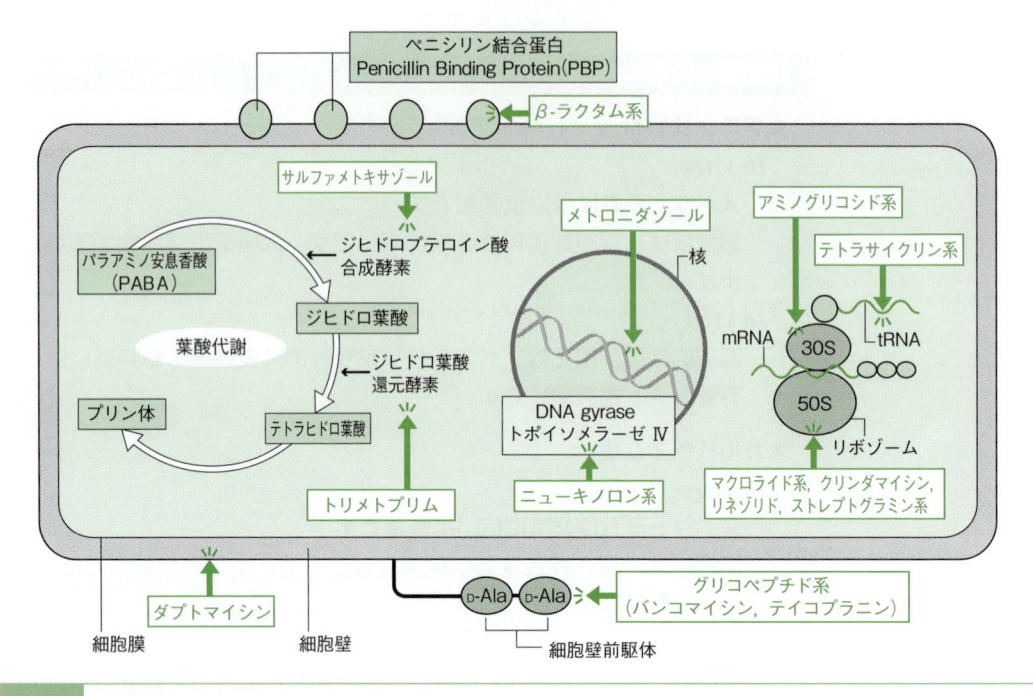

図V-2 抗菌薬の作用部位

- 葉酸代謝阻害薬

    ST合剤（トリメトプリム・スルファメトキサゾール）

- 細胞膜障害

    ダプトマイシン（2011年7月国内承認されました）

2　静菌性抗菌薬

- タンパク合成阻害薬

    50Sリボゾームに作用：マクロライド系，クリンダマイシン，テトラサイクリン系，リネゾリド，ストレプトグラミン

D. 抗菌薬の薬物動態・抗菌作用による分類

　抗菌薬は，その薬物動態・抗菌作用により2種類に分類されています．ここでは，シンプルに分類し，だれでも簡単に，薬物動態に基づいた投与法を理解して，実際に処方していただけるように解説します．

濃度依存性の抗菌薬　　concentration-dependent antimicrobial agents

時間依存性の抗菌薬　　time-dependent antimicrobial agents

1 濃度依存性の抗菌薬

抗菌作用が濃度依存性の抗菌薬の代表は，**アミノグリコシド系**，**ニューキノロン系**です．つまり，図V-3 で**最高血中濃度 Cmax** に，抗菌作用が依存しています．これらの抗菌薬は，**1 回投与量を十分にして**，最高血中濃度を十分達成することが重要です．そのため，少量を 1 日 3 回などで頻回に投与するよりは，**十分量を半減期に基づいた投与間隔で投与する**のが望ましいのです．

> **学ぼう！ 濃度依存性抗菌薬の投与例**
>
> **例 1：ゲンタマイシン　1 回 1～1.5 mg/kg を 8 時間ごと
> 　　　　（1 日 3～4.5 mg/kg）**
> ゲンタマイシンは，最高血中濃度ピーク値を 4～10 μg/mL に維持する必要があります．それ以下の最高血中濃度では，臨床効果が期待できません．濃度依存性抗菌薬だからです．
>
> **例 2：レボフロキサシン　1 回 500 mg を 1 日 1 回投与**
> 世界 130 ヵ国以上で承認，使用されているレボフロキサシンは，現在，全世界でこの投与方法で処方されています．

ところが 2009 年 7 月以前，レボフロキサシンは，国内では 1 回 100 mg を 1 日 3 回というのが保険適用用量でした．これは国際的に際立って異なる投与法でした．ニューキノロン系の薬物動態にそぐわない投与法で，現場医師や関連学会から早期の投与法の改善が要求されていました．2009 年になってよう

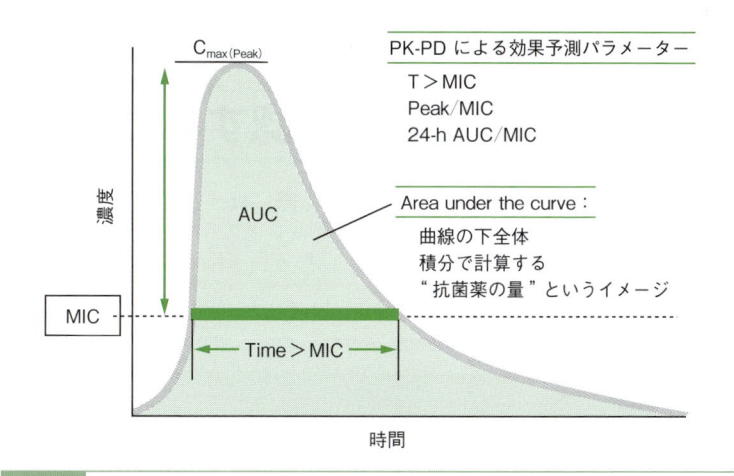

図V-3　薬物動態 PK-PD，抗菌薬の効果の予測因子

http://www.rxkinetics.com/antibiotec_pk_pd.html より改変

やく，改善され，世界の投与法と足並みがそろったのです．

2 時間依存性の抗菌薬

時間依存性の抗菌薬の代表は，**ベータラクタム系**です．

図V-3を見てください．時間依存性の意味ですが，これは，ターゲットにしている細菌を**どのくらい長い時間**，最小発育阻止濃度 MIC よりも高い濃度の抗菌薬にさらしたかに依存する，ということです．つまり，図V-3の色のバー **Time above MIC** に，抗菌作用が依存するということなのです．したがって，時間依存性の抗菌薬は，半減期に基づきタイムリーに，**頻回に投与する**ことが重要です．

> **重要！ ベータラクタム系の投与法**
>
> ベータラクタム系のほとんどすべての抗菌薬は，一部の例外を除き，**半減期が1時間程度です**．"抗菌薬を朝夕の2回点滴で"，といったオーダーをよく見かけますが，**ベータラクタム系で，朝夕2回点滴で適切な投与法となるものはほとんどありません．**
> ほとんどのベータラクタム系は，4時間ごと，6時間ごと，8時間ごとの投与が必要です．投与回数を多く取る必要があるのです．

> **学ぼう！ 薬物動態に基づいた投与法**
>
> 濃度依存性抗菌薬は，1回投与量を十分確保する
> 時間依存性抗菌薬は，投与回数を十分確保する

E. 抗菌薬の処方前に確認すること

抗菌薬を実際に処方する際には，次の3点を確認してください．
- 体重
- 腎機能
- アレルギー歴

1 体 重

体重は，小児科では必ず確認しますが，成人の場合でも，世界の標準的な用量を使用する場合，体重50 kg 程度が目安になります．多くのグローバルな臨床試験では，平均体重70 kg 程度を想定した用量設定がなされています．とこ

ろが国内では，高齢者など50 kgに満たない患者さんも多く，体重の確認により，抗菌薬が十分量で，かつ安全に投与されているかどうか判断できます．本来は，日本人の体重に合わせた臨床試験が望ましいのです．世界で広く使用されている標準的な教科書（ハリソン，セシル）や抗菌薬のポケットマニュアル 熱病 Sanford Guide® などに記載されている標準用量を使用できるかどうか，体重を確認することで判断の目安にしてください．50 kg以下の成人では，標準量の1回投与量を多少減量して使用することも考慮します（ベータラクタム系では，投与頻度は腎機能が正常であれば同じとします）．

例：アンピシリン・スルバクタム　成人体重50 kg以上．腎機能正常な場合
　　世界標準量　1回3 g　6時間ごと（1日12 g）
成人体重50 kg以下のとき
　　処方例　1回1.5 g　6時間ごと（1日6 g）

2　腎機能

腎機能の確認は重要です．腎で排泄される抗菌薬は多く，ベータラクタム系のほとんどは腎機能による用量調整が必須です．**腎機能による用量調整が不要の抗菌薬**は下記の通りです．

> **腎機能による用量調整が不要の抗菌薬の代表例**
> - ナフシリン，オキサシリン（国内未承認）
> - セフトリアキソン
> - モキシフロキサシン
> - ドキシサイクリン
> - ミノサイクリン
> - メトロニダゾール
> - リネゾリド　など

3　アレルギー歴

アレルギー歴で重要なのは，**I型アレルギー**があったのかどうかです．特にベータラクタム系のペニシリン系は，I型アレルギーの頻度が相対的に高いので，注意が必要です．I型アレルギーかどうかを確かめるための症状は，**意識障害，呼吸困難，口唇の血管浮腫 angioedema，蕁麻疹**などが代表的です．これらを，患者さんにわかりやすいことばに置き換えて，質問してください．

> **I型アレルギーを起こす薬剤**
>
> ペニシリン系，ST合剤，非ステロイド系抗炎症薬 NSAIDs，抗痙攣薬(けいれん)のフェニトインなどが代表的です．

F. 抗菌薬処方の際の要素

抗菌薬処方の要素は下記の通りです．

> **抗菌薬処方の要素**
> - 種類
> - 投与経路
> - 1回投与量
> - 投与頻度（投与回数）
> - 投与期間

2　ベータラクタム系抗菌薬

厳選したベータラクタム系抗菌薬を次に示しました．これだけをまずマスターしてください．

> **覚えてほしい厳選ベータラクタム系抗菌薬（11個）**
> - ペニシリン G
> - アンピシリン
> - アモキシシリン（経口薬）
> - アンピシリン・スルバクタム
> - アモキシシリン・クラブラン酸（経口薬）
> - ピペラシリン・タゾバクタム
> - セファゾリン
> - セフトリアキソン（またはセフォタキシム）
> - セフェピム
> - イミペネム
> - メロペネム

A. ペニシリン系抗菌薬

次にペニシリン系の分類を示しましたので参照してください.

> **ペニシリン系抗菌薬の分類**
> - **古典的ペニシリン**
>   - ペニシリン G
> - **ペニシリナーゼ耐性ペニシリン（国内未承認）**
>   - ナフシリン
>   - オキサシリン
> - **アミノペニシリン**
>   - アンピシリン
>   - アモキシシリン（経口薬）
>   - アンピシリン・スルバクタム
>   - アモキシシリン・クラブラン酸（経口薬）
> - **抗緑膿菌作用のペニシリン**
>   - ピペラシリン・タゾバクタム

ペニシリン系は, 1928年に英国のアレキサンダー・フレミングが発見した抗菌薬です. アオカビの周囲に細菌が増殖していないことを, 休暇から戻ってきた彼が発見したことで有名です. それ以降, 人類と細菌との終わりのない戦いのいたちごっこが開始されました. 抗菌薬はワクチンと並び, これまでの医学史上, もっとも偉大な発見と開発です.

抗菌薬は, ペニシリンを学ぶことで, その開発の歴史を垣間見ることができます. 歴史としてもとても興味深く, 抗菌薬の開発に関連した耐性菌の出現の歴史もドラマがあります.

ペニシリン系は, ペニシリン G が, 1940年初めにまず黄色ブドウ球菌, 淋菌, 梅毒, 第2次世界大戦中の戦場での外傷（嫌気性菌 *Clostridium* など）などに対して使用されるようになりました. その後, 黄色ブドウ球菌が, ペニシリンを壊す**ペニシリナーゼ**という酵素を産生するように進化しました. 人類はそれに対抗するため, **半合成のペニシリナーゼ耐性ペニシリン**の, **メチシリン, ナフシリン, オキサシリン**などを開発して対抗しました. メチシリンは, あの有名な MRSA の M で略されている抗菌薬です. メチシリンは, 販売直後に, 間質性腎炎の副作用が出たため, 市場から消失しています. ところが, 世界的には 1961年に英国で世界初の MRSA が報告されて以来, その名前を世の中にとどめています. **メチシリン耐性**（現在, メチシリン耐性かどうかはオキサシリ

ン耐性かどうかで判定します）とは，単純にメチシリンだけに耐性ということではなく，**ベータラクタム系全体に耐性を示す**，という性質です．これは，ベータラクタム系の作用部位，細胞壁にある細胞壁合成酵素のペニシリン結合タンパク **penicillin binding protein（PBP）**がPBP2'という形に変異することで生じる耐性の性質です．現在では，このPBPの変化を起こす遺伝子も発見されており，***mecA*遺伝子**といいます．

したがって，MRSAには，ベータラクタム系はすべて使用できず，治療薬としてベータラクタム系とは作用メカニズムが異なる細胞壁合成阻害薬の**バンコマイシン**が使用されるのです．

ここまでのペニシリン系は，**主に**，**グラム陽性球菌のカバーが中心**で，腸内細菌などのグラム陰性桿菌にはカバーがありませんでした．そこで登場したのが，**アミノペニシリン**です．アミノペニシリンは，**腸内細菌**，**細菌性腸炎を起こす菌**などにカバーが広がりました．

またこの頃，ベータラクタム系を壊す酵素のベータラクタマーゼを産生する細菌に対して，**ベータラクタマーゼ阻害薬**を配合した抗菌薬が登場しました．

> **ベータラクタマーゼ阻害薬**
> - クラブラン酸
> - スルバクタム
> - タゾバクタム

これらを含んだ抗菌薬を，**ベータラクタマーゼ阻害薬配合薬**といいます．その例が，アンピシリン・スルバクタム，アモキシシリン・クラブラン酸（経口薬），ピペラシリン・タゾバクタムです．

ベータラクタマーゼ阻害薬配合薬でカバーできるようになる微生物は，文字通り**ベータラクタマーゼを産生する菌**なのですが，それぞれ代表があります．

> **ベータラクタマーゼを産生する菌**
> - グラム陽性菌では，黄色ブドウ球菌（**MSSA**）
> - グラム陰性菌では，腸内細菌などでベータラクタマーゼを産生する菌
> - 嫌気性菌では，***Bacteroides fragilis***

この点を理解しておくとアンピシリンとアンピシリン・スルバクタムのスペクトラムの違い，アモキシシリンとアモキシシリン・クラブラン酸の違い，ピペラシリン・タゾバクタムのスペクトラムが明確に認識できるようになります．

また，最後に開発された広域ペニシリン系が，**抗緑膿菌作用**のあるペニシリン系です．この抗緑膿菌作用のあるペニシリン系では，グラム陰性桿菌のうち，アミノペニシリンでは，これまでカバーできていなかった**緑膿菌**をカバーでき

【作用部位】　細胞壁合成阻害薬．細胞壁の細胞壁合成酵素のペニシリン結合タンパク（PBP）に作用．

> **学ぼう！　メチシリン耐性とは**
> メチシリン耐性は，*mec*A遺伝子によってPBPが変化して，PBP2'に変異しています．ベータラクタム系にすべて耐性です．

1　古典的ペニシリン

[ペニシリンG]

【スペクトラム】　グラム陽性菌：連鎖球菌，腸球菌，肺炎球菌

　　　　　　　　　グラム陰性菌：髄膜炎菌

　　　　　　　　　嫌気性菌：***Peptostreptococcus, Clostridium perfringens*** など

　　　　　　　　　そのほか：梅毒，レプトスピラ

【適応疾患】　連鎖球菌による感染性心内膜炎，肺炎球菌による髄膜炎・肺炎，神経梅毒など

【副作用】　一般に安全な抗菌薬のひとつ．妊婦にも使用可能．
- アレルギー
- 発熱，発赤
- 骨髄抑制
- 間質性腎炎など

【使用上のポイント】
- 処方の前に，アレルギー歴，特に**I型アレルギー**の有無を確認してください．
- 時間依存性の抗菌薬です．通常，腎機能が正常な場合，**4時間ごとの投与**が必要です．
- ペニシリン系は，すべて髄液移行性があります．

2　ペニシリナーゼ耐性ペニシリン（国内未承認）

[ナフシリン，オキサシリン]

【スペクトラム】　グラム陽性菌：黄色ブドウ球菌（第1選択薬），連鎖球菌

　　　　　　　　　＊腸球菌は耐性．肺炎球菌の治療には使用しない．

　　　　　　　　　グラム陰性菌：カバーはなし

　　　　　　　　　嫌気性菌：カバーはなし

【適応疾患】
- メチシリン感受性黄色ブドウ球菌（**MSSA**）の感染症全般．
  MSSAによる蜂窩織炎，菌血症，感染性心内膜炎，骨髄炎，化膿性関節炎，深部臓器膿瘍，髄膜炎（髄液移行性あり）．
- そのほか，蜂窩織炎には，黄色ブドウ球菌，連鎖球菌が原因であるので，初

　　　　　　　　期治療（エンピリック治療）として使用されます．

【副作用】ペニシリンGとほぼ同様．

一般に安全な抗菌薬のひとつ．**肝臓で代謝**されるため，肝機能障害が起こることあり．妊婦にも使用可能．
- アレルギー
- 発熱，発赤
- 骨髄抑制
- 間質性腎炎など

【使用上のポイント】
- 処方の前に，アレルギー歴，特にⅠ型アレルギーの有無を確認してください．
- 時間依存性の抗菌薬です．**4時間ごとの投与が必要です．**
- **腎機能による用量調整が不要です．**
- ペニシリン系は，すべて髄液移行性があります．

3　アミノペニシリン

[アンピシリン，アモキシシリン（経口薬）]

　　アモキシシリンは，アンピシリンの経口薬で，スペクトラムは同一です．

【スペクトラム】　グラム陽性菌：腸球菌（第1選択薬），連鎖球菌，肺炎球菌
　　　　　　　　　　　　　　　（グラム陽性桿菌のリステリアの第1選択薬）

　　　　　　　　グラム陰性菌：感受性があれば，インフルエンザ菌，腸内細菌の*E. coli*, *Proteus* spp. など．

　　　　　　　　　　　　　　Klebsiella は，常にアンピシリン耐性

　　　　　　　　　　　　　　細菌性腸炎の原因菌：*Salmonella, Shigella* など

　　　　　　　　嫌気性菌：ペニシリンGでカバーできる嫌気性菌

　　　　　　　　　　　　　Peptostreptococcus, Clostridium perfringens など

　　　　　　　　　　　　　Bacteroides fragilis はカバーできません．

　　　　　　　　そのほか：梅毒，レプトスピラにもペニシリンGの代替薬として使用できます．

【適応疾患】　腸球菌による尿路感染，感染性心内膜炎など感染症全般．

　　ペニシリンGの代替薬として，連鎖球菌による感染性心内膜炎，肺炎球菌による副鼻腔炎，気管支炎，肺炎，髄膜炎など．

　　経口薬のアモキシシリンは，小児のA群連鎖球菌による咽頭炎，中耳炎，などが代表例．

【副作用】ペニシリンGとほぼ同様．

一般に安全な抗菌薬のひとつ．妊婦にも使用可能．
- アレルギー
- 発熱，発赤
- 骨髄抑制

- 間質性腎炎など

【使用上のポイント】
- 処方の前に，アレルギー歴，特にⅠ型アレルギーの有無を確認してください．
- 時間依存性の抗菌薬です．**腎機能が正常の場合，静脈注射では6時間ごとの投与が必要です．**
- ペニシリン系は，すべて髄液移行性があります．

4 アミノペニシリン・ベータラクタマーゼ阻害薬配合薬

[アンピシリン・スルバクタム （2：1配合，ユナシン®）]
[アモキシシリン・クラブラン酸（経口薬 2：1配合 オーグメンチン®），
　　　　　　　　　　　　　　　（経口薬 14：1配合 クラバモックス®，小児用）]

　アモキシシリン・クラブラン酸は，アンピシリン・スルバクタムの経口薬で，スペクトラムは同一です．

【スペクトラム】　ベータラクタマーゼ産生菌に対しても使用可能です．
　MSSA，腸内細菌のグラム陰性桿菌，嫌気性菌の *Bacteroides fragilis* のカバーがあります．

グラム陽性菌：MSSA，連鎖球菌，腸球菌
グラム陰性菌：感受性があれば，インフルエンザ菌，モラキセラ，腸内細菌の *E. coli*, *Proteus* spp. など．
　Klebsiella は，常にアンピシリン耐性ですが，アンピシリン・スルバクタムには感受性がある場合あり．
　細菌性腸炎の原因菌：*Salmonella*, *Shigella* など．
　培養陰性の感染性心内膜炎の原因菌 "HACEK" の第1選択薬のひとつ．

嫌気性菌：*Bacteroides fragilis* はカバーできます．

> 学ぼう！
>
> ### "HACEK" とは
>
> "HACEK" とは，口腔内の**グラム陰性桿菌**の頭文字をとったものです．
> **H**：*Haemophilus*
> **A**：*Actinobacillus*
> **C**：*Cardiobacterium*
> **E**：*Eikenella*
> **K**：*Kingella*

【適応疾患】　アンピシリン・スルバクタムは，非常に多様な感染症に使用できる有用な抗菌薬です．使いこなせるととても便利です．経口薬のアモキシシリン・クラブラン酸も同様です．

> **アンピシリン・スルバクタムの使用例**
>
> - 市中肺炎（肺炎球菌，インフルエンザ菌，モラキセラなどをカバー）の初期治療
> - 市中の腸内細菌による尿路感染
> - 複合菌感染で，
>   市中の口腔内感染：扁桃腺炎，扁桃腺膿瘍，歯肉炎
>   市中の腹腔内感染：虫垂炎，憩室炎，胆道系感染（胆管炎，胆嚢炎），腹膜炎
> - 猫，犬，ヒトなどによる咬傷による蜂窩織炎（*Pasteurella, Capnocytophaga*, MSSA, 連鎖球菌，嫌気性菌など）
> - 培養陰性の感染性心内膜炎で，"HACEK"をターゲットにする場合
>
> **アモキシシリン・クラブラン酸の使用例**
>
> 現在，日本では，配合比率が異なる商品が2種類あります．
>
> - オーグメンチン®
>   使用例は，上記の静脈注射アンピシリン・スルバクタムと同様の疾患を外来治療する場合で使用できます．入院患者を静脈注射で治療後，経口薬に変更することができます．
> - アモキシシリン・クラブラン酸が，14：1，クラバモックス®
>   小児の中耳炎（肺炎球菌，インフルエンザ菌，モラキセラ）の代表的治療薬です．

【副作用】ペニシリンGとほぼ同様．

一般に安全な抗菌薬のひとつ．妊婦にも使用可能．
- アレルギー
- 発熱，発赤
- 骨髄抑制
- 間質性腎炎など

【使用上のポイント】
- 処方の前に，アレルギー歴，特にⅠ型アレルギーの有無を確認してください．
- 時間依存性の抗菌薬です．**腎機能が正常の場合，静脈注射では6時間ごとの投与が必要です．**
- ペニシリン系は，すべて髄液移行性があります．

5 抗緑膿菌作用のペニシリン，ベータラクタマーゼ阻害薬配合薬

[ピペラシリン・タゾバクタム]

【スペクトラム】　文字通り，緑膿菌に対するカバーが追加されています．
ベータラクタマーゼ産生菌に対しても使用可能です．MSSA，グラム陰性桿菌，嫌気性菌の ***Bacteroides fragilis*** のカバーがあります．

グラム陽性菌：腸球菌（中等度カバー），連鎖球菌，肺炎球菌，**MSSA**（中等度カバー）

グラム陰性菌：緑膿菌 *Pseudomonas aeruginosa*，腸内細菌の *E. coli*, *Klebsiella*, *Proteus* spp. など．

ESBL（**Extended spectrum β-lactamase**）というベータラクタマーゼ産生グラム陰性桿菌に対しても，感受性がある場合使用できます．

嫌気性菌：*Bacteroides fragilis* はカバーできます．

【適応疾患】 ■初期治療
- 緑膿菌を含む感染症が考慮される場合
- 医療関連感染の初期治療（培養結果待ちのとき）
- 好中球減少時の発熱 neutropenic fever
- 術後の腹腔内感染
- 免疫不全患者の敗血症

■最適治療として
- 感受性のある緑膿菌の感染症全般（第1選択薬のひとつ）
- そのほか，感受性のある"SPACE"のグラム陰性菌による感染症全般

> **医療関連感染のグラム陰性菌**
>
> **SPACE**
>   S：*Serratia*
>   P：*Pseudomonas*
>   A：*Acinetobacter*
>   C：*Citrobacter*
>   E：*Enterobacter*

【副作用】 ペニシリンGとほぼ同様．
一般に安全な抗菌薬のひとつ．妊婦にも使用可能．
- アレルギー
- 発熱，発赤
- 骨髄抑制
- 間質性腎炎など

【使用上のポイント】
- 処方の前に，アレルギー歴，特にⅠ型アレルギーの有無を確認してください．
- 時間依存性の抗菌薬です．**腎機能が正常の場合，静脈注射では6〜8時間ごとの投与が必要です．**
- ペニシリン系は，すべて髄液移行性があります．

B. セフェム系抗菌薬

セフェム系の特徴は，とてもシンプルです．開発の歴史からみて，古いものから新しいものになるにつれ，"世代"ごとで分類されています．

> **セフェム系抗菌薬のスペクトラムの特徴**
>
> グラム陽性球菌は，第1世代＞第2世代＞第3世代
> グラム陰性桿菌は，第3世代＞第2世代＞第1世代
> 第4世代＝第1世代＋第3世代

上記の特徴があります．これを知っておくだけで，ずいぶん，抗菌薬の選択が楽になります．厳選したセフェム系は3つです．この3つさえ，使いこなせれば，セフェム系は基本的に卒業できます．

> **セフェム系抗菌薬の分類**
>
> **第1世代** セファゾリン
> **第2世代**
> ・*Bacteroides fragilis* のカバーなし　セフォチアム（パンスポリン®）
> ・*Bacteroides fragilis* のカバーあり　セフメタゾール
> **第3世代**　第3世代以降は，髄液移行性あり．
> ・*Pseudomonas aeruginosa* のカバーなし　セフトリアキソン，セフォタキシム
> ・*Pseudomonas aeruginosa* のカバーあり　セフタジジム
> **第4世代** セフェピム

> **覚えてほしい厳選セフェム系抗菌薬（3個）**
>
> ・セファゾリン
> ・セフトリアキソン
> ・セフェピム

国内の医療現場では，第2世代のセフェム系で，セフォチアム（パンスポリン®）は頻用されています．しかしながら，現在の世界の標準的な治療で，**第2世代のセフェム系をあえて選択する場面は，非常に乏しい状況です**．多くの場合，第1世代か，第3世代，第4世代になります．第2世代を使用する場合は，限定された状況になっています．嫌気性菌の ***Bacteroides*** をカバーする場面などで，**下部消化管，婦人科などの術前投与などが適応**になります．

セフェム系のスペクトラムについて少し解説します．セフェム系のもっとも

重要なスペクトラムの特徴は，**腸球菌はまったくカバーできないこと**です．

髄液移行性は，第 3 世代以降で認められます．つまり，**髄膜炎の治療は，セフェム系では第 3 世代以降の抗菌薬でのみ行います．**

第 1 世代セフェムは，グラム陽性菌では，**MSSA**，連鎖球菌を主にカバーします．**肺炎球菌はカバーできません．**グラム陰性菌では，**腸内細菌の *E. coli*, *Klebsiella*, *Proteus* spp.** などを中心にカバーします．インフルエンザ菌，モラキセラのカバーは低い状態です．

第 2 世代セフェム系は，嫌気性菌のカバーできない抗菌薬（セフォチアム）とできる抗菌薬（セフメタゾール）に分類されます．セフォチアムは，第 1 世代に比べ，MSSA のカバーは落ちます．連鎖球菌は第 1 世代と同等と考えられます．以前は，肺炎球菌のカバーができていましたが，ペニシリン耐性の肺炎球菌の株が蔓延し，多剤耐性であることが多く，現在では第 3 世代が推奨されています．グラム陰性菌で，インフルエンザ菌，モラキセラのカバーが第 1 世代に比べると改善されています．腸内細菌のカバーは，第 1 世代と同等です．第 1 世代同様に耐性が蔓延しており，こちらも第 3 世代を使用することが増えています．

セフメタゾールは，嫌気性菌の ***Bacteroides fragilis*** をカバーできる抗菌薬です．**軽症の腹部内感染**や，**下部消化管の術前投与**，**骨盤腔内臓器**（婦人科臓器）の術前投与などで使用できます．

国内で使用される**オキサセフェム系の，フロモキセフ（フルマリン®）**は，セフメタゾールとほぼ同等です．適応も上記の非常に限定された状況のみです．一般臨床で標準的治療として使用することはきわめて少ない状況です．

第 3 世代セフェム系は，緑膿菌をカバーできない抗菌薬（セフトリアキソン，セフォタキシム）とできる抗菌薬（セフタジジム）に分類されます．**第 3 世代以降は，髄液移行性があります**ので，髄膜炎の治療に使用できます．ペニシリン系，モノバクタム系，カルバペネム系はすべて髄液移行性があります．

第 3 世代セフェム系は，グラム陽性菌では，MSSA のカバーに関して，セフトリアキソンが一番カバーができます．セファゾリンより多少劣るくらいです．**セフタジジムは，MSSA，連鎖球菌，肺炎球菌のカバーはほとんどできません．**

セフトリアキソン，セフォタキシムは，MSSA（中等度），連鎖球菌，肺炎球菌のカバーがあります．**腸球菌のカバーはありません**．グラム陰性菌では，インフルエンザ菌，モラキセラのカバーは第 2 世代セフェム系よりさらに改善されています．また，腸内細菌の ***E. coli*, *Klebsiella*, *Proteus* spp.** のカバーはできます．また，**細菌性腸炎を起こす菌で，*Salmonella*, *Shigella* のカバー**ができます．セフタジジムは，主に**緑膿菌のカバー**です．グラム陽性菌のカバー

には使用できません.

　第4世代セフェム系は，第3世代の弱点であったグラム陽性菌，特にMSSAのカバーが改善され，第1世代セフェム系のセファゾリンと同程度に改善されました.肺炎球菌のカバーは第3世代セフェム系のセフトリアキソン，セフォタキシムと同程度です．グラム陰性菌では，緑膿菌のカバーがあります.また，第3世代セフェム系との大きな相違点として，ベータラクタマーゼのうち，**AmpCベータラクタマーゼを産生するグラム陰性菌**に対して使用されます（ただし，2010年の現在，カルバペネム系を推奨する論文もあり）．これは，どういうことかといいますと，AmpCベータラクタマーゼは，第3世代セフェム系に感受性があっても，第3世代セフェム系を使用中に誘導される可能性のあるベータラクタマーゼです．そのため，AmpCベータラクタマーゼを産生することで知られる ***Enterobacter, Serratia, Citrobacter, Morganella, Providentia*** などに対しては，セフェム系では，第4世代セフェム系を使用することが望ましいのです（p.71, 73参照）．

【作用部位】　細胞壁合成阻害薬．細胞壁の細胞壁合成酵素のペニシリン結合タンパク（PBP）に作用.

> **セフェム系抗菌薬の耐性の特徴**
> - メチシリン耐性は，*mec*A遺伝子によってPBPが変化して，PBP2'に変異しています．ベータラクタム系にすべて耐性です．
> - セフェム系のすべては，腸球菌のカバーはありません．

1　第1世代セフェム系

[セファゾリン]

【スペクトラム】　グラム陽性菌：**MSSA**，連鎖球菌．＊肺炎球菌・腸球菌のカバーはなし
　　　　　　　　グラム陰性菌：腸内細菌 ***E. coli, Klebsiella, Proteus* spp.** など
　　　　　　　　嫌気性菌：***Bacteroides fragilis*** のカバーはなし

【適応疾患】
- 蜂窩織炎
- MSSAによる感染症全般（蜂窩織炎,菌血症,感染性心内膜炎,化膿性関節炎,骨髄炎,深部臓器膿瘍など）
- 術前投与の代表薬．

＊ナフシリン，オキサシリンと異なり，髄液移行性がないため，**MSSA**の髄膜炎には使用できません．

【副作用】　一般に安全な抗菌薬のひとつ．妊婦にも使用可能．
　　　　　　ペニシリン系とほぼ同じ．
- アレルギー

- 発熱，発赤
- 骨髄抑制
- 間質性腎炎など

【使用上のポイント】
- 処方の前に，アレルギー歴，特にⅠ型アレルギーの有無を確認してください．
- 時間依存性の抗菌薬です．通常，**腎機能が正常な場合，8時間ごとの投与が必要**です．
- 髄液移行性はありません．

2 第3世代セフェム系

[セフトリアキソン（またはセフォタキシム）]

【スペクトラム】　グラム陽性菌：**MSSA（中等度）**，連鎖球菌，肺炎球菌
　　　　　　　　グラム陰性菌：腸内細菌 *E. coli, Klebsiella, Proteus* spp. など．細菌性腸炎を起こす *Salmonella, Shigella* など．＊緑膿菌のカバーはなし
　　　　　　　　嫌気性菌：*Bacteroides fragilis* のカバーはなし

【適応疾患】
- 市中肺炎（肺炎球菌，インフルエンザ菌，モラキセラ）
- 市中の尿路感染（腸内細菌 *E. coli, Klebsiella, Proteus* spp. など）
- 市中の髄膜炎（肺炎球菌，**髄膜炎菌**，インフルエンザ菌など）
- 細菌性腸炎 *Salmonella, Shigella* など

【副作用】　一般に安全な抗菌薬のひとつ．ペニシリン系とほぼ同じ．妊婦にも使用可能．
- アレルギー
- 発熱，発赤
- 骨髄抑制
- 間質性腎炎など
  セフトリアキソンは，肝機能障害・胆道系のうっ滞が起こることがあります．

【使用上のポイント】
- 処方の前に，アレルギー歴，特にⅠ型アレルギーの有無を確認してください．
- 時間依存性の抗菌薬です．
- セフトリアキソンは，肝臓代謝のため，**腎機能による用量調整が不要**です．
- セフトリアキソンは，半減期が長い（6時間程度）ため，**12〜24時間ごと**の投与になります．
- セフォタキシムは，腎臓代謝のため**腎機能による用量調整が必須**です．また，半減期は1時間程度です．腎機能障害がない場合，**髄膜炎のときは6時間ごと**，通常は，8時間ごとの投与が原則です．
- 髄液移行性があります．

3　第4世代セフェム系

[セフェピム]

　　　　　　　　　第4世代セフェム系は便利です．広域抗菌薬のひとつで，**グラム陽性菌，緑膿菌を含むグラム陰性菌**のカバーができます．セフェピムは，ピペラシリン・タゾバクタムと比べ，**腸球菌のカバーと嫌気性菌 *Bacteroides fragilis* のカバーがないこと**が異なります．世界的には，ともに医療関連感染の初期治療薬として便利な抗菌薬のひとつです．

【スペクトラム】　グラム陽性菌：**MSSA（最適ではない），連鎖球菌，肺炎球菌**
　　　　　　　　グラム陰性菌：**緑膿菌，"SPACE"**，腸内細菌 *E. coli, Klebsiella, Proteus* spp. など
　　　　　　　　嫌気性菌：***Bacteroides fragilis* のカバーはなし**

【適応疾患】　■初期治療
　　　　　　　・緑膿菌を含む感染症が想定される場合
　　　　　　　・医療関連感染の場合
　　　　　　　・好中球減少時の発熱
　　　　　　　■最適治療
　　　　　　　・緑膿菌で感受性がある場合，第1選択薬のひとつ
　　　　　　　・"SPACE" の菌の第1選択薬のひとつ　など

【副作用】　一般に安全な抗菌薬のひとつ．ペニシリン系とほぼ同じ．妊婦にも使用可能．
　　　　　　　・アレルギー
　　　　　　　・発熱，発赤
　　　　　　　・骨髄抑制
　　　　　　　・間質性腎炎など

【使用上のポイント】　・処方の前に，アレルギー歴，特にⅠ型アレルギーの有無を確認してください．
　　　　　　　　　　・時間依存性の抗菌薬です．通常，**腎機能が正常な場合，8～12時間ごとの投与**で十分です（緑膿菌の治療のときは8時間ごと）．
　　　　　　　　　　・髄液移行性があります

COLUMN

セフォペラゾン・スルバクタム（スルペラゾン®）について

国内では，まるで**「胆道系感染＝スルペラゾン®」**という公式があるかのごとく，胆嚢炎，胆管炎などではスルペラゾン®が使用されています．製薬会社の「胆道系への移行性がよい」という"売り""営業ポイント"が主な根拠のように見受けられます．
しかしながら，世界的な認識では，
1. 胆道系感染では，胆道系が閉塞しており，胆道系への移行性がよいことが臨床的なアウトカムに影響があるのかは疑問である

> 2. 胆道系への移行性がよい抗菌薬が，必ずしも臨床的なアウトカムが最良であるというエビデンスは存在していない（無作為ランダム化試験は施行されていない）
>
> という状況です．この点は，筆者も参加した2006年4月の厚生労働省科学研究費による国際会議で大きな議論になりました．世界の内科系医師，外科系医師が数十名集まり，胆道系感染の診断基準，重症度判定，外科的治療，抗菌薬治療などに関するガイドラインについて議論されました．
>
> ＊胆道系感染については，セフォペラゾン・スルバクタム以外の抗菌薬でも十分治療が可能です．その点も踏まえ，抗菌薬の選択を考えてみてください．
>
> - Tokyo Guidelines：胆管炎の抗菌薬治療ガイドライン．J Hepatobiliary Pancreat Surg. 14：59-67, 2007. http://www.springerlink.com/content/k4170w5756641851/fulltext.pdf（ダウンロード無料）
> - Tokyo Guidelines：胆嚢炎の抗菌薬治療ガイドライン．J Hepatobiliary Pancreat Surg. 14：83-90, 2007. http://www.springerlink.com/content/c334nn5u2272281w/fulltext.pdf（ダウンロード無料）

C. カルバペネム系抗菌薬

カルバペネム系は現在存在する抗菌薬のうち，**広域かつ多くの菌に対してもっとも活性度potencyも高い抗菌薬**です．そのため，できるだけ大切に使用し，**最後の砦として使用する戦略にしたい抗菌薬**なのです．

覚えてほしい厳選カルバペネム系抗菌薬（2個）

- イミペネム
- メロペネム

カルバペネム系抗菌薬でカバーできない微生物

- グラム陽性菌：MRSA，腸球菌
- グラム陰性菌：カルバペネム系耐性で有名なグラム陰性桿菌
    - *Stenotrophomonas maltophilia*
      ステノトロフォモナス・マルトフィリア
    - *Burkholderia cepacia* セパシア
- 非定型肺炎の微生物：マイコプラズマ，クラミジア，クラミドフィラ，レジオネラなど
- 真菌　*Candida*
- リケッチア

カルバペネム系については，グラム陽性菌，グラム陰性菌，嫌気性菌の多数の菌を広域にカバーできます．そのため，**カバーできる微生物よりも，カバーできない微生物を明確に認識しておくほうが臨床的には有用です．**

イミペネムは，イミペネム・シラスタチンの配合薬です．イミペネム単剤では腎臓でジヒドロペプチダーゼという酵素で不活化されます．それを防ぐ阻害薬として，シラスタチンが配合されています．**シラスタチン自体は抗菌作用はありません．**

【作用部位】細胞壁合成阻害薬，細胞壁の細胞壁合成酵素のペニシリン結合タンパク（PBP）に作用．

【スペクトラム】グラム陽性菌：MSSA，連鎖球菌，肺炎球菌．＊腸球菌のカバーはなし
　　　　　　　グラム陰性菌：緑膿菌，"SPACE"，腸内細菌，ESBLというベータラクタマーゼ産生株にも使用できます．

　　　　　　　嫌気性菌：*Bacteroides fragilis* のカバーあり

【適応疾患】■ 初期治療
- 緑膿菌を含む感染症が想定される場合
- 医療関連感染
- 好中球減少時の発熱
- 免疫不全者の敗血症
- 術後の腹腔内感染
- 壊死性筋膜炎

■ 最適治療
- カルバペネム系以外に感受性のないグラム陰性菌
- ESBL産生のグラム陰性菌
- 好中球減少時の発熱で原因微生物不明の場合
- 緑膿菌を含む複合菌感染（腹腔内感染，壊死性筋膜炎など）など

【副作用】一般に安全な抗菌薬のひとつ．妊婦にも使用可能．
- アレルギー
- 発熱，発赤
- 骨髄抑制
- 間質性腎炎など
- 痙攣（メロペネムのほうがイミペネムよりも頻度が低いといわれます）

【使用上のポイント】
- 処方の前に，アレルギー歴，特にⅠ型アレルギーの有無を確認してください．
- 時間依存性の抗菌薬です．
- イミペネムは，**腎機能が正常な場合，6時間ごとの投与が必要**です．
- メロペネムは，**腎機能が正常な場合，8時間ごとの投与が必要**です．
- 髄液移行性があります．（痙攣に注意）

3 グラム陽性菌のカバー薬

> **覚えてほしいグラム陽性菌カバー薬**
> - バンコマイシン
> - リネゾリド

　グラム陽性菌のカバー薬は，上記の2つをマスターしてください．グラム陽性菌のカバーとは，**メチシリン耐性黄色ブドウ球菌（MRSA），メチシリン耐性コアグラーゼ陰性ブドウ球菌（MRCNS），バンコマイシン耐性腸球菌（VRE），ペニシリン耐性肺炎球菌（PRSP）**などの耐性グラム陽性菌のカバー薬を指します．

　したがって，バンコマイシン＝MRSA薬といった認識は，厳密には適切ではありません．MRSAは，バンコマイシンが学術的に適応になる微生物のひとつ，というだけなのです．バンコマイシンでカバーするグラム陽性菌は他にもあるのです．国内では，保険適用が**MRSA，ペニシリン耐性肺炎球菌に承認されており，2013年に新たにコアグラーゼ陰性ブドウ球菌にも承認された**．学術的には他の微生物も適応になり，世界的には標準的な治療薬のひとつです．

A. バンコマイシン

【作用部位】　細胞壁合成阻害薬のひとつ．細胞壁の前駆体の終末側D-Ala-D-Alaに作用する．グライコペプタイドのひとつ．テイコプラニンは同じクラスの抗菌薬．

【スペクトラム】　グラム陽性菌：耐性のグラム陽性菌．MRSA，メチシリン耐性コアグラーゼ陰性ブドウ球菌，アンピシリン耐性腸球菌，ペニシリン耐性肺炎球菌，ペニシリン耐性連鎖球菌．

　　　　　　　グラム陰性菌：基本的にカバーなし（例外的に*Chryseobacterium meningosepticum*はグラム陰性桿菌ですが，第1選択薬です）．

　　　　　　　嫌気性菌：カバーなし

【適応疾患】　■ 初期治療
- MRSAなどを含む感染症が想定される場合の初期治療
- ペニシリン耐性肺炎球菌（PRSP）が想定される細菌性髄膜炎
- 医療関連感染で，中心静脈カテーテル関連感染が想定される場合
- ベータラクタム系にアレルギーのある患者のグラム陽性菌カバー

■ 最適治療
- 上記の耐性のグラム陽性菌による感染症全般．

- MRSA による皮膚・軟部組織感染，血流感染，感染性心内膜炎，化膿性関節炎，骨髄炎，深部臓器膿瘍，肺炎，髄膜炎など．
- メチシリン耐性ブドウ球菌による中心静脈カテーテル関連感染，人工物感染．
- アンピシリン耐性腸球菌の感染性心内膜炎，菌血症，尿路感染，腹腔内感染など

> **重要！ バンコマイシンの経口薬**
>
> *Clostridium difficile* 感染（*Clostridium difficile* infection, CDI）の選択薬のひとつです．近年，欧米を中心に，病原性の非常に高いクロストリジウム・ディフィシルが蔓延しており，その際には，従来の第1選択薬のメトロニダゾールに代わり，バンコマイシン経口薬が第1選択薬として使用される場合もあります．
> ● **CDI の治療では，バンコマイシンの静脈注射薬は，無効です．**

【副作用】　バンコマイシンは，比較的，副作用の少ない抗菌薬のひとつです．

投与速度が速すぎると，**非特異的なヒスタミン遊離によるレッド・パーソン（レッド・マン）症候群**を発症．これは，投与速度が1時間未満などで，顔面，上半身などが紅潮する反応であり，アレルギー反応とは異なります．バンコマイシンは，**1時間以上かけて投与する**ようにオーダーします．

1970年代の開発当時は，精製度が低いことにより，間質性腎炎が起こっていましたが，現在では，バンコマイシン単剤での腎機能障害はまれです．アミノグリコシド系，サイクロフォスファマイド，アンフォテリシンB，非ステロイド性抗炎症薬 NSAID などとの併用により腎機能障害は起こりやすくなります．併用時は要注意です．主な副作用では，濃度が上がり過ぎると，まれに**聴覚障害**，**血球減少**などもみられることがあります．ごくまれに，バンコマイシン誘導性 IgA 皮膚症　vancomycin-induced linear IgA dermatosis という水泡性病変を伴う皮膚障害が起こることもあります．

【使用上のポイント】
- レッド・パーソン（レッド・マン）症候群を防止するため，投与速度を，1時間以上になるようにオーダーしておく．
- 血中濃度を測定しながら，投与量を調整することが必要な抗菌薬です．
- バンコマイシンは，**治療域と中毒域が近い抗菌薬**のため，血中濃度をモニターしながら，投与量を調整します．バンコマイシンでは，**最低血中濃度（トラフ値）**をモニターします．
- トラフ値は，バンコマイシンを開始後，**3～4 dose 目ごろに測定**します．開始直後では，薬物動態が安定せず，正確な濃度が測りにくいため，体内での薬物動態が安定する時期に測定します．

[測定の仕方の例1]

体重60 kg，腎機能が正常な患者さんに，バンコマイシン1 g（or 15 mg/kg）を12時間ごとで開始した場合の例です．

Day 1	午前8時にバンコマイシン1 g投与（1 dose目） 午後8時にバンコマイシン1 g投与（2 dose目）
Day 2	午前8時にバンコマイシン1 g投与（3 dose目） 午後8時にバンコマイシン1 g投与（4 dose目）
Day 3	午前8時にバンコマイシン1 g投与（5 dose目）

← 採血のタイミング（Day 1 2 dose目の後、Day 2 3 dose目および4 dose目の後）

＊このような場合，Day 2の**午前8時，または，午後8時の投与前1時間以内に，採血します．**現場の状況では，場合によっては，Day 3の午前8時の投与前になることもあるでしょう．

学ぼう！ 目標となるトラフ値

バンコマイシンの目標トラフ値は，10〜15 μg/mLが標準的でした．トラフ値が，<10 μg/mLでは臨床効果が望めない場合が増えています．欧米では，グラム陽性菌の間で，バンコマイシン耐性化が進みバンコマイシンのMIC（最小発育阻止濃度）が上昇したり，MRSAの治療効果が従来の濃度では困難になっていることから，1回投与量2 gを越えない範囲で，**目標トラフ値を，15〜20 μg/mLに推奨しています．**

[測定の仕方の例2]

急性腎不全が進行中，慢性腎不全，透析中の患者さんの場合

腎機能が一定しない，あるいは，慢性腎不全がある患者さんの場合は，バンコマイシンは，**不定期投与をします．**

Day 1	午前8時に，バンコマイシン1 g（or 15 mg/kg）を1回のみ投与．定期投与せず．
Day 2 または，Day 3	翌日，または，翌々日に，バンコマイシンのランダム濃度（採血時点での濃度）を測定します． ランダム濃度により，投与を追加するかどうかを決めます．

ランダム濃度が，>15 μg/mLのとき，その日は，投与不要．

ランダム濃度が，<15 μg/mLのとき，その日は，投与を1 g追加．

＊腎機能が悪い患者の場合は，ランダム濃度を定期的にモニターして，濃度が下がれば追加投与というやり方で，安全にバンコマイシンを使用することができるのです．

B. リネゾリド

【作用部位】タンパク合成阻害薬．リボゾーム50Sに作用．

【スペクトラム】**グラム陽性菌**：耐性のグラム陽性菌．バンコマイシン耐性腸球菌（VRE），ペニシリン耐性肺炎球菌（PRSP），MRSA

グラム陰性菌：基本的にカバーなし．

嫌気性菌：カバーなし

【適応疾患】バンコマイシン耐性腸球菌（VRE）の感染症全般．

> **重要！** MRSAに関しては，皮膚・軟部組織感染，人工呼吸器関連肺炎VAPには使用可能．MRSAの血流感染・感染性心内膜炎には治療不良が起こるため，リネゾリドの使用は推奨されていません．

【副作用】骨髄抑制，血小板減少．特に2週間以上の連続使用で血小板，そのほかの血球減少があり．

【使用上のポイント】
- 非常に高額な抗菌薬．1 dose 13,000円程度．
- 経口薬と静脈注射薬があります．**吸収率bioavailabilityが100％の抗菌薬**．これは，経口薬と静脈注射がほぼ同等の効果が得られるという意味．
- **腎機能による調整が不要．**
- リネゾリドはMAO（モノアミン酸化酵素）抑制薬としての作用を持っており，チラミンを含有する食物は同時摂食しないことが推奨されている．
- アルコールの摂取は控える（併用により重篤な血圧上昇のリスクあり）．
- 精神科領域の抗うつ薬のSSRI（選択的セロトニン再取り込み阻害薬）との併用はしてはいけない．セロトニン症候群（高血圧，苛立ち，意識障害，振戦など）を起こすため．

> **重要！ チラミンを多く含む食物**
>
> チーズ（特によく熟成したチーズはチラミンが多い），ワイン，ビール，大量のコーヒー，カジキ，ニシン，タラコ，スジコ，そら豆，鶏レバー，イチジクなど

4 アミノグリコシド系抗菌薬

> **覚えてほしい厳選アミノグリコシド系抗菌薬**
> - ゲンタマイシン
> - トブラマイシン
> - アミカシン

　アミノグリコシド系は，副作用のため，現在ではその使用がかなり限られてきています．重篤な副作用のない別の抗菌薬が頻用されるようになったことが背景にあります．

　単剤での使用は減ってきています．現在の一般的な使用では，感染性心内膜炎や，重篤なグラム陰性桿菌による敗血症などで，**ベータラクタム系と併用して使用**するなどがあります．その基本はしっかり学習しておきましょう．

　また，ベータラクタム系にアレルギーのある患者に対して，グラム陰性菌カバー薬として使用できます．

【作用部位】　タンパク合成阻害薬．リボゾーム30Sに作用し，タンパク合成の最初の段階を抑制．そのため，**殺菌性抗菌薬**のひとつです．

【スペクトラム】　グラム陽性菌：カバーなし．**MSSA**，**腸球菌**，**連鎖球菌**などの感染性心内膜炎のときに，併用薬として使用するのみ．単剤では使用しない．

　　　　　　　グラム陰性菌：緑膿菌を含むグラム陰性桿菌が中心．腸内細菌 *E. coli, Klebsiella, Proteus* spp. などもカバーできる．

　　　　　　　嫌気性菌：基本的にカバーなし．*Bacteroides fragilis* のカバーもなし．

　　　　　　　そのほか：ストレプトマイシン（筋肉注射）は，抗結核薬の第1選択薬5剤のうちのひとつ．アミカシンは，**非定型抗酸菌の*Mycobacterium avium* complex（MAC）**の静脈注射の治療薬のひとつです．MAC以外にも非定型抗酸菌のうち，"rapid grower"（培養で数日で陽性になる非定型抗酸菌）と呼ばれるものに使用できます．

【適応疾患】　■初期治療

　緑膿菌を含むグラム陰性桿菌の感染症全般．特に，腎から排泄されるため，尿路感染には非常に適した抗菌薬です．グラム陽性菌のMSSA，腸球菌，連鎖球菌の感染性心内膜炎のときに，ベータラクタム系と併用して相乗効果を目的に使用します．ベータラクタム系にアレルギーのある患者のグラム陰性菌カバー．

> **重要！** 国内で使用されているアルベカシン（ハベカシン®）は，MRSA に保険適用がありますが，アミノグリコシド単剤をグラム陽性菌の血流感染，そのほかの感染症に使用することは一般的ではありません．**MRSA の感染症は，標準的抗菌薬であるバンコマイシン（またはテイコプラニン）を主に使用することが広く推奨されています．**

■ 最適治療
- アミノグリコシド系以外に感受性のないグラム陰性桿菌の感染症全般．
- グラム陽性菌の MSSA，腸球菌，連鎖球菌の感染性心内膜炎のときに，ベータラクタム系と併用して相乗効果を目的に使用する　など．

【副作用】
- 重篤な腎機能障害が起こることあり．
- 不可逆性の聴覚障害．

厳密に最高血中濃度（ピーク値）と最低血中濃度（トラフ値）をモニターします．

【使用上のポイント】濃度依存性抗菌薬です．十分に高い**最高血中濃度（ピーク値）**を達成し，十分に低く安全な**最低血中濃度（トラフ値）**を達成する必要があります．

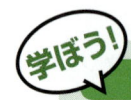

> **学ぼう！　血中濃度の測定**
>
> 血中濃度をモニターし，厳密に投与量を調整して使用します．
> ピーク値，トラフ値の測定は，投与開始後 3〜4 dose 目に行います．
>
> 　　ピーク値は，投与終了後 30 分以内に採取
> 　　トラフ値は，投与開始前 30 分以内に採取

- 肺への移行性は低いため，肺炎の治療にはあまり適していない．
- 髄液移行性はなし．

アミノグリコシド系は，投与方法が 2 通りあります．

① **1 日複数回投与法　multiple daily dose（MDD）**[1〜3]

[標準的なゲンタマイシン，トブラマイシンの投与量]

　1 回 1〜1.7 mg/kg　8 時間ごと（成人で腎機能正常な場合）

　目標ピーク値 4〜10 μg/mL，目標トラフ値 < 2 μg/mL

処方例：体重 60 kg の患者で腎機能正常な場合，

　　　　1 mg/kg を処方する場合，1 回 60 mg を 8 時間ごと（1 日 180 mg）

- ゲンタマイシンの保険適用量

　成人では体重に無関係に 1 日 120 mg まで．

- トブラマイシンの保険適用量

　成人では体重に無関係に 1 日 180 mg まで．

[標準的なアミカシンの投与量]

　1回7.5 mg/kg　12時間ごと（成人で腎機能正常な場合）

目標ピーク値20〜35 μg/mL，目標トラフ値＜10 μg/mL

処方例：体重60 kgの患者で腎機能正常な場合，

　　　　1回7.5 mg/kgを処方する場合，

　　　　1回450 mgを12時間ごと（1日900 mg）

・アミカシンの保険適用量

　成人では体重に無関係に1日400 mgまで．

　アミノグリコシド系は，国内と諸外国で，投与量が大きく異なる抗菌薬のひとつです．保険適用量が低く，濃度依存性抗菌薬の特徴を生かせない場面も多いのが現状です．実際に使用する際には，十分に高い最高血中濃度を達成し，十分に低く安全な最低血中濃度を維持することが，重篤な副作用を予防し，臨床効果を望む際に重要です．

② **1日1回投与法　once-daily dose（OD），extended-interval dose**[1〜3]

[標準的なゲンタマイシン，トブラマイシンの投与量（成人）]

　1回5 mg/kg．その後nomogramという時間と濃度の関係図をみて，次の投与を決めます（ここは，成書を参照してください[1〜3]．そして院内の臨床薬剤師の方に相談し，投与量を決めるのが最良です）．

[標準的なアミカシンの投与量（成人）]

　1回15 mg/kg．その後nomogramという時間と濃度の関係図をみて，次の投与を決めます（ここは，成書を参照してください[1〜3]．そして院内の臨床薬剤師の方に相談し，投与量を決めるのが最良です）．

> **重要!　アミノグリコシド系抗菌薬の投与間隔**
>
> 投与方法の名称は，1日1回投与（once-daily dose）となっていますが，腎機能により，投与間隔はかならずしも，24時間とは限らず，36，48時間おきなどになる場合があることに注意してください．

5 ニューキノロン系抗菌薬

> **覚えてほしい厳選ニューキノロン系抗菌薬**
>
> **主に緑膿菌を含むグラム陰性菌カバー薬**
>   シプロフロキサシン
> **レスピラトリーキノロン**
>   レボフロキサシン（2011年1月現在，静脈注射薬承認）
>   モキシフロキサシン＊（国内では経口薬のみ）
>   ＊国外では，静脈注射と経口薬ともに使用可能．

　ニューキノロン系は，開発当時は主に，緑膿菌を含むグラム陰性桿菌のカバーが主体でした．その後，新しいニューキノロン系が開発されました．あたらしい抗菌薬では，グラム陽性菌で，特に**肺炎球菌のカバーを改善したレスピラトリーキノロン**が主体となりました．また，もっとも新しいモキシフロキサシンでは，**嫌気性菌の *Bacteroides fragilis*** に対しても中等度のカバーがあります．徐々にカバーが改善されているのです．そのため現在，ニューキノロン系は大きく，肺炎球菌をカバーできないものとできるもの（レスピラトリーキノロンといいます）に分類されます．

　上記3つのニューキノロン系のスペクトラムのイメージとして，
　レボフロキサシン＝シプロフロキサシン＋肺炎球菌カバー
　モキシフロキサシン＝レボフロキサシン＋嫌気性菌 *Bacteroides fragilis*
　　　　　　　　　＝シプロフロキサシン＋肺炎球菌カバー＋嫌気性菌 *Bacteroides fragilis*

という感じで，スペクトラムが広がったと認識するとわかりやすいです．

　そのほかニューキノロン系のスペクトラムとして特徴的なのは，非定型肺炎の原因微生物である**マイコプラズマ，クラミドフィラ，レジオネラ**，性行為感染症の原因微生物であるクラミジア，また，**非定型抗酸菌 *Mycobacterium avium* complex（MAC）**の治療薬のひとつであることです．また，第2選択薬 second line therapy として**結核菌 *Mycobacterium tuberculosis*** もカバーするので，**臨床上は，安易な処方は厳禁**です．ニューキノロン系は，結核を単剤による部分治療しないために，**処方前には結核のリスクの有無を確認**することが重要です．

【作用部位】 DNA 合成酵素の DNA gyrase, DNA topoisomerase Ⅳ を阻害．殺菌性抗菌薬．

A. シプロフロキサシン

【スペクトラム】　グラム陽性菌：基本的に活性度はよくない．MSSA，肺炎球菌，腸球菌など，どれもよくない．

　　　　　　　　グラム陰性菌：緑膿菌を含むグラム陰性桿菌．腸内細菌 E. coli, Klebsiella, Proteus spp. など．
　　　　　　　　　　　　　　　細菌性腸炎を起こす菌 Salmonella, Shigella, Campylobacter など．

　　　　　　　　嫌気性菌：なし．Bacteroides fragilis のカバーなし．
　　　　　　　　そのほか：マイコプラズマ，クラミドフィラ，レジオネラ，MAC，結核菌など

【適応疾患】　■ 初期治療
- 緑膿菌を含むグラム陰性桿菌の感染症全般．
- 尿路感染，細菌性腸炎，腹腔内感染などは代表例．
- 前立腺への移行性がよく前立腺炎の標準薬．
- 非定型肺炎のカバー．
- バイオテロリズムの際の炭疽菌 Bacillus anthracis の治療と予防の第1選択薬のひとつ．

　　　　　　　■ 最適治療
- 感受性のあるグラム陰性桿菌による感染症．
　　　尿路感染．
　　　細菌性腸炎 Salmonella, Shigella, Campylobacter など．
　　　腹腔内感染などは代表例．
　　　前立腺への移行性がよく前立腺炎の標準薬．
- 非定型肺炎のカバー（マイコプラズマ，クラミドフィラ，レジオネラなど）．
- MAC の併用薬のひとつ．
- 結核の第2選択薬のひとつ．
- バイオテロリズムの際の炭疽菌の治療と予防の第1選択薬のひとつ．

B. レボフロキサシン

【スペクトラム】　グラム陽性菌：**肺炎球菌，連鎖球菌**はあり．MSSA は中等度．腸球菌は基本的にカバーできない．

　　　　　　　　グラム陰性菌：緑膿菌を含むグラム陰性桿菌．腸内細菌 E. coli, Klebsiella, Proteus spp. など．
　　　　　　　　　　　　　　　細菌性腸炎を起こす菌 Salmonella, Shigella, Campylobacter など．

　　　　　　　　嫌気性菌：なし．Bacteroides fragilis のカバーなし．

そのほか：マイコプラズマ，クラミドフィラ，レジオネラ，MAC，結核菌など．

【適応疾患】 ■初期治療
- 市中肺炎．
- 緑膿菌を含むグラム陰性桿菌の感染症全般．
- 尿路感染，細菌性腸炎，腹腔内感染などは代表例．
- 前立腺への移行性がよく前立腺炎の標準薬．
- 非定型肺炎のカバー．
- バイオテロリズムの際の炭疽菌の治療と予防の第1選択薬のひとつ．

■最適治療
- 非定型肺炎のカバー（マイコプラズマ，クラミドフィラ，レジオネラなど）．
- 感受性のあるグラム陰性桿菌による感染症．
    尿路感染．
    細菌性腸炎 **Salmonella, Shigella, Campylobacter** など．
    前立腺への移行性がよく前立腺炎の標準薬．
    腹腔内感染などは代表例．
- MACの併用薬のひとつ．
- 結核の第2選択薬のひとつ．
- バイオテロリズムの際の炭疽菌の治療と予防の第1選択薬のひとつ．

C. モキシフロキサシン

【スペクトラム】 グラム陽性菌：肺炎球菌（レボフロキサシンと比較し，MICは10分の1程度の高い活性度あり*）．
連鎖球菌．MSSAは中等度．腸球菌は基本的にカバーできない．

グラム陰性菌：緑膿菌を含むグラム陰性桿菌．腸内細菌 *E coli, Klebsiella, Proteus* spp. など．
細菌性腸炎を起こす菌 **Salmonella, Shigella, Campylobacter** など．

嫌気性菌：***Bacteroides fragilis*** のカバーは中等度にあり．

そのほか：マイコプラズマ，クラミドフィラ，レジオネラ，MAC，結核菌など．

*肺炎球菌について *in vitro* ではレボフロキサシンと比較して，MICが低いことがわかっています．しかし，臨床的なアウトカムの差があることが証明されているわけではありません．

【適応疾患】 ■初期治療
- 市中肺炎．
- 緑膿菌を含むグラム陰性桿菌の感染症全般．

- 細菌性腸炎，腹腔内感染などは代表例．
    *モキシフロキサシンは，肝代謝のため，尿路感染には使用しない．
- 非定型肺炎のカバー．
- グラム陽性，緑膿菌を含むグラム陰性菌，嫌気性菌と広域にカバーできるため，**欧米などでは，末梢幹細胞移植後や血液悪性疾患患者の予防投与**などでも使用されています．

■ 最適治療
- 非定型肺炎のカバー（マイコプラズマ，クラミドフィラ，レジオネラなど）．
- 感受性のあるグラム陰性桿菌による感染症．
    細菌性腸炎 *Salmonella, Shigella, Campylobacter* など．
    腹腔内感染などは代表例．
    *モキシフロキサシンは，肝代謝のため，尿路感染には使用しない．
- MAC の併用薬のひとつ．
- 結核の第 2 選択薬のひとつ．

【ニューキノロン系の副作用】
　ニューキノロン系に共有の代表的な副作用は，吐き気，中枢神経系で頭痛，めまい，いらだちなどです．発疹，光過敏症もあります．
　もっとも重要な副作用には，心電図上の QT 延長です．**クラス I，クラス III の抗不整脈薬を服用中の患者には使用しないこと**．
　一般には，**18 歳以下の小児，妊婦，授乳中の女性**には小児の**軟骨形成障害**の可能性があるため，**原則使用しないこと**．ただし，小児においては，諸外国で，慢性肺疾患の患者の多剤耐性緑膿菌やそのほかのグラム陰性桿菌の治療などに使用されている報告があります．
　高齢者では，年齢に伴う**関節障害**を起こすことがあります．**関節痛**や**腱鞘炎 tendonitis（特にアキレス腱で）**が生じた場合には，抗菌薬の使用を中止します．

【ニューキノロン系の使用上のポイント】
　ニューキノロン系は濃度依存性抗菌薬です．**1 回投与量を十分にして，最高血中濃度を十分上げる必要があります．**

■ 国内の保険適用（成人で腎機能正常な場合）
- シプロフロキサシン　　経口薬　　1 回 400 mg を 1 日 2 回（1 日 800 mg）
　　　　　　　　　　　　静脈注射　1 回 300 mg を 1 日 2 回（1 日 600 mg）
- レボフロキサシン　　　経口薬　　1 回 500 mg を 1 日 1 回（1 日 500 mg）*
　　　　　　　　　　　　静脈注射　1 回 500 mg を 1 日 1 回（1 日 500 mg）

＊国内の後発品は，いまだ 1 回 100 mg を 1 日 3 回となっているため，上記用量が可能なブランド品を使用することが薬物動態上は望ましい．

- モキシフロキサシン　　経口薬　　1 回 400 mg を 1 日 1 回（腎機能による調節不要）

■ **生物学的利用率 bioavailability**

　ニューキノロン系は，消化管の働きが十分な患者では，経口薬が静脈注射とほぼ同等の効果を示すことができます．Bioavailability が 100％に近い抗菌薬のひとつです．

■ **併用薬の注意**

　Bioavailability を最大限確保するため，次の薬剤との併用はさけること．

　併用することで，ニューキノロン系の吸収率が下がり，期待した効果が望めなくなります．

- アルミニウム，マグネシウムを含む制酸薬，経口の鉄，カルシウム，亜鉛薬，H_2 ブロッカー（シプロフロキサシンとの併用）など．
- クラスⅠ，クラスⅢの不整脈薬を服用中の患者には，心電図上，QT 延長のリスクが生じるため，使用すべきではありません．
- シプロフロキサシンでは，テオフィリンの併用はさけること．相互作用として，痙攣の副作用が起こる可能性があります．
- また一般に，シプロフロキサシン，レボフロキサシンでは，**非ステロイド性抗炎症薬 NSAIDs** との併用で痙攣や中枢神経系の症状が起こることがあるので，併用はさけます．
- ワーファリンとの併用では，抗凝固作用が増強される可能性があるので，INR，PT/APTT のフォローに注意します．

> **重要!** **ニューキノロン系抗菌薬の使用前の留意点**
>
> 国内では，結核が蔓延しているので，ニューキノロン系を安易に処方してはいけません．処方するときには，結核のリスクの有無を必ず確認してください．結核患者に，ニューキノロン系を単剤投与すれば，喀痰培養が偽陰性となり診断を遅らせ，かつ結核菌が耐性化します．

6 マクロライド系抗菌薬

> **覚えてほしい厳選マクロライド系抗菌薬**
> - エリスロマイシン
> - クラリスロマイシン（経口薬）
> - アジスロマイシン（2011年 静脈注射薬承認）

　マクロライド系は，**静菌性抗菌薬**のひとつです．現在，その使用適応になる微生物，疾患は限られていますので，それを理解すればマスターできます．外来診療で，頻回に使用される抗菌薬のひとつです．

　マクロライド系は，古いエリスロマイシンから，もっとも新しいアジスロマイシンになるにつれて，**副作用の消化器症状が減り**，また，**半減期が長くなる**，という特徴があります．また，市中肺炎の原因微生物の**インフルエンザ菌，モラキセラのカバー**が改善されてきます．現在，肺炎球菌については，世界的に**マクロライド系の耐性化が深刻**です．国内も例外ではなく，マクロライド系では肺炎球菌は治療できないことが多い状況です．世界的には，現在使用の主流は，**クラリスロマイシン，アジスロマイシン**です．エリスロマイシンをあえて使用する場面は激減しています．国内では，アジスロマイシンの静脈注射が未承認のため，エリスロマイシンの静脈注射を代用している状況です．そのため，下記では，エリスロマイシンと，クラリスロマイシン，アジスロマイシンに大きく分けて解説します．

【副作用】　マクロライド系は，その副作用として重篤な不整脈，**心電図上，QT延長**が起こる場合があるので，注意が必要です．**併用薬で，肝代謝酵素のチトクロームP450との相互作用**が起こりますので，これも要注意です．

【作用部位】　タンパク合成阻害薬．リボゾーム50Sに作用．そのため，"静菌性抗菌薬"に分類されています．

A. エリスロマイシン

【スペクトラム】　**グラム陽性菌**：*In vitro* では，黄色ブドウ球菌，連鎖球菌，肺炎球菌に活性度あり．臨床現場の *in vivo* では，**黄色ブドウ球菌，連鎖球菌，肺炎球菌への耐性化**が進み，使用できないことが多い．

> **重要！ エリスロマイシンの注意事項**
>
> **黄色ブドウ球菌**：臨床上，使用してはいけません．多剤アレルギー患者などの例外的な状況以外で使用することはありません．
> **連鎖球菌**：国内での耐性化の進行は深刻です．特に小児の **A 群連鎖球菌による咽頭炎**の治療でも耐性化を考慮しておく必要があります．
> **肺炎球菌**：国内でのマクロライド系耐性化は深刻です．

グラム陰性菌：インフルエンザ菌，モラキセラなど
　　　　　　　腸内細菌のカバーは乏しい．
嫌気性菌：なし．Bacteroides fragilis のカバーなし．
そのほか：非定型肺炎の原因微生物（マイコプラズマ，クラミドフィラ，レジオネラ）．

【適応疾患】　現在，国内では，静脈注射による非定型肺炎のカバーが主体．
　そのほかの微生物，疾患に関して，耐性化の進行からエリスロマイシンを処方する場面は減少している．

B. クラリスロマイシン，アジスロマイシン

【スペクトラム】　**グラム陽性菌**：エリスロマイシンと同様．

> **重要！ クラリスロマイシン，アジスロマイシンの注意事項**
>
> **黄色ブドウ球菌**：治療不良が高率に起こるため，臨床上，原則として使用しません．特に，**菌血症，心内膜炎，骨髄炎，化膿性関節炎**などに対しては使用しません．多剤アレルギー患者などの例外的な状況以外で使用することはありません．
> **連鎖球菌**：国内での耐性化の進行は深刻です．特に小児の A 群連鎖球菌による咽頭炎の治療でも耐性化を考慮しておく必要があります．
> **肺炎球菌**：国内でのマクロライド系耐性化は深刻です．

グラム陰性菌：インフルエンザ菌，モラキセラ．
　アジスロマイシンは，細菌性腸炎を起こす菌の **Salmonella, Shigella, Campylobacter** では，感受性があれば使用できます．**旅行者下痢症**を起こす病原性大腸菌 Enterotoxigenic E. coli などにも使用します．
・百日咳菌　Bordetella pertussis（近年，成人の発症例が世界的に報告あり）．
・バートネラ　Bartonella spp.（猫引っかき病など）．

嫌気性菌：なし．*Bacteroides fragilis* のカバーなし．
そのほか：非定型肺炎の原因微生物（マイコプラズマ，クラミドフィラ，レジオネラ）．
非定型抗酸菌　*Mycobacterium avium* complex（MAC）．
ピロリ菌　*Helicobacter pylori* の併用薬のひとつ．

【適応疾患】代表例：

- 中耳炎（肺炎球菌などの耐性化に注意）
- 副鼻腔炎（肺炎球菌などの耐性化に注意）
- 気管支炎（肺炎球菌などの耐性化に注意）
- 市中肺炎（肺炎球菌などの耐性化に注意）　など
- 皮膚・軟部組織感染（ベータラクタムアレルギー患者で）
- 非定型肺炎の治療（マイコプラズマ，クラミドフィラ，レジオネラなどを対象）
- 性行為感染症（アジスロマイシンで，クラミジアなどを対象）
- ピロリ菌の除去（併用で）
- MAC（*Mycobacetrium avium* complex）

【マクロライド系の副作用】

マクロライド系は妊婦にも使用できる抗菌薬のひとつです．

主な副作用は，**消化器症状です**．エリスマイシン＞クラリスロマイシン＞アジスロマイシンの順で，新しくなるほど消化器症状の副作用は少ないのです．肝機能障害が起こることもあります（特にエリスロマイシン）．

また，抗コレステロール薬の HMG-CoA 還元酵素阻害薬（statin）との併用で，エリスロマイシン，クラリスロマイシンでは，**横紋筋融解**が起こるリスクがあります．**CPK をモニター・フォロー**します．

> 併用薬により，心電図上QT延長があるので要注意です．

【マクロライド系の併用薬の注意】

マクロライド系には代謝により，**肝臓のチトクローム Cytochrome P450 との作用**があります．**併用薬との重篤な相互作用がある**ので，相互作用に関しては，注意深く確認してください．特にエリスロマイシンでは相互作用のある薬剤が多いです．

一般に，相互作用で致死的に陥りやすい**抗不整脈薬，抗痙攣薬，抗凝固薬，免疫抑制薬**などに特に注意します．成書を確認したり，薬剤部に問い合わせたりして安全面に留意します．

> **重要！ 相互作用がある薬剤の代表例**
> - 抗痙攣薬，ジゴキシン，テオフィリン，ワーファリン．
> - 免疫抑制薬のシクロスポリン，タクロリムスなど．
> - コルヒチンは，クラリスロマイシンとの併用で致死的なので併用はさける．
> - ピモジド（抗精神病薬）との併用で，心電図上QT延長がみられるので使用はさける．
>
> 参考：Gilbert DN, Moellering RC, et al：The Sanford Guide® to Antimicrobial Therapy 40th ed. Antimicrobial Therapy Inc. p.203, 2010.（翻訳版：サンフォード感染症治療ガイド40版．ライフサイエンス出版．p.302, 2010.）

【マクロライド系の使用上のポイント】

■ 国内保険適用（成人で腎機能正常な場合）

- エリスロマイシン　　経口薬　1回200〜300 mgを1日4回
　　　　　　　　　　　（1日800〜1,200 mg）
　　　　　　　　　　　静脈注射　1回200〜500 mgを1日2〜3回
　　　　　　　　　　　（1日600〜1,500 mg）
- クラリスロマイシン　経口薬　1回200〜400 mgを1日2回
　　　　　　　　　　　（1日400〜800 mg）
- アジスロマイシン　　経口薬1回2g単回投与
　　　　　　　　　　　（2gドライシロップで7日間程度効果持続）
　　　　　　　　　　　MACの予防　1回1,200 mgを週1回
　　　　　　　　　　　静脈注射　1回500 mgを1日1回　（2011年 承認）

■ 諸外国での一般的使用（参考まで）

- エリスロマイシン　　経口薬　1回250〜500 mgを1日4回
　　　　　　　　　　　（1日1,000〜2,000 mg）
　　　　　　　　　　　静脈注射　1回500〜1,000 mgを6時間ごと
　　　　　　　　　　　（1日2,000〜4,000 mg）
- クラリスロマイシン　経口薬　1回250〜500 mgを1日2回
　　　　　　　　　　　（1日500〜1,000 mg）
- アジスロマイシン　　経口薬　1回500 mg，その後250 mgを1日1回を4日間
　　　　　　　　　　　または，1回500 mgを1日1回3日間
　　　　　　　　　　　性行為感染症の治療の場合には，1回1g単回投与
　　　　　　　　　　　MACの予防　1回1,200 mgを週1回
　　　　　　　　　　　静脈注射　1回500 mgを1日1回

> **重要! マクロライド系の使用の原則**
>
> マクロライド系は，静菌性抗菌薬です．殺菌性抗菌薬が必要な疾患には使用しないことが原則です．
> **殺菌性抗菌薬が必要な疾患：感染性心内膜炎，骨髄炎，化膿性関節炎，髄膜炎，好中球減少時の発熱など．**

7 テトラサイクリン系抗菌薬

> **覚えてほしい厳選テトラサイクリン系抗菌薬**
> - ドキシサイクリン*（国内では経口薬のみ）
> - ミノサイクリン
>
> *国外では，静脈注射と経口薬ともに使用可能．

　テトラサイクリン系は，もっとも古いものでは，テトラサイクリンがあります．しかしこれも最近では使用することがまずないので，本書では省略します．

> **重要!** 子どもに不可逆性の骨や歯への色素沈着の副作用が起こるため，テトラサイクリン系は，妊婦，授乳中の女性，小児（8歳以下）には使用できません．

　世界的に使用されているものは，ドキシサイクリンです．国内では静脈注射が未承認ですが，国外では静脈注射，経口薬とも使用可能です．また，国内の**ミノサイクリンは，静脈注射と経口薬ともに存在**します．ドキシサイクリンの静脈注射の代替薬として使用されています．テトラサイクリン系は，**適応になる微生物，疾患がかなり限定**されてきています．下記にあげる代表的な微生物や疾患をマスターすれば十分ということになります．

> **COLUMN**
>
> **最近のトピックス**
>
> ミノサイクリンの耐性化のメカニズムを克服した広域抗菌薬のチゲサイクリン tigecycline（静脈注射のみ）があります．国内ではチゲサイクリンは 2012 年に承認されました．グラム陽性菌では，**MRSA**, **VRE**（バンコマイシン耐性腸球菌）に対する効力があります．グラム陰性菌では，*Pseudomonas*, *Proteus* のカバーは低いですが，嫌気性菌もカバーでき，複合菌感染には重宝する抗菌薬です．ただし，国内で保険承認された適応微生物は，耐性グラム陰性菌のみです．

【作用部位】 タンパク合成阻害薬．リボゾーム 50S に作用．静菌性抗菌薬です．

A. ドキシサイクリン，ミノサイクリン

【スペクトラム】 グラム陽性菌：*In vitro* では，黄色ブドウ球菌，連鎖球菌，肺炎球菌に活性があります．

> **重要！**
>
> マクロライド系と同様に，臨床現場の *in vivo* では，黄色ブドウ球菌，連鎖球菌，肺炎球菌への耐性化が進み，**臨床的に使用することはまれ**です．
>
> **黄色ブドウ球菌**：**治療不良が高率に起こるため，臨床上，原則として使用しません**．特に，**菌血症，心内膜炎，骨髄炎，化膿性関節炎などに対しては使用しません**．多剤アレルギー患者などの例外的な状況以外で使用することはありません．
>
> **連鎖球菌**：国内での耐性化の進行は深刻です．特に小児の A 群連鎖球菌による咽頭炎の治療でも耐性化を考慮しておく必要があります．
>
> **肺炎球菌**：国内でのテトラサイクリン系への耐性化は深刻です．

グラム陰性菌：インフルエンザ菌，モラキセラ．
腸内細菌はカバーできない（チゲサイクリンは腸内細菌がカバーできる）．

嫌気性菌：なし．*Bacteroides fragilis* のカバーなし．

そのほか：
- 非定型肺炎の原因微生物（マイコプラズマ，クラミドフィラ，レジオネラ）
- クラミジア（*Chlamydia* spp.）などによる性行為感染症
- リケッチア　*Rickettsia*

- Q 熱　*Coxiella burnetii*
- メフロキン耐性熱帯熱マラリア *Plasmodium falciparum* の予防,治療（併用）
- ライム病　*Borrelia burgdorferi*
- ブルセラ症　*Brucella* spp.（**グラム陰性桿菌**のひとつ）
- バートネラ　猫引っかき病（**グラム陰性桿菌**のひとつ,培養は困難）
- 炭疽菌によるバイオテロリズムの際には,曝露後予防薬のひとつとして,ドキシサイクリンが推奨されています.
- ミノサイクリンは,**ST 合剤**にアレルギーのある患者の**ノカルジア**の治療薬のひとつ　など

【適応疾患】
- 非定型肺炎の初期治療および最適治療.
- 上記のそのほかの欄の微生物による感染症.

【副作用】　**消化器症状**と**日光過敏症**はコモンな副作用です.

特にドキシサイクリンで,**クロロキン耐性のマラリアを予防**する場合など,途上国での日焼けに留意.ミノサイクリンでは**前庭機能障害**で,めまいなどが起こることがあります.

> 子どもに不可逆性の骨や歯への色素沈着が起こるため,
> 妊婦,授乳中の女性,小児（8 歳以下）には使用できません.

【使用上のポイント】　テトラサイクリン系も生物学的利用率 bioavailability が高い抗菌薬です.

ドキシサイクリン,ミノサイクリンともほぼ生物学的利用率は 100％です.つまり,経口薬は,消化管が正常に働いている患者では,静脈注射とほぼ同等に効果が期待できます.

> **重要!**　ドキシサイクリン,ミノサイクリンは腎機能による用量調整が不要.

■ 国内保険適用（成人で腎機能による調節不要な場合）
- ドキシサイクリン　経口薬　初回 1 回 100 mg を 1 日 2 回,
　　　　　　　　　　　　　その後,1 日 1 回（1 日 100 mg）
- ミノサイクリン　　経口薬　1 回 100 mg を 1 日 2 回（1 日 200 mg）
　　　　　　　　　　静脈注射　1 回 100 mg を 1 日 2 回（1 日 200 mg）

■ 諸外国での一般的使用（参考まで）
- ドキシサイクリン　経口薬　1 回 100 mg を 1 日 2 回（1 日 200 mg）
　　　　　　　　　　静脈注射　1 回 100 mg を 1 日 2 回（1 日 200 mg）
- ミノサイクリン　　経口薬　1 回 100 mg を 1 日 2 回（1 日 200 mg）

＊諸外国では,静脈注射でチゲサイクリン（2012 年国内承認）が使用できるため,ミノサイクリンの静脈注射は市場から消失.

8 そのほかの抗菌薬

A. クリンダマイシン

　　クリンダマイシンは，主に**グラム陽性菌**，**嫌気性菌**のカバーが主体の抗菌薬で，**静菌性抗菌薬**のひとつです．近年の使用の特徴として，タンパク合成阻害薬として，**A群連鎖球菌**などによる**トキシック・ショック症候群**の際の病原因子である**トキシン（タンパクのひとつ）の産生を抑制する目的**で使用されることがあります．これは重要なのでぜひ覚えておいてください．

　　そのほか，国内では，「嫌気性菌＝クリンダマイシン」と認識されていることが多いですが，一般には，**嫌気性菌の最良の抗菌薬は，メトロニダゾール**です．**メトロニダゾールは**，嫌気性菌のうち，カバーできる抗菌薬が限られている **Bacteroides fragilis のカバーがほぼ100％できる**ことで知られています．第Ⅳ章の微生物の基本の項も参照してください．

【作用部位】　タンパク合成阻害薬．リボゾーム50Sに作用．静菌性抗菌薬のひとつです．

【スペクトラム】　**グラム陽性菌**：In vitro では，**黄色ブドウ球菌**，**連鎖球菌に活性あり**．
　　肺炎球菌，腸球菌に対する活性は低く，臨床的には使用できません．
　　臨床的に，黄色ブドウ球菌の感染症では，**菌血症，感染性心内膜炎，化膿性関節炎など殺菌性抗菌薬が必要な疾患には使用できません**．欧米などでは，市中MRSAによる皮膚・軟部組織感染に使用することはあります．
　　グラム陰性菌：カバーなし
　　嫌気性菌：Bacteroides fragilis のカバーあり．メトロニダゾールには劣る．
　　そのほか：A群連鎖球菌などによるトキシック・ショック症候群，壊死性筋膜炎では，トキシン産生を抑制する目的で使用．

【適応疾患】
- 皮膚・軟部組織感染（ベータラクラム系アレルギー患者の場合や，市中MRSAによる感染の場合など）
- 嫌気性菌を含む複合菌感染（膿瘍など）
- 嚥下性肺炎および肺膿瘍（肺化膿症）

【副作用】　発熱，発疹，吐き気，下痢，腹痛，肝機能障害など．
　　歴史的に，クリンダマイシンの服用で，Clostridium difficile 感染（Clostridium difficile infection, CDI）が他の抗菌薬に比べ高頻度に起こることが報告されてきました．しかし現在では，**どの抗菌薬を使用してもCDIは起こる**ことが知られています．

【使用上のポイント】
- 腎機能による用量調整は不要です．
- 髄液移行性はありません．
- 骨への移行性は非常によいことが知られています．

■ 国内保険適用（成人で腎機能による用量調整が不要の場合）
　経口薬　1回 300 mg を 8 時間ごと（1日 900 mg）
　静脈注射　1回 600 mg を 8 時間ごと（1日 2,400 mg まで増量可）

■ 諸外国での一般的使用（参考まで）
　患者の重症度や感染症の種類で用量は調整する．
　経口薬　1回 150～450 mg を 1日 3～4 回（1日 450～1,800 mg）
　静脈注射　1回 600～900 mg を 8 時間ごと（1日 1,800～2,700 mg）

■ 生物学的利用率 bioavailability
　クリンダマイシンも生物学的利用率がよく，90％程度です．

B．ST 合剤

ST 合剤は，トリメトプリムとスルファメトキサゾールが，1：5 の比で配合されています．この抗菌薬は，細菌の**葉酸代謝の経路上の酵素を阻害する**ことが知られています．そして，同じ代謝経路のなかで，2 ヵ所別々の箇所で阻害するため，2 剤を併用することで，「**相乗効果**」が得られることが知られています．耐性化が進行していますが，発展途上国では，安価な"広域抗菌薬"としてまだまだ使用されています．先進国では，**適応になる微生物，疾患が限定**されています．それらに対して，適切に使用できることを目標としてください．**アレルギー反応**や**副作用**に関しても，しっかり学習することで，自信を持って使用できるとよい抗菌薬です．

【作用部位】細菌の葉酸代謝の 2 つの酵素を阻害（p.94 参照）．

【スペクトラム】グラム陽性菌：黄色ブドウ球菌（MRSA を含む）．肺炎球菌は耐性化が進行．**腸球菌はカバーできない**．A 群連鎖球菌は治療不良を起こすため使用できない．グラム陽性桿菌の**リステリアの選択薬のひとつ**（ペニシリンアレルギーの場合）．

グラム陰性菌：腸内細菌．細菌性腸炎を起こす *Salmonella, Shigella* は，感受性があれば使用できます．

Stenotrophomonas maltophilia ステノトロフォモナス・マルトフィリアの第 1 選択薬

Burkholderia cepacia セパシア菌の第 1 選択薬

嫌気性菌：カバーなし

そのほか：ニューモシスティス肺炎の第 1 選択薬

トキソプラズマ
ノカルジアの第1選択薬

【適応疾患】　耐性化が進行し，適応が限定されています．元来は，欧米などで下記に頻回に使用されていました．
- 外来での尿路感染のエンピリック治療薬（最近は耐性化が進行）．
- 副鼻腔炎，気管支炎など．
- 細菌性腸炎，旅行者下痢症での治療薬．

現在では，先進国で主に，
- ニューモシスティス（**Pneumocystis jirovecii**）肺炎の治療と予防
- トキソプラズマの治療と予防
- ノカルジアの治療と予防
- **Stenotrophomonas maltophilia** ステノトロフォモナス・マルトフィリア（カルバペネム耐性で知られる）の医療関連感染の第1選択薬．

【副作用】　アレルギー反応，**腎機能障害**，**高カリウム血症**，**骨髄抑制**などが重要な副作用です．
- 高頻度に，発熱，発疹が出るので，アレルギー歴を丁寧に聞くことが大切です．また，**Stevens-Johnson syndrome** が起こる頻度も相対的に多い抗菌薬のひとつなので，注意してください．
- HIV患者への使用では，ST合剤へのアレルギー反応がnon-HIV患者に比べ，相対的に高いため，要注意です．使用開始してから，患者の発熱，発疹などの状態をモニターします．
- 長期使用により，ヒトにおいても葉酸の利用障害が起こり，**巨核球性骨髄**になることがあります．
- 骨髄抑制により，白血球，赤血球，血小板の減少がみられることがあります．
- **高カリウム血症**，**腎機能障害**，**間質性腎炎**などが起こることがあります．
- BUNは正常で，クレアチニンの値のみ上昇することがあります（尿細管でのクレアチニンの再吸収による）．

【使用上のポイント】　トリメトプリムとスルファメトキサゾールが，1:5の比で配合されています．（80/400 mgの錠剤，静脈注射薬）

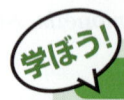

学ぼう！ ST合剤の配合比

通常，トリメトプリム／スルファメトキサゾール80/400 mgの製剤を，Single strength（SS）
その2倍の製剤160/800 mgの製剤を，Double strength（DS）といいます．

- 生物学的利用率 bioavailability はよい抗菌薬です．
- **前立腺，骨，髄液には非常に移行性がよい**ことが知られています．
- **妊婦，授乳中の女性には，基本的に使用できません**．小児には使用できます．
- 腎機能による用量調整が必要な抗菌薬です．

■ 国内での保険適用（成人で腎機能正常な場合）

経口薬（バクタ®，バクトラミン®）　1回SS 2錠を1日2回（1日SS 4錠）．
静脈注射（バクトラミン®）　15〜20 mg/kg/day を3回に分割投与．

■ 諸外国での一般的使用（成人で腎機能正常な場合）

経口薬　1回DS 1〜2錠を1日2〜3回（1日最大DS 2錠を3回，DS 6錠）．
静脈注射　トリメトプリムで5〜20 mg/kg/day を6〜12時間ごとに分割投与．

> **重要！** ニューモシスチスの治療は，最大量を使用する．
> 静脈注射では，1日 15〜20 mg/kg/day，
> 経口薬では，DS 2錠を1日3回（1日DS 6錠）．

C. メトロニダゾール

メトロニダゾールは，とても重宝する抗菌薬のひとつです．国内では2011年に以下の重要な微生物や疾患に保険診療が承認されました．***Bacteroides fragilis* を含む嫌気性菌の最良の抗菌薬**ですし，***Clostridium difficile* 感染の第1選択薬**，アメーバ赤痢，ジアルジア（ランブル鞭毛虫），腟トリコモナス症，ピロリ菌に保険適用があります．

【作用部位】中間産物が，DNA を障害します．

【スペクトラム】グラム陽性菌：カバーなし

グラム陰性菌：カバーなし

嫌気性菌：*Bacteroides fragilis* を含む嫌気性菌．*Peptostreptococcus, Prevotella, Fusobacterium, Clostridium* spp. など

そのほか：*Clostridium difficile* 感染，原虫，アメーバ赤痢，ジアルジア，トリコモナス

【適応疾患】
- 嫌気性菌 *Bacteroides fragilis* を含む複合菌感染の併用薬のひとつ．
- *Clostridium difficile* 感染 CDI の第1選択薬．
- ピロリ菌の除菌の併用薬のひとつ．
- 寄生虫の治療薬：アメーバ赤痢，トリコモナス，ジアルジアなど．

- 細菌性腟症 bacterial vaginosis の治療薬（*Gardnerella vaginalis* などを対象）．

【副作用】　メトロニダゾールは，妊婦（特に妊娠初期）および授乳中の女性には使用できません．

吐き気，味覚変化 dysgeusia，アルコールとの併用で"悪酔い"頭痛，いらだち．まれに，痙攣，末梢神経障害など．

【使用上のポイント】　メトロニダゾールは，髄液移行性はよいことが知られています．
- 脳膿瘍などに静脈注射薬がよく使用されます．
- 国内では，メトロニダゾールの静脈注射薬が2014年に承認されました．クリンダマイシンは，**髄液移行性はありませんので，髄膜炎には使用できません．** クリンダマイシンは脳膿瘍には使用する場合はあります．
- **生物学的利用率 bioavailability（吸収率）は，ほぼ100%** です．
- メトロニダゾールを服用中は，**アルコール摂取を控える**ことが必要です．いわゆる"アルコールの悪酔い"のようにひどく酔っ払う可能性があるからです．

■ 併用薬の注意

フェニトイン，フェノバルビタールなどの抗痙攣薬，シクロスポリン，ワーファリンなどで相互作用があるため，メトロニダゾールの投与開始前には，併用薬に特に注意します．メトロニダゾールは，上記のいずれの薬も，その濃度を上昇させることが知られています[4]．

参考文献

1) Gilbert DN, Moellering RC, et al：The Sanford Guide® to Antimicrobial Therapy 40th ed. Antimicrobial Therapy Inc. p.97, 2010.（翻訳版：サンフォード感染症治療ガイド40版．ライフサイエンス出版．p.160, 2010.）
2) Wilson JW, Esters LL：Mayo Clinic Antimicrobial Therapy Quick Guide, Mayo Clinic Scientific Press, p.79-87, 2008.
3) Ritchie DJ, et al：Antimicrobial agents, Chapter 12. In：Green GB, et al editors：The Washington manual of medical therapeutics 31st edition, Lippincott Williams & Wilkins, p.276-278. 2004.
4) Gilbert DN, Moellering RC, et al：The Sanford Guide® to Antimicrobial Therapy 40th ed. Antimicrobial Therapy Inc. p.204, 2010.（翻訳版：サンフォード感染症治療ガイド40版．ライフサイエンス出版．p.303, 2010.）

第 VI 章
重要な感染症へのアプローチ

　本章では，マネジメントの**基本を理解してほしい重要な感染症**について解説します．最低限のものだけに限定していますので，本書で取り上げていない感染症については他書を参照してください．感染症には，**医療関連感染**と**市中感染**があるというお話をしましたが，本章では，病棟実習中の学生，初期研修医の方が，まず対応しなければならない入院患者さんの感染症，つまり医療関連感染を先に解説します．第Ⅲ章の関連事項を復習しましょう．

> **感染症の種類**
> - **市中感染** community-acquired infections：病院の外で生じた感染症
> - **医療関連感染** healthcare-associated infections：一般に**入院後 48 時間以降**に起こった感染症．病院感染 hospital-acquired infections，院内感染 nosocomial infections ともいいますが，医療関連感染が学会推奨用語です．

　一般に，病院内で感染症が想定された場合，第Ⅲ章で学んだ，発熱基本検査セット Fever work-up を提出してください．

再掲 "Fever work-up" 発熱基本検査セット
1. 血液培養　2 セット（4 本）（1 セットは好気性，嫌気性ボトルが 1 本ずつで 2 本組み）採取は，動脈と静脈の区別は不要です．2 ヵ所，別の部位から 1 セットずつ採取．
2. 尿の一般検査，尿培養．
3. 胸部 X 線．

> **重要!** 発熱時または感染症が鑑別診断に挙がったら
>
> 局所症状に応じ，喀痰，髄液検査，医療関連感染（入院後48時間以降の感染症，または医療に関連した感染症）の場合，クロストリジウムディフィシル・トキシン Clostridium difficile* toxin A/B，などを追加する．

1 医療関連感染症のマネジメント

医療関連感染症の代表例には以下のようなものがあります．
① 中心静脈カテーテル関連感染
② 尿路カテーテル感染
③ 医療関連肺炎，人工呼吸器関連肺炎
④ 手術部位感染
⑤ Clostridium difficile 感染（Clostridium difficile infection, CDI*）
本書では，これらの感染症に対するマネジメントについて解説します．

*2010年3月の米国病院疫学学会・米国感染症学会 SHEA/IDSA の新しいガイドラインで CDI に名称変更．

A. 中心静脈カテーテル関連感染

1 代表的な原因微生物

> **重要!** 頻度の最上位で，重要な原因微生物は，メチシリン耐性コアグラーゼ陰性ブドウ球菌（MRCNS），黄色ブドウ球菌（MSSA, MRSA）です．

一般的な原因微生物では，
- グラム陽性菌

Methicillin-resistant coagulase negative *Staphylococcus* spp.（MRCNS）．

Staphylococcus aureus（MSSA, MRSA）

Enterococcus

- **グラム陰性菌**

腸内細菌の *E. coli*，*Klebsiella*，*Proteus* spp. など

"SPACE" と呼ばれる**グラム陰性菌**

  S *Serratia*

  P *Pseudomonas*

  A *Acinetobacter*

  C *Citrobacter*

  E *Enterobacter*

- **真菌**

Candida albicans

albicans 以外の *Candida* spp.

  フルコナゾール耐性：*Candida glabrata*，*Candida krusei*

  フルコナゾール感受性：*Candida parapsilosis*，*Candida tropicalis*

> **重要！** *Candida* のうち，*Candida albicans* は，フルコナゾール感受性．*albicans* 以外では，フルコナゾールの感受性が異なるため，*albicans* か，*non-albicans* かの区別が臨床的には重要．

2 診断方法

臨床的な症状（バイタルサイン，発熱，呼吸症状，意識障害など）と検査所見から医療関連感染が鑑別に挙がっている状況で，血液培養2セットを採取．1セットは中心静脈ラインから採取，もう1セットは末梢から採取．**中心静脈カテーテル関連感染が鑑別診断に挙がり，中心静脈ラインを抜去する場合には，カテーテル先も培養**に提出します．

> **重要！ カテーテル先の培養提出の適応について**
>
> 無症状の患者のカテーテル先は，中心静脈カテーテルを抜去しても検査に出す必要はない．

[血液培養結果をもとにした診断の目安]

総合的な**臨床判断がもっとも重要**ですが，血液培養の結果を基にした診断の目安を解説します．

- 培養結果シナリオ ①

中心静脈カテーテル以外に，血流感染のフォーカスがないと判断でき，かつ

血液培養 2 セットおよびカテーテル先の培養が同一微生物により陽性
＝中心静脈カテーテル関連感染が確定したと判断．

●培養結果シナリオ ②
中心静脈カテーテル以外に，血流感染のフォーカスがないと判断でき，かつ**血液培養で中心静脈カテーテルから採取の 1 セットが陽性，末梢からの血液培養陰性**＝カテーテル内の保菌の可能性（つまり真の血流感染ではない可能性，感染部位はカテーテル以外にある可能性：肺炎，尿路感染など）．

●培養結果シナリオ ③
中心静脈カテーテル以外に，血流感染のフォーカスがないと判断でき，かつ**血液培養で末梢からの 1 セットが陽性，中心静脈カテーテルから採取の 1 セットは陰性**＝同定微生物が，表皮ブドウ球菌の場合，皮膚のコンタミネーションの可能性もあり．

●培養結果シナリオ ④
血液培養で末梢からの 1 セットが陽性，中心静脈カテーテルから採取の 1 セットは陰性＝同定微生物が，表皮ブドウ球菌以外では，真の血流感染として治療対象．カテーテル以外の血流感染のフォーカスを探すことが必要．

上記のシナリオ①〜④では，カテーテル先の培養結果も合わせて判断することになります．紙面上での説明とシナリオ設定には限界がありますので，患者背景，重症度などを含めた現場での判断が，一番重要です．ポイントは，中心静脈カテーテル関連感染を診断するためには，**カテーテル先のみを培養に提出することは不適切**であり，**同時に血液培養を 2 セット必ず提出する**，ということです．

3 一般的な対応の仕方

中心静脈カテーテル関連感染を想定した場合，原則として，迅速にカテーテルを抜去することがもっとも望ましいです．感染源をそのままにしておけば，通常，発熱などの症状は持続します．血小板低下やそのほかの理由で，カテーテルが抜去できない場合には，合併症のリスクを考慮した対応が必要になります．中心静脈カテーテル関連菌血症の**合併症の代表は，感染性心内膜炎，深部臓器膿瘍**などになります．カテーテルの挿入部位が，内頸静脈や鎖骨下静脈の場合，カテーテル先が右心房に近いため，心内膜炎のリスクは高いのです．

感染したカテーテルを抜去せずに，場合により治療可能な原因微生物は，メチシリン耐性コアグラーゼ陰性ブドウ球菌（表皮ブドウ球菌など）です．それ以外，特に **MSSA，MRSA，グラム陰性菌，*Candida*** は，カテーテル抜去せずに治療することはきわめて困難です．これらの微生物によるカテーテル感染の場合は，**迅速な抜去（または別の挿入部位に入れ替え）**がもっとも望ましい

4 抗菌薬による治療

【初期治療】　① 中心静脈カテーテル関連感染が想定される場合（血液培養結果を待っている間）原因微生物として頻度の高い，メチシリン耐性コアグラーゼ陰性ブドウ球菌，黄色ブドウ球菌を対象に，バンコマイシンを開始します．
② 血液培養でグラム陽性菌が検出されている場合，バンコマイシンを開始します．

【最適治療】　血液培養の結果，微生物の同定・感受性結果に基づいて，最適治療に変更します．

黄色ブドウ球菌
　　MSSA：セファゾリン
　　MRSA：バンコマイシン
　　メチシリン耐性コアグラーゼ陰性ブドウ球菌：バンコマイシン

腸球菌
　　アンピシリン感受性：アンピシリン
　　アンピシリン耐性：バンコマイシン（テイコプラニンも可）
　　バンコマイシン耐性：リネゾリド

グラム陰性菌
　　例えば緑膿菌 *Pseudomonas aeruginosa* は感受性があれば，セフェピム，または，ピペラシリン・タゾバクタム　など

そのほかのグラム陰性菌
　　それぞれの菌の最適治療薬を選択する（p.78 参照）．

真菌
　　Candida albicans
　　Candida parapsilosis 　　フルコナゾール
　　Candida tropicalis
　　Candida albicans 以外の *Candida*：**フルコナゾール耐性**
　　Candida glabrata
　　Candida krusei 　　ミカファンギン

【標準的な投与期間】　中心静脈カテーテル関連菌血症の場合，一般にどの原因微生物でも，最低治療期間は2週間です．

　　原因微生物がメチシリン耐性コアグラーゼ陰性ブドウ球菌の場合には，カテーテル抜去し，**早期に解熱，血液培養が陰性化した場合には，5〜7日間程度でよい場合**もあります．それ以外では2週間程度を目安にします．特に黄色ブドウ球菌の場合は，必ず**最低2週間という原則**を守ってください．**黄色ブドウ球菌の血流感染では，2週間未満の治療はしないことが原則です**．血液培

養の陰性化が遅かった場合などでは，4週間程度継続が必要な場合もあります．
　どの原因微生物でも，合併症がある場合，つまり感染性心内膜炎，深部臓器膿瘍，骨髄炎，感染性静脈炎などがある場合には，**最低6〜8週間必要です**．カンジダ血流感染では，血液培養が陰性化してから最低2週間の治療です．**カンジダ心内膜炎がある場合には，手術適応があり，治療期間は最低6週間です**．**カンジダ眼内炎の合併がある場合には，最低6週間**です．眼底所見をフォローして投与期間を決定します．

5 予防の方法

代表的なものをあげます．
① 中心静脈カテーテルの挿入時には，**マキシマル・バリア・プレコーション**を行います．
② 中心静脈カテーテルの**挿入部位は，内頸静脈，鎖骨下静脈**がよいです．鼠径部は感染率が相対的に高いのでなるべく避けます．蘇生時などで鼠径部に緊急挿入した場合は，早期に内頸静脈，鎖骨下静脈に入れ替えるのが望ましいです．
③ 欧米では，消毒薬にポビドン・ヨード（イソジン®）ではなく，**2％クロロヘキシジン**を使用することが推奨されています（国内では，0.5％クロロヘキシジンしかありません）．
④ 中心静脈カテーテルの適応を毎日評価し，**不要なカテーテルは早期に抜去**します．

> **学ぼう！ マキシマル・バリア・プレコーション**
>
> **マキシマル・バリア・プレコーション**とは，中心静脈カテーテル挿入の術者が，**ガウン**，**無菌手袋**，**キャップ**を着用し，患者は，手術用の大きなドレープで全体を覆うやり方です．これまでは，ミニマル・バリア・プレコーションで，無菌手袋のみ着用し，小さいドレープを挿入部周囲のみにかけて手技が行われてきました（巻頭アトラス33参照）．

［毎日の診察時にすること］
中心静脈カテーテル関連感染のリスクを毎日評価してください．
- 中心静脈カテーテルは，挿入してからの時間が経過するほど，感染のリスクが上がります．毎日，その日が挿入後何日目かを確認します．
- 中心静脈カテーテルの感染は，**挿入部に発赤がなくても起こっている場合もあります**．挿入部の発赤，滲出物の確認は大切ですが，**挿入日数を確認**

し，そのほかの全身症状（バイタルサイン，ほかの身体所見，検査所見）とあわせて，感染のリスクを評価してください．

> **参考文献（中心静脈カテーテル関連感染）**
> - 米国感染症学会IDSA　カテーテル関連血流感染ガイドライン. Clin Infect Dis. 49：1-45, 2009. http://www.idsociety.org/WorkArea/showcontent.aspx?id=14602（ダウンロード無料）

B. 尿路カテーテル感染

1 代表的な原因微生物

主にグラム陰性桿菌が主体です．

- **グラム陰性菌**

腸内細菌の *E. coli*, *Klebsiella*, *Proteus* spp. など

"SPACE" と呼ばれる**グラム陰性菌**

S　*Serratia*
P　*Pseudomonas*
A　*Acinetobacter*
C　*Citrobacter*
E　*Enterobacter*

- **グラム陽性球菌**

腸球菌　*Enterococcus faecium, Enterococcus faecalis*

注意していただきたいのは，**黄色ブドウ球菌は，尿路感染は起こさない**ということです．黄色ブドウ球菌は，大腸菌などとは異なり，尿管などの上皮細胞との親和性が低く，尿路感染は起こしません．ブドウ球菌で，尿路感染を起こすのは *Staphylococcus saprophyticus* です．通常，若い女性に尿路感染を起こすことが知られています．

> **重要！　尿培養から黄色ブドウ球菌が検出された場合**
>
> 以下の状況を考慮してください．
> ① 黄色ブドウ球菌による血流感染・感染性心内膜炎
> ② 腎臓，前立腺などの泌尿器系臓器の膿瘍
> ③ 培養採取時のコンタミネーション

そのため，発熱などの臨床症状があり，尿検査で赤血球が検出（臓器障害を示唆），尿培養から黄色ブドウ球菌が検出された場合，血液培養を最低2セット採取し，感染性心内膜炎をまず鑑別してください．

2　診断方法

臨床症状，身体所見とあわせて，尿検査・尿培養を提出します．同時に血液培養2セットの採取も必要です．尿路カテーテル関連感染では，血流感染を伴う場合も多いからです．

> 尿の検査は，尿路カテーテルを抜去後，または，
> 入れ替え後に採取した検体で行います．

① 尿路カテーテルを挿入してから何日目か．5〜7日以上経過している場合，尿路カテーテル関連感染の可能性が高くなります．
② 尿一般検査：尿路カテーテルを挿入している場合，感染症を起こしていなくても，**尿中の白血球は上昇し，正常値以上であることが一般的**です．そのため，尿中白血球の絶対数は当てにできない場合が多いです．明らかに尿中白血球が多い場合には，尿路感染に合致する所見になります．
③ 尿培養：定量培養します．**尿路カテーテルが挿入されていない場合の定量培養の基準値は，$> 10^5$ CFU/mL（CFU：colony forming units）**です．ところが，カテーテルが挿入されている場合は，**定量培養の解釈も困難**です．臨床的に，尿路以外に感染症のフォーカスがないかどうかもあわせて，培養で検出された菌について，保菌なのか，その菌による真の尿路感染なのか，総合的に培養結果を判断します．

3　一般的な対応の仕方

発熱などの臨床症状があり，長期に（5〜7日間以上）尿路カテーテルが挿入されている場合，まず，**尿路カテーテルの抜去，または，入れ替え**を行います．中心静脈カテーテル関連感染と同様に，**人工物に関連した感染症は，人工物の抜去が最良のアプローチの仕方です**．感染した人工物の抜去により，早期に解熱や臨床症状の改善がみられます．一般に，人工物感染では，感染した人工物をそのまま使用している限り，いくらカルバペネム系などの広域抗菌薬を使用しても，解熱やそのほかの臨床症状の改善はみられません．

4　抗菌薬による治療

【初期治療】　尿検査，尿培養，血液培養などの結果を待っている間では，原因微生物として最も重要で，かつ使用できる抗菌薬が限定されているグラム陰性桿菌の

Pseudomonas aeruginosa を中心としたカバーをします．つまり，**抗緑膿菌作用のある抗菌薬を開始します．**

処方例：成人で，体重50 kg以上，腎機能が正常な場合

- ピペラシリン・タゾバクタム　1回4.5 gを6時間ごと（1日18 g）

または，

- セフェピム　1回1 gを8～12時間ごと（1日2～3 g）

> **学ぼう！　抗緑膿菌作用のある抗菌薬の代表例**
>
> ■ ベータラクタム系
>   - ピペラシリン・タゾバクタム
>   - セフェピム
>   - イミペネム，メロペネム
> ■ ニューキノロン系（シプロフロキサシン，レボフロキサシン）
> ■ アミノグリコシド系（ゲンタマイシン，トブラマイシン，アミカシン）

＊一般に，カルバペネム系は，最後の切り札として，温存しておくのが望ましいです．ただし，入院中にさまざまな抗菌薬を使用している場合には，これまで使用していないクラスの抗緑膿菌作用の抗菌薬を使用します．

【最適治療】　それぞれのグラム陰性菌の最適治療薬を選択します（p.69～参照）．

【標準的な投与期間】　尿路カテーテルは，抜去するか，入れ替えを原則としてください．そのまま使用している場合，治療することは困難です．

尿路カテーテル関連感染では，

① 血流感染を伴わない場合　　治療期間は，最低7～10日間
② 血流感染を伴う場合　　治療期間は，最低2週間
③ 特に男性では前立腺炎を伴う場合　　治療期間は，最低21日間
④ 腎膿瘍などを伴う場合　　治療期間は，4～6週間

5　予防の方法

尿路カテーテルの適応を毎日評価し，適応がなければ早期に抜去します．

病院内での尿路感染の最大のリスクファクターが，尿路カテーテルです．そのため，適応がなければ，早期に抜去してください．

C. 医療関連肺炎，人工呼吸器関連肺炎

入院中に肺炎は，高率に起こります．そのメカニズムの代表が，**微小誤嚥 microaspiration** と呼ばれるものです．健常な人でも，臥位では睡眠中に多少

の誤嚥をしています．入院中の患者では，意識状態などが悪く臥床の状態が持続すると，**咽頭に保菌された菌を気管に誤嚥**します．普段は感染症などを起こさない菌が，**日和見感染**として，誤嚥により気管に侵入し，そのことが引き金となり，肺炎を発症することがあります．

また，経管栄養を受けている患者では，目に見える程度の食物の大量の誤嚥 massive aspiration をする場合もあります．そうしたことが原因で，多くの患者さんは，病院内で肺炎を発症します．入院中には，咽頭に，グラム陰性桿菌などが保菌されますが，特に *Pseudomonas aeruginosa* は代表です．病院に関連して起こる肺炎には，

- 病院肺炎　hospital-acquired pneumonia（HAP）
- 医療ケア関連肺炎　healthcare-associated pneumonia（HCAP）
- 人工呼吸器関連肺炎　ventilator-associated pneumonia（VAP）

など，いろいろな用語があります．現在，日本呼吸器学会，米国胸部学会／感染症学会 ATS/IDSA[1]，などが治療のガイドラインを出しています．本章では，学生，初期研修医の方向けに，基本事項をシンプルに解説したいと思います．ガイドラインに記載のある厳密な用語の定義，詳細な疫学，治療方針などは原本を参照してください．

本章ではシンプルに，医療関連肺炎に関して，**入院後 48 時間以降に起こった肺炎**，または**挿管後 48 時間以降に起こった人工呼吸器に関連した肺炎**について解説します．

1　代表的な原因微生物

病院内で発症する肺炎は，**基本的に，グラム陰性桿菌が主体**です．また，入院中に，グラム陽性球菌では，黄色ブドウ球菌の重症肺炎を発症することもあります．腸球菌の肺炎はきわめてまれです．喀痰や気管吸引物から，**カンジダ *Candida*** が検出されることは多々ありますが，**カンジダの肺炎はきわめてまれ**です．臓器移植後の患者などでもまれにみられる程度です．**カンジダ肺炎の確定診断は，肺の生検が必要です．喀痰培養では診断できない**ことを認識してください．喀痰からカンジダが検出されている場合は，気管などにカンジダが保菌されていると考えられます．あるいは，ICU などに入院中の重症患者では，**カンジダの全身播種**を示唆する所見になります．

グラム陰性菌では，"SPACE" は重要です．なかでも頻度が高く，使用できる抗菌薬が限定されている *Pseudomonas aeruginosa* は重要です．そのほか，欧米，日本でも多剤耐性アシネトバクターなども問題になってきています．

- "SPACE" と呼ばれる**グラム陰性菌**
- **グラム陰性菌**　腸内細菌，*E. coli*，*Klebsiella* など

- グラム陽性菌　*Staphylococcus aureus*（MSSA, MRSA）

2　診断方法

総合的に臨床判断します．肺炎を示唆するのは，下記がそろっている場合などです．

[医療関連肺炎]
① 臨床症状：発熱（または低体温），呼吸状態の悪化，喀痰の出現，喀痰の量や質の変化．
② 身体所見：バイタルサインの変化，肺の異常音など．
③ 検査所見：患者の平時の値から白血球の上昇，低下など，質の高い喀痰検体のグラム染色や喀痰培養陽性，胸部 X 線での新しい浸潤影などの所見．

[人工呼吸器関連肺炎]
① 臨床症状：症状は患者は訴えることができないことが多い．気道吸引物の量や質の変化．
② 身体所見：
 ・バイタルサインの悪化：昇圧剤の使用開始・増量，人工呼吸器の設定を変更など．
 ・意識状態の変化．
 ・新たな肺の異常音など．
③ 検査所見：患者の平時の値から白血球の上昇，低下など．
気道吸引物のグラム染色や培養陽性．
胸部 X 線での新しい浸潤影などの所見．

3　一般的な対応の仕方

"Fever work-up" 発熱基本検査セットを提出し，喀痰または，気道滲出物のグラム染色と培養を提出してください．肺の新しい浸潤影が出現しても，それが肺炎とは限らないことにも注意が必要です．

> **肺の新しい浸潤影の鑑別診断**
> ・心不全で肺水腫
> ・肺胞内出血
> ・薬剤性肺障害　など

肺炎以外の鑑別診断も考慮し，総合的に肺炎があるのかどうか検討する必要があります．重症患者ほど，その鑑別は困難です．現場では，肺水腫と肺炎など，複数の可能性を同時に治療する場合もあります．

4　抗菌薬による治療

【初期治療】　抗菌薬の選択の原則は，尿路カテーテル感染と同じです．

使用できる抗菌薬が限定されているグラム陰性桿菌の *Pseudomonas aeruginosa* を中心としたカバーをまず行います．つまり，抗緑膿菌作用のある抗菌薬を開始します．

処方例：成人で，体重 50 kg 以上，腎機能が正常な場合
- ピペラシリン・タゾバクタム　1 回 4.5 g を 6 時間ごと（1 日 18 g）

または，
- セフェピム　1 回 1 g を 8〜12 時間ごと（1 日 2〜3 g）

＊抗緑膿菌作用のある抗菌薬の代表例は，p.73 を参照．

もし重症患者で，**MRSA** のカバーが必要な場合には，上記のグラム陰性桿菌のカバーにバンコマイシンなどを併用します．MRSA による人工呼吸器関連肺炎では，ATS/IDSA のガイドラインでは，バンコマイシンまたはリネゾリドを初期治療で使用することが推奨されています．

【最適治療】　喀痰培養 and/or 血液培養の結果から，各原因微生物により最適治療に変更します（第Ⅳ章参照）．

【標準的な投与期間】　医療関連肺炎の一般的な治療期間は，2 週間程度です．

人工呼吸器関連肺炎では，3 週間程度推奨する場合もあります．患者個別に判断します．

5　予防の方法

医療関連肺炎，人工呼吸器関連肺炎の予防に関しては，さまざまな要因が臨床研究されています．非常に煩雑で理解が大変なので，ここでは，もっともシンプルで，全員の入院患者さんに心がけていただきたい方法をご紹介します．

それは **Head-up** といいますが，**患者さんの頭を少し上げる（ベッドを 30°くらいあげる）**ことです．これにより，誤嚥を少しでも防止し，肺炎発症のリスクを軽減するのです．

また人工呼吸器を装着している患者さんでは，鎮静の一時休止 Sedation vacation も推奨されています．

参考文献（医療関連肺炎，人工呼吸器関連肺炎）

1) 米国胸部学会／米国感染症学会 ATS/IDSA　医療関連肺炎ガイドライン．http://www.thoracic.org/sections/publications/statements/pages/mtpi/guide1-29.html（ダウンロード無料）

D. 手術部位感染　Surgical Site Infection (SSI)

手術部位感染は，手術後に起こる創部の感染です．創部感染は，3種類に分類されています．図VI-1 を参照してください．

1　手術創の種類

- **清潔創 Clean wound**
  感染していない創，閉じた傷．
  例えば**頭皮や四肢**などの手術など（呼吸器，消化管，泌尿器，生殖器などの創は含まれない）．
- **清潔・汚染創 Clean-contaminated wound**
  呼吸器，消化管，泌尿器，生殖器などの臓器が創に含まれるが，コンタミネーションはコントロールできた状態．
- **汚染創 Contaminated wound**：開放創，事故などによる創．
- **高度汚染創 Dirty wound**
  外傷による創，内部に感染した組織，人工物，便のコンタミネーションなどが含まれる場合．感染部位や破裂した内臓を含む創．

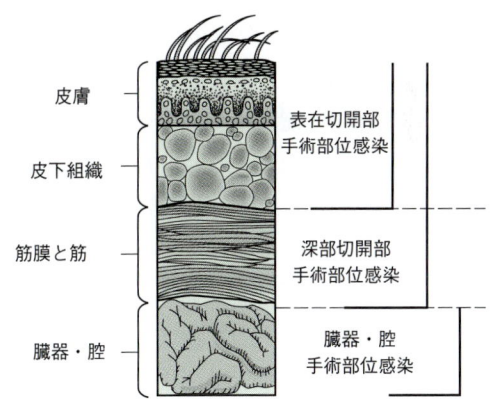

表層切開部の手術部位感染　superficial incisional SSI
深層切開部の手術部位感染　deep incisional SSI
深部臓器腔の手術部位感染　deep-organ space SSI

図VI-1　手術部位感染の種類

参考：Mangram AJ, Horan TC, Pearson ML, et al：Guideline for prevention of surgical site infection. In: Infection Control and Hospital Epidemiology, CDC, 20：247, 1999.

2 創の手術部位感染率

- 清潔創　　　　1.3〜2.9%
- 清潔・汚染創　2.4〜7.7%
- 汚染創　　　　6.4〜15.2%
- 高度汚染創　　7.1〜40.0%

(www.uptodate.com より引用)

3 代表的な原因微生物

もっとも重要な原因微生物は，**表皮ブドウ球菌，黄色ブドウ球菌，緑膿菌**です．手術の部位によっても，原因微生物は異なります．下部消化管の手術後の手術部位感染では，単一微生物による感染に加え，嫌気性菌を含む複合菌感染も起こりえます．

- **グラム陽性菌**

  Staphylococcus aureus

  Staphylococcus epidermidis

- **グラム陰性桿菌**

  腸内細菌の *E. coli*，*Klebsiella*，*Proteus* spp. など

- "SPACE" と呼ばれる**グラム陰性菌**

4 診断方法

手術部位感染のサーベイランスのための診断基準は，米国疾病対策センター CDC が定めたものがあり，国内のサーベイランスでもそれに準じた基準が採用されています．サーベイランスのためには，いつ，どういう基準を満たした場合に手術部位感染と呼ぶのか，一定の基準が必要です．

CDC の基準では，**術後 30 日以内に起こった手術部位の感染症**と定義されています．そして，手術部位感染の深達度によって，**図Ⅵ-1** のように基準が設けられています．

表層切開部の手術部位感染　superficial incisional SSI
深層切開部の手術部位感染　deep incisional SSI
深部臓器腔の手術部位感染　deep-organ space SSI

本章では，サーベイランス目的ではなく，臨床的にどのように手術部位感染を診断・判断するかの基本を述べます．手術部位感染は，術後に，通常の手術後経過から期待されるものとは異なる臨床症状，身体所見などを伴います．または，全身症状は伴わないが，**局所的に，創部に，発赤，疼痛，腫脹，滲出物・膿の出現，創部の自然離開**などが起こっている場合などに，考慮しなければなりません．

創部の診察は，外科系の指導医が行い，感染があるかどうか判断するのがもっとも望ましいです．創部の診察はある程度，熟練が要求されています．初期研修医の方は，創部の診察で滲出物がある場合，**正常な治癒過程の滲出物なのか，膿性滲出物のため手術部位感染と判断すべきなのか**，判断に迷う場合は，指導医と相談するのが適切です．

創部の膿性滲出物は，グラム染色と培養を提出するのが望ましいです．**発熱している場合は，発熱基本検査セット Fever work-up も提出してください**．

5 一般的な対応の仕方

手術部位から膿性滲出物が出ている場合，創部を切開し排膿することが必要です．腹部内の手術後などでは，膿をドレナージすることも必要です．膿ドレナージについては，外科系医師と相談することが必要になります．

6 抗菌薬による治療

【初期治療】　もっとも重要な原因微生物である**表皮ブドウ球菌，黄色ブドウ球菌，緑膿菌**をカバーすることを考慮します．ただし，抗菌薬の選択に関しては，患者の重症度の考慮が必要ですし，**手術部位により原因微生物は異なります**．特に消化管などの手術で，複合菌感染が想定される場合は，嫌気性菌への対応が必要です．

- グラム陽性菌のカバー

  表皮ブドウ球菌，黄色ブドウ球菌を想定する場合，メチシリン耐性コアグラーゼ陰性ブドウ球菌，MRSA を考慮して，バンコマイシンを開始するかどうか，判断が必要です．もし，MRSA を考慮しない場合には，セファゾリンで十分な場合もあります．

- グラム陰性菌のカバー

  創部のグラム染色および培養結果が判明するまでは，**抗緑膿菌作用のある抗菌薬を開始します**．

  処方例：成人で，体重 50 kg 以上，腎機能が正常な場合
  - ピペラシリン・タゾバクタム　1回 4.5 g を 6 時間ごと（1 日 18 g）

  または，
  - セフェピム　1回 1 g を 8〜12 時間ごと（1 日 2〜3 g）

  ＊抗緑膿菌作用のある抗菌薬の代表例は p.73 を参照．

- 嫌気性菌のカバー

  下部消化管や腹部内手術後では，**嫌気性菌のカバーも必要です**．

  処方例：成人で，体重 50 kg 以上，腎機能が正常な場合
  - ピペラシリン・タゾバクタム　1回 4.5 g を 6 時間ごと（1 日 18 g）

  これで想定される菌をほぼ網羅的にカバーできます．

> **重要!** 腹腔内感染の場合,セフェピムは,嫌気性菌の *Bacteroides fragilis* がカバーできないので,単剤では不適切です.

カルバペネム系は,嫌気性菌の *Bacteroides fragilis* もカバーできますので,ピペラシリン・タゾバクタムの代替薬として使用できます.

【最適治療】 各原因微生物の標準薬に変更します(第Ⅳ章参照).このとき,培養で検出されていなくても,手術部位感染の深さによって,**嫌気性菌をカバーしたほうがよい場合には,カバーすることが必要**です.

特に,**深層切開部の手術部位感染,術後の腹部内感染などでは,嫌気性菌のカバーは必須**です.

> **学ぼう! 嫌気性菌のカバーがある代表的な抗菌薬**
> - メトロニダゾール(2014年に静脈注射薬も承認)
> - アンピシリン・スルバクタム
> - ピペラシリン・タゾバクタム
> - カルバペネム系
> - クリンダマイシン(嫌気性菌の *Bacteroides fragilis* には無効な場合あり)

【標準的な投与期間】 創部の切開・排膿,膿のドレナージなどを同時に行うことを原則とします.

"膿はドレナージが一番"なのです.やむを得ず,抗菌薬のみで治療する場合は,より長期の抗菌薬投与が必要になる場合が多いのです.

個々の患者での臨床判断が必要ですが,抗菌薬の投与期間の大まかな目安では,以下のとおりです.

- 表層切開部の手術部位感染:7〜14日程度
- 深層切開部の手術部位感染:2〜4週間程度
- 深部臓器腔の手術部位感染:4〜6週間程度

7 予防の方法

手術部位感染の予防に関しては,これまで多くの研究がなされてきています.それらの概観的なまとめです.

Ⅵ 重要な感染症へのアプローチ

> **手術部位感染のリスクファクター**
> - 手術部位に存在する微生物の数と性質
> - 患者／host 側の要因
> - 外科医の技術
>
> **患者側の代表的なリスクファクター**
> - 糖尿病　Diabetes
> - 肥満　Obesity
> - 喫煙　Smoking
> - ステロイド使用
> - そのほかの免疫抑制薬使用
> - 低栄養
> - 黄色ブドウ球菌の保菌
> - 遠隔部位の感染
> - 手術前の入院日数
> - 術前の基礎疾患の重症度
>
> **手術形式によるリスクファクター**
> - 手術前の剃毛
> - 手術室のヒトの行き来（交通）
> - 電気メスの過剰使用
> - 人工物の存在
> - 手術時間の延長
> - 外傷の程度
> - 輸血の必要性

[手術部位感染予防のための抗菌薬の術前投与]
- もっともよく使用される抗菌薬は，**セファゾリン**です．
- 手術部位により，下部消化管などでは，**第2世代セフェム系のセフメタゾール，アンピシリン・スルバクタム**なども使用されます．
- 手術前投与は，**手術前30分から1時間に投与**．
- 抗菌薬が，手術中に最高血中濃度になるようにします（必要に応じ，手術時間が長い場合，**4時間ごとなどに術中に追加投与**する）．
- 術後投与は，一般的には推奨されていません．ハイリスクの患者などで**術後24時間程度投与されることがあります**．

参考文献（手術部位感染）
- 米国疾病対策センターCDC　SSIガイドライン. Infect Control Hosp Eqidmiol. 20 : 247-276, 1999. http://www.cdc.gov/ncidod/dhqp/pdf/guidelines/SSI.pdf（ダウンロード無料）

E. *Clostridium difficile* 感染*

Clostridium difficile 感染*（*Clostridium difficile* infection, CDI）は，**病院内で発症する下痢の原因で，もっとも重要な感染性の原因**です．そのため，他項とは別の形式で解説します．よく学習してください．CDIは，病院内でアウト

ブレイクを起こすことが知られていますので，感染対策上でも重要です．

＊2010年3月に改定された米国病院疫学学会・米国感染症学会 SHEA/IDSA のクロストリジウム・ディフィシル感染ガイドラインでは，疾患名が，これまでクロストリジウム・ディフィシル関連疾患 Clostridium difficile associated diseases（CDAD）と呼ばれていたものが，Clostridium difficile infection（CDI）と変更になりました．

1 歴史的な背景

Clostridium difficile は，**偏性嫌気性**（obligatory anaerobic）**のグラム陽性桿菌で，芽胞 spore を形成する**ことで知られています．抗菌薬関連腸炎 antibiotic-associated colitis を起こす微生物としても認識されています．今までは，C. difficile に関連した一連の疾患は，Clostridium difficile associated disease（CDAD）と呼ばれていました．2010年3月から Clostridium difficile infection（CDI）と呼ばれるようになりました．歴史的には，C. difficile は，1935年に Hall と O'Toole により，新生児の消化管の正常細菌叢の研究の過程で，報告されたのが最初でした[2]．その後，1978年に，抗菌薬投与に関連した偽膜性大腸炎の患者の便から検出されたトキシンが，C. difficile により産生されたことが報告され，疾患概念として確立しました[3]．こうした疾患概念が確立される以前は，便培養から Staphylococcus aureus も検出されており，"Staphylococcus aureus による腸炎" と誤認されていた時代もありました．しかし現在では，欧米を中心とする医療現場において，「MRSA 腸炎」（Methicillin-resistant Staphylococcus aureus, MRSA）という疾患概念は，一般的なものとしては確立しておらず，Mandell ら編の感染症の標準的な教科書[4]にも，取り上げられていません．国内での MRSA 腸炎に関する議論は，欧米では一般的ではないことを認識しておいてください．

2 疫学と微生物学的な特徴

CDI は，病院内で発症するもっとも頻度の高い下痢です．C. difficile は，病院内で獲得されることがもっとも多いと報告があります．1週間以上，病院に入院している人では，20％以上が便中に保菌しているとの報告もあります．一方，病院外の健常人での保菌率は，1〜3％です．興味深いのですが，1935年の Hall らの研究では，健康な新生児の 50％程度に保菌されていました[2]．

C. difficile は，トキシン（Toxin A, B）を産生します．このトキシンにより病状が起こります（病原因子）．すべての株がトキシンを産生するわけではありません．そして，トキシンを産生しない株は，病原性がありません．**保菌されていても，トキシンを産生していない場合は発症しないのです**．また，最近では，Toxin A, B でない新しいトキシンで，**binary toxin と呼ばれる第3のトキシン**も報告されていますが[5]，その病原性はまだ判明していません．

VI 重要な感染症へのアプローチ

注目すべき最近の新しいトピックスとして，病原性の高い株が報告されています．2000年代はじめごろから，欧米を中心として，病原性が非常に高く，重症化する C. difficile 株が報告されてきました．この株は，Toxin A も Toxin B も，通常量の15〜20倍の量を産生することが報告されています．分子生物学的な特徴から，North American PFGE type 1（NAP1），restriction enzyme analysis type BI，PCR-ribotype 027 で，NAP1/BI/027 と呼ばれています[5]．欧米では，ここ数年，この株によるアウトブレイクが多数報告され，欧米の医療現場で，劇症型の経過をとることや高額の医療コストの問題として臨床上，大きな問題のひとつとして取り上げられています．

3 病態生理

CDI は，大腸内の正常細菌叢が破壊されることにより発症します．その代表的なものは，抗菌薬です．抗菌薬は種類により発症のしやすさの違いはありますが，C. difficile の治療薬であるメトロニダゾールやバンコマイシンをも含むあらゆる抗菌薬の使用で CDI が生じることが知られています．**特定の抗菌薬に限らないという点が重要です．**

またまれではありますが，抗菌薬以外でも，CDI は起こることがあります．消化管の細菌叢が破壊される薬剤に抗癌薬があります．抗癌薬使用によっても CDI が発症することが報告されています．CDI は，C. difficile の芽胞 spore を人が摂食すること ingestion で起こります．芽胞が摂食されたあと，増殖し，**トキシンを産生するようになり，病原性を発現する**のです．

4 臨床症状

代表的な症状は，下痢です．下痢の性状では，鮮血の下痢であることはまれです．軟便や形のない便，あるいは水様性の便などがあります．激烈な下痢，という形で発症することもあり，1日の回数では20回を超える場合もあります．

患者のうち，発熱は約30％，腹痛約20％，白血球増多が50％以上で認められると報告されています．入院患者で，原因不明の白血球増多（白血球数＞15,000/mm^3）がある場合は，CDI を積極的に鑑別することが望ましいです．また，**治療後でも20％程度は，下痢が再発することがある**ので注意が必要です．

> **CDI の重症度による分類**
>
> 1. 腸炎を伴わない抗菌薬関連下痢
>   Antibiotic-associated diarrhea without colitis
> 2. 偽膜形成を伴わない抗菌薬関連腸炎
>   Antibiotic-associated colitis without pseudomembrane formation
> 3. 偽膜性腸炎 Pseudomembranous colitis

4. タンパク喪失性胃腸症を伴う偽膜性腸炎
   Pseudomembranous colitis with protein-losing enteropathy
5. 劇症型腸炎 Fulminant colitis
   巨大結腸症 toxic megacolon を含む

5 診断方法

CDI の診断は，臨床的に総合的に行います．

- 下痢（2日間以上，1日3回以上の形のない便通がある）
  かつ
- トキシン A，または B が便から検出されること，
  または，トキシン産生の C. difficile が便培養から検出されること，
  または，大腸鏡で偽膜が認められること，

などを総合して判断します．ただし，臨床的に可能性が高い場合は，病歴が重要です．抗菌薬使用歴があり，**発熱**，**腹痛**，**原因不明の白血球増多**などがあれば，積極的に鑑別していく必要があります．

6 CDIの検査について

感度，特異度を加味した検査と検査結果の判断が必要です．現在，日本では標準的な検査として，便中のトキシン A/B と Glutamate dehydrogenase（GDH）（CD 抗原）の同時迅速検査が普及しています．2010 年 3 月に米国病院疫学学会・米国感染症学会 SHEA/IDSA のクロストリジウム・ディフィシル感染ガイドライン[6]が出され，北米などではトキシン PCR も検査方法の 1 つでした．さらに 2018 年 2 月，同 IDSA・SHEA 合同の成人および小児の CDI ガイドライン[7]が発表されました．そこでは，便中トキシン A/B と GDH 抗原，または便中トキシン A/B とトキシン核酸増幅検査（NAAT）の同時検査が推奨されています．

> **重要!** 一般に，入院患者の便培養は，目的が明確でない限り出さないことが重要です．もし何も考えずに，ただ"便培養"を提出すれば，"腸内細菌"または"保菌されている菌"が検出されます．便培養の適応は"細菌性腸炎"が鑑別にあり，原因微生物の特定が目的の場合です．細菌性腸炎を起こす菌は，サルモネラ，赤痢，カンピロバクター，病原性大腸菌 O157 などですので，それらは特定の培地を使用しない限り培養されません．この場合にも，細菌検査室に申し出ておく必要があります

Ⅵ 重要な感染症へのアプローチ

そのほかCDIの確定診断のための検査では，大腸鏡やS状結腸鏡の検査がありますが，侵襲性が高いため，診断に必須の検査ではありません．

7 治　療

臨床的に検査前確率 pre-test probability が高い場合，たとえトキシン A，B が陰性で確定診断がつかない場合でも，治療は開始します．治療では，まず**使用中の抗菌薬で，中止可能なものがあれば中止するのが原則**です．

CDIの抗菌薬による治療では，2018年2月に発表された米国感染症学会・米国病院疫学学会 IDSA/SHEA のガイドライン[7]では，第1選択薬としてバンコマイシンの経口薬が推奨されています．メトロニダゾール metronidazole の経口薬も治療薬として推奨されており，この薬剤は2011年に，国内では保険診療が承認されました．医療コストの面およびバンコマイシン耐性菌防止の観点から，これまでは第1選択薬はメトロニダゾール経口薬でした．また，メトロニダゾールは，劇症型の toxic megacolon などの際には，静脈注射としても使用されますが，静脈注射薬は国内では2014年にようやく承認されました．**バンコマイシンの経口薬**は，特に重症例では第1選択薬として推奨されています．一般には，バンコマイシン耐性腸球菌発生の予防から，バンコマイシンの経口薬は，その使用に注意が必要です．なおバンコマイシンの静脈注射は，**腸管への移行性がないため，CDIの治療には無効**です．

8 投与期間

一般的な抗菌薬での治療期間は 10～14 日間．

処方例：成人で体重 50 kg 以上，腎機能正常の場合
- メトロニダゾール　1回 500 mg を経口で1日3回（1日総量 1,500 mg）
  10～14 日間（経口薬は2011年，静脈注射薬は2014年保険診療承認．非常に安価）
- バンコマイシン　1回 125 mg を経口で1日4回（1日総量 500 mg）
  10～14 日間（注意：保険適用はあるが，高額）

欧米において，2回以上の再発，再燃の症例，では，バンコマイシンの増量，パルス療法も使用されています[8]．さまざまな投与法が推奨されています．

投与例[8]：バンコマイシンのパルス療法

$$\begin{cases} 1回 125\,mg & 1日4回（14日間）\\ 1回 125\,mg & 1日2回（7日間）\\ 1回 125\,mg & 1日1回（7日間）\\ 1回 125\,mg & を1日おきに（8日間，4 doses）\\ 1回 125\,mg & を3日おきに（15日間，5 doses）\end{cases}$$

9　病院内での感染対策

標準予防策と**接触感染予防策**が適応になります．

原則として**個室管理し，トイレを他の患者と共有しないこと**．

医療従事者は，病院内伝播・アウトブレイクを防止するため，患者ケアの前後で**流水で手洗い**をしっかりします．水道水で芽胞をしっかり流すことが大切です．**手指のアルコール消毒は無効**です．*C. difficile* は，芽胞形成しますが，この芽胞はアルコール耐性です．

また，患者ケアでは，ガウン・手袋着用して，接触感染予防策を遵守してください．

参考文献（*Clostridium difficile* 感染）

2) Hall IC, et al：Intestinal flora in newborn infants with a description of a new pathogenic anaerobe *Bacillus difficilis*. Am J Dis Child. 49：390, 1935.
3) George RH, et al：Identification of *Clostridium difficile* as a cause of pseudomembranous colitis. Br Med J. 1：695, 1978.
4) Mandell GL, et al：Principles and Practice of Infectious Diseases. 7th ed. Elsevier, 2010.
5) Warny M, et al：Toxin production by an emerging strain of *Clostridium difficile* associated with outbreaks of severe disease in North America and Europe. Lancet. 366：1079-1084, 2005.
6) 米国病院疫学・米国感染症学会SHEA/IDSA　クロストリジム・ディフィシル感染ガイドライン．http://www.journals.uchicago.edu/doi/pdf/10.1086/651706（ダウンロード無料）
7) 米国感染症学会・米国病院疫学学会 IDSA/SHEA クロストリジウム・ディフィシル感染の成人および小児の診療ガイドライン 2017. https://academic.oup.com/cid/advance-article/doi/10.1093/cid/cix1085/4855916（ダウンロード無料）
8) Kelly CP, et al：*Clostridium difficile*, More difficult than ever. N Engl J Med. 359：1932-1940, 2008.
・Gerding DN, et al：*Clostridium difficile* associated disease, including pseudomembranous colitis. In：Kasper L, et al editors：Harrison's Principles of Internal Medicine. 16th ed. Volume 1, McGraw-Hill, p.760-762, 2005.

2　市中感染のマネジメント

ここからは，学生，初期研修医の方が知っておいたほうがよい基本的な市中感染のマネジメントについて解説します．本章では，下記の基本的な感染症について概説します．

① 蜂窩織炎，皮膚・軟部組織感染　　④ 髄膜炎
② 市中肺炎　　　　　　　　　　　　⑤ 感染性心内膜炎
③ 尿路感染　　　　　　　　　　　　⑥ 腹腔内感染

A. 蜂窩織炎，皮膚・軟部組織感染

1　代表的な原因微生物

1) 蜂窩織炎，皮膚・軟部組織感染

Staphylococcus aureus　黄色ブドウ球菌
Streptococcus spp.　溶血連鎖球菌

> **重要!**　表皮ブドウ球菌 *Staphylococcus epidermidis* は，市中感染の蜂窩織炎は起こしません．医療関連感染として，入院患者の静脈カテーテル等に関連した皮膚・軟部組織感染は起こします．

蜂窩織炎，皮膚・軟部組織感染で，特定のリスクや曝露歴がある場合には，それぞれの原因微生物があります．

【特定のリスクや曝露歴】

- 糖尿病患者の場合

    Staphylococcus aureus 黄色ブドウ球菌
    Streptococcus spp. 溶血連鎖球菌
    Pseudomonas aeruginosa 緑膿菌
    嫌気性菌を含む複合菌感染

- ネコ・犬にかまれた後の蜂窩織炎

    Pasteurella multocida パスツレラ　など

- 犬にかまれた後の蜂窩織炎

    Capnocytophaga spp.

- ヒトにかまれた後（けんかなど）の蜂窩織炎

    Eikenella spp. アイケネラ

- 淡水（池，川など）への曝露

    Pseudomonas aeruginosa 緑膿菌
    Aeromonas hydrophila アエロモナス

- 海水への曝露

    Pseudomonas aeruginosa 緑膿菌
    Vibrio vulnificus ビブリオ・バルニフィカス（肝硬変などの重篤な肝障害がある患者では，壊死性筋膜炎を起こす）

2) 壊死性筋膜炎

皮膚・軟部組織感染のなかで，もっとも重篤で，**初診医が見逃すと致死率が高くなる疾患**です．壊死性筋膜炎は，いかに迅速に，**外科的デブリドメント**を

するかどうかが救命の第1のカギです．

[主な原因微生物]

I 型（Type I）
- 嫌気性菌を含む複合菌感染
- *Clostridium perfringens*（ガス壊疽を起こす）

II 型（Type II）
- *Streptococcus pyogenes*（A群β溶血連鎖球菌）
- *Staphylococcus aureus* 黄色ブドウ球菌

> **重要!** II型は，上記の微生物のトキシンが原因で，重篤かつ致死的な感染症を起こすことが知られています．

2　診断方法

1) 蜂窩織炎

蜂窩織炎の原因微生物は，入院治療をする場合，血液培養2セット採取し，もし血液培養が陽性であれば，特定できます．外来治療する場合は，上記の典型的な原因微生物を考慮して，微生物は特定せずに初期治療（エンピリック治療）します．膿・水疱などがあれば，そこからの検体をグラム染色と培養に提出します．その場合，原因微生物が特定できます．四肢などの場合は，**単純X線で，airや骨髄炎のサインがないか確認**してください．慢性の場合，骨髄炎の鑑別も重要です．

2) 壊死性筋膜炎

身体所見で，**数時間で急速に拡大する発赤，水疱，皮膚の色調変化（紫，灰色：虚血性変化）** などがある場合には，まず疑う必要があります（巻頭アトラス37〜40）．水疱があれば，水疱のグラム染色と培養を提出します．血液培養を2セット提出することも大切です．外科的デブリドメントの際の，組織のグラム染色と培養でも特定できます．

3　一般的な対応の仕方

1) 蜂窩織炎

入院する必要がある場合は，入院後，静脈注射での治療開始．その際，**四肢の挙上，冷却**などをします．また，鑑別診断で重要な，深部静脈血栓の鑑別もすることが望ましいです．ドップラー超音波などで，血流を確認して血栓の有無をみます．

2) 壊死性筋膜炎

迅速に，**外科的なデブリドメントが救命のカギ**です．

4 抗菌薬による治療

1) 蜂窩織炎

【初期治療】 *Staphylococcus aureus* 黄色ブドウ球菌，*Streptococcus* spp. 溶血連鎖球菌をターゲットにします．**第1選択薬は，セファゾリン**です．

処方例：成人で，体重50 kg，腎機能正常な場合
- セファゾリン1回1gを8時間ごと（1日3g）

【最適治療】 血液培養が陰性の場合，原因微生物が同定できない場合もあります．

その場合は，臨床経過をみながら，抗菌薬の治療を継続します．臨床経過では，発熱があった患者では解熱したかどうか，蜂窩織炎の部分の**発赤**，**腫脹**，**痛み**などが改善してきているかどうかで**判断**します．臨床的に改善している場合は，セファゾリンを継続します．

もし，臨床的に改善してきていない場合，**膿瘍や骨髄炎の有無**なども考慮して，造影CTなどによる**病変部の画像評価**を検討します．または，**外科的に膿のドレナージ**なども検討します．

【標準的な投与期間】 蜂窩織炎では，一般的な投与期間は，7～14日間です．

2) 壊死性筋膜炎

【初期治療】 Ⅰ型なのか，Ⅱ型なのかは，最初は区別がつきません．つまり，単一微生物によるものなのか，複合菌感染なのかは，身体所見では区別がつかないのです．

そのため，結果として単一微生物によるものであったとしても，二次性の複合菌感染を考慮して，**複合菌感染として，治療初期には，広域カバー（グラム陽性菌，グラム陰性菌，嫌気性菌）をするのが一般的**です．この場合，緑膿菌のカバーもします．次の併用治療などが推奨されています[8]．

推奨されている併用例：

カルバペネム系＋クリンダマイシン（＋バンコマイシン）
または，ピペラシリン・タゾバクタム＋クリンダマイシン（＋バンコマイシン）

> **重要！** この場合，**クリンダマイシンは，病因であるトキシン（タンパク）の産生を抑制する目的で使用**します．クリンダマイシンは，タンパク合成阻害薬だからです．

また，死亡率を下げるなどの明確なエビデンスはないのですが，壊死性筋膜炎の際に，**免疫グロブリンの投与**をすることも欧米では標準的になってきています．免疫グロブリンの投与量，投与期間は，はっきりとしたものは推奨されていません．これまでの症例報告やケースシリーズの論文では，国内の保険用量をはるかに超える量が投与されています．

免疫グロブリンの投与は，**腎不全の患者には控えることが望ましい**です．

例えば免疫グロブリン 400 mg/kg/day を 3～5 日間.

つまり，体重 50 kg の人で，免疫グロブリン 1 日 20 g を 3～5 日間です．

処方例：成人で体重 50 kg 以上，腎機能正常な場合

- メロペネム 1 回 1 g を 8 時間ごと（1 日 3 g, 保険用量 3 g）*

＊メロペネムは，2011 年 3 月，好中球減少時の発熱に加え，一般感染症にもこの用量が保険適用承認されました（詳細は添付文書参照）．

  または，イミペネム 1 回 500 mg を 6 時間ごと（1 日 2 g）
  ＋クリンダマイシン 1 回 600 mg を 8 時間ごと（1 日 1,800 mg）
  ＋バンコマイシン 1 回 1 g を 12 時間ごと（1 日 2 g）

- ピペラシリン・タゾバクタム 1 回 4.5 g を 6 時間ごと（1 日 18 mg）
  ＋クリンダマイシン 1 回 600 mg を 8 時間ごと（1 日 1,800 mg）
  ＋バンコマイシン 1 回 1 g を 12 時間ごと（1 日 2 g）

【最適治療】 水疱，血液，組織などの検体の培養結果に基づき，ディ・エスカレーションします（p.41 参照）．

ただし，患者の状態が重篤で，ICU などに入室していることが多いため，培養結果後も，二次感染による複合菌感染のため，上記の初期治療を継続する場合もあります．

壊死性筋膜炎の I 型の *Clostridium perfringens* は，第 1 選択薬はペニシリン G または，クリンダマイシンです．

壊死性筋膜炎の II 型の *Streptococcus pyogenes* は，第 1 選択薬はペニシリン G です．壊死性筋膜炎の II 型の *Staphylococcus aureus* は，第 1 選択薬はナフシリン，オキサシリン（日本未認可），代替薬はセファゾリン（国内ではこれを使用）です．

【標準的な投与期間】 壊死性筋膜炎の場合，外科的デブリドメントの範囲にもよりますが，通常 4 週間程度はかかります．

参考文献（蜂窩織炎，皮膚・軟部組織感染）

8) 米国感染症学会 IDSA 皮膚・軟部組織感染ガイドライン．http://www.journals.uchicago.edu/doi/pdf/10.1086/497143（ダウンロード無料）

B. 市中肺炎

市中肺炎は，もっともコモンな病気のひとつです．学生，初期研修医の頃から，適切に治療できるようになるとよい疾患です．市中肺炎では，入院の適応を判断することが重要です．市中肺炎の入院基準となる重症度の判定で，とても簡便な方法があります．英国胸部学会（British Thoracic Society, BTS）が提唱している CURB-65 という基準です．

VI 重要な感染症へのアプローチ

> **学ぼう！ 市中肺炎の入院基準となる重症度基準　CURB-65**
>
> | | | |
> |---|---|---|
> | C | confusion | 意識障害 |
> | U | uremia | 腎機能障害 BUN ＞ 20 mg/dL |
> | R | respiration | 呼吸数 ＞ 30/分 |
> | B | blood pressure | 血圧低下 収縮期 ＜ 90 mmHg |
> | | | 拡張期 ≦ 60 mmHg |
> | 65 | | 65 歳以上 |

CURB-65 は，重症肺炎となる可能性を予測し，入院を考慮するのです．上記に当てはまる場合には，患者さんに入院してもらい対応します．

1　代表的な原因微生物

市中肺炎の代表的な微生物には次の6種類があります（p.38 参照）．

Streptococcus pneumoniae　肺炎球菌
Haemophilus influenzae　インフルエンザ菌
Moraxella catarrhalis　モラキセラ
Mycoplasma pneumoniae　マイコプラズマ
Chlamydophila pneumoniae　クラミドフィラ
Legionella pneumophila　レジオネラ

また，そのほかにウイルスによる肺炎もあります．インフルエンザ，パラインフルエンザ，コロナウイルスなど，さまざまな"かぜ"症候群を起こす**呼吸器ウイルス**により高齢者などでは肺炎を発症することがあります．またこれらのウイルス性肺炎に，二次性の細菌性肺炎を合併することも多いことが知られています．その場合の**二次性の細菌性肺炎の原因は，肺炎球菌や黄色ブドウ球菌**が代表です．

また国内では，**結核が非常に蔓延していますので，結核も常に念頭においておいてください**．特に**高齢者，特定のリスクがある患者（糖尿病，腎臓病，人工透析患者，胃切除術後，血液悪性疾患，ステロイド投与中など）**では要注意です．日本は，欧米先進国の数倍の結核発症率です．最近の報告では，人口10万人あたり，22人程度，欧米先進国では，おおよそ人口10万人あたり，5～6人程度です．

2　診断方法

・肺炎の診断方法

臨床的に総合的な判断が必要です．医療面接（病歴），身体所見（肺の異常

音 crackle, wheezing), 白血球増加, 胸部 X 線での新しい浸潤影など.

- **原因微生物の特定方法**

入院患者の場合, 原因微生物の特定は, 喀痰のグラム染色と培養, および血液培養 2 セットから行います. 結核の鑑別は, 抗酸菌染色と培養, TB-PCR を最低 3 回は提出します.

非定型肺炎（マイコプラズマ, クラミドフィラ, レジオネラなど）のうち, 迅速診断できるのは, レジオネラです. レジオネラは, *Legionella pneumophila* serogroup 1 に関しては, 尿中の抗原検査がすぐにできます. 感度 60～90％, 特異度 99％程度なので, 非常に便利です.

ただし, *Legionella pneumophila* serogroup 1 以外のレジオネラは診断できません. この点に要注意です. 温泉旅行などのリスクがあり, 臨床的に合致する場合は, **尿中抗原が陰性でも, レジオネラのほかの種の感染の可能性を考慮**して, 治療をする場合もあります.

外来患者の場合, 原因微生物の特定は困難であることが多いので, 前記の 6 つの微生物を考慮して, 初期治療（エンピリック治療）を行います. 外来でも, 喀痰検査ができる場合は行います. 特に結核の鑑別は重要です.

3 一般的な対応の仕方

入院時には, バイタルサイン（血圧, 脈, **呼吸数**, 体温）を確認します. 特に呼吸数を記録してください. 呼吸数の記載がカルテになく, 経過中に改善しているかのフォローができない場合があります. また, 呼吸状態は, 呼吸数, **酸素飽和度 O$_2$ Sat** も記録します. 必要に応じて, **血液ガス ABG** も行います.

4 抗菌薬による治療

【初期治療】 前述した市中肺炎の 6 つの原因微生物をカバーします (p.38, 163 参照).

市中肺炎の初期治療の処方例：成人で体重 50 kg 以上, 腎機能正常な場合.

- セフトリアキソン 1 回 1 g を 12 時間ごと, または 1 回 2 g を 24 時間ごと（ともに 1 日 2 g）
  ＋アジスロマイシン（静注 or 経口）1 回 500 mg を 1 日 1 回（3 日間のみ）
  または,
- アンピシリン・スルバクタム 1 回 3 g を 6 時間ごと (1 日 12 g までが 2013 年に保険承認)
  ＋アジスロマイシン（静注 or 経口）1 回 500 mg を 1 日 1 回（3 日間のみ）

市中肺炎の初期治療の注意点は, **結核のリスクを評価する**ことです. 結核のリスクがある場合, ニューキノロン系を開始してはいけません. ニューキノロン系を使用すれば, 結核を部分的に治療してしまいます. つまり, 単剤治療になり, **培養は陰性化し診断を遅らせ, 単剤治療による結核菌の薬剤耐性**が生じ,

Ⅵ 重要な感染症へのアプローチ

公衆衛生学的にも大きな不利益になります.

【最適治療】　喀痰のグラム染色と培養,または血液培養で,微生物が特定できた場合には,それぞれの微生物による最適治療に変更します.

- 肺炎球菌：第1選択薬は,ペニシリンG（アンピシリンで代替可能）,セフトリアキソン.
- インフルエンザ菌：第1選択薬は,アンピシリン,セフトリアキソン,ニューキノロン系など.
- モラキセラ：第1選択薬は,アンピシリン・スルバクタム,セフトリアキソン.
- 非定型肺炎（マイコプラズマ,クラミドフィラ,レジオネラなど）はアジスロマイシン（またはクラリスロマイシン）,ニューキノロン系,テトラサイクリン系（ドキシサイクリン,ミノサイクリン）です.

[肺炎球菌の感受性について]

第Ⅳ章の肺炎球菌の項（p.62）参照.

表Ⅵ-1　CLSIによる肺炎球菌に対するペニシリンの感受性ブレイクポイント（2008年現在）

	S (sensitive)	I (intermediate)	R (resistant)
髄膜炎	≦0.06 μg/mL	—	≧0.12
非髄膜炎,静脈注射ペニシリン使用の場合	≦2	4	≧8
非髄膜炎,経口ペニシリン使用の場合	≦0.06 μg/mL	0.12〜1	≧2

注）CLSI：Clinical and Laboratory Standards Institute

参考：・米国CDCの週報のサイト（新ブレイクポイントの表あり）　http://www.cdc.gov/mmwr/preview/mmwrhtml/mm5750a2.htm#tab
　　　・米国感染症学会IDSAのサイト　http://www.idsociety.org/newsArticle.aspx?id=11010

肺炎球菌による肺炎の治療では,ペニシリンのブレイクポイントは表Ⅵ-1のように高い設定になっています.そのため,多くの株が高用量のペニシリンGで治療できます.

【標準的な投与期間】　市中肺炎の一般的な治療期間は,**7〜10日間程度**です.重症度や合併症の有無で,14日間程度治療する場合もあります.

米国感染症学会IDSAの市中肺炎のガイドラインでは,**市中肺炎は,最低5日間は治療し,抗菌薬の中止前には,少なくとも48〜72時間解熱,かつ臨床的に安定（バイタルサイン,酸素化,意識状態,経口摂取可能）**していることが,抗菌薬の中止の条件として推奨されています[9].もし,肺炎球菌や黄色ブドウ球菌などの**血流感染の合併がある場合には,14日間治療**します.

欧米諸国では,医療費削減の目的で,市中肺炎に関してさまざまな臨床試験が行われ,治療期間がより短くできないかどうか研究されてきました.例えばレボフロキサシン750mg　1日1回で5日間の治療などです.現在,国内では,

保険用量内での抗菌薬で7〜14日間程度の治療期間が標準的であると考えられます．

> **参考文献（市中肺炎）**
> 9) 米国感染症学会IDSA　市中肺炎ガイドライン. Clin Infect Dis. 44：S27-S72, 2007. http://www.journals.uchicago.edu/doi/pdf/10.1086/511159（ダウンロード無料）
> ・日本呼吸器学会　成人市中肺炎診療ガイドライン. http://www.jrs.or.jp/home/modules/glsm/index.php?content_id=16（ダウンロード無料，印刷不可）

C. 尿路感染

尿路感染には次の2つの分類があります．

学ぼう！　尿路感染の分類
- 単純尿路感染
- 複雑性尿路感染（合併症を伴う）

市中感染の単純尿路感染の多くは，膀胱炎 cystitis で，特に既往歴のない若い女性が多いのが特徴です．複雑性尿路感染には，**男性の尿路感染**（通常，尿路結石，前立腺病変などを伴う），**腎盂腎炎，尿路結石などを伴う尿路感染，尿路感染症性敗血症 urosepsis** などが含まれます．

1 代表的な原因微生物

市中の尿路感染では，腸内細菌が主です（p.38 参照）．
市中の尿路感染

Escherichia coli

Klebsiella pneumoniae

Proteus spp.

Enterococcus spp.

Staphylococcus saprophyticus など

もし，糖尿病の既往がある場合（免疫不全あり），または入退院を繰り返す患者，長期療養施設に入所している患者などの場合，医療関連感染としての考慮が必要であるため，*Pseudomonas aeruginosa*，*Enterococcus* spp. の2つ，つまり，**緑膿菌と腸球菌も原因微生物として考慮**します．

若い女性では，*Staphylococcus saprophyticus* というブドウ球菌の一種も尿路感染を起こすことが知られています．注意として，**黄色ブドウ球菌は，尿路**

感染は起こしません．大腸菌のように，尿管の上皮細胞との親和性により尿路感染を起こす菌とは異なります．もし，尿培養から黄色ブドウ球菌が検出された場合には，下記の3つを想定します（p.54参照）．

> **重要！　黄色ブドウ球菌が尿培養から検出されたとき**
>
> - 黄色ブドウ球菌による血流感染，感染性心内膜炎．
> - 腎臓，前立腺などの黄色ブドウ球菌による膿瘍．
> - 尿採取時のコンタミネーション（特に長期の尿路カテーテル挿入患者など）．

2　診断方法

医療面接および身体所見の所見も合致し，尿の一般検査で，白血球増加，亜硝酸陽性など．

かつ，尿培養で，尿路感染を起こすことが知られる微生物が $\geq 10^5$ CFU/mL（CFU：コロニー形成単位 colony forming units）検出される状態であれば，診断できます．

もし，患者さんが入院する場合には，**血液培養2セット採取**します．尿路感染で全身症状の発熱（または低体温）がある場合，単純な膀胱炎 cystitis ではなく，合併症を伴う尿路感染 complicated urinary tract infections として，**腎盂腎炎などの合併症を伴う尿路感染としての治療が必要**です．その場合，尿培養または，血液培養が陽性であれば，微生物学的な確定診断がつきます．

3　一般的な対応の仕方

市中の尿路感染は，疫学的に解剖学的な特徴から女性のほうがかかりやすいのです．尿道が短いため，会陰部などに保菌された腸内細菌が逆行性（上行性）に感染を起こします．

逆に，男性の尿路感染は，通常，なんらかの合併症（リスクファクター）がない限り起こりにくいのです．そのため，**市中で，男性の尿路感染を診断した場合，尿路結石，前立腺腫大，前立腺癌などによる尿路の閉塞がないか確認する**ことが必須です．

> **病院内発生の尿路感染のリスクファクター**
>
> 医療関連感染での尿路感染は，最大のリスクファクターが，男女問わず（性別によらず），**尿路カテーテル**です．尿路カテーテルが挿入されている患者さんは，常に尿路感染のリスクがあります．毎日の診察で，尿路カテーテルが挿入されてからの日数を認識し，適応がなければ早期に抜去することが重要です．

4　抗菌薬による治療

【初期治療】　主に，前記の腸内細菌をターゲットにします．

■ 入院治療の場合：

処方例1：成人で体重50 kg以上，腎機能正常な場合

- セフトリアキソン　1回1 gを12時間ごと，または2 gを24時間ごと（1日2 g）
  または
- アンピシリン・スルバクタム1回3 gを6時間ごと（1日12 gまでが2013年に保険承認）

　免疫不全のある患者さんの場合や，医療関連感染としての考慮が必要な場合には，緑膿菌のカバーを考慮します．

処方例2：成人で体重50 kg以上，腎機能正常な場合

- ピペラシリン・タゾバクタム1回4.5 gを6時間ごと（1日18 g）
  または，
- セフェピム1回1 gを8〜12時間ごと（1日2〜3 g）

■ 外来診療の場合：

処方例：成人で体重50 kg以上，腎機能正常な場合

- アモキシシリン・クラブラン酸　1回375 mgを1日3〜4回（1日1,125 mg〜）
  または，
- レボフロキサシン　1回500 mgを1日1回（1日500 mg）

　欧米の教科書などでは，尿路感染の外来治療薬として，ST合剤が標準薬のひとつとして記載されています．国内での使用は頻度が相対的に少ない状況です．世界的に，腸内細菌（特に大腸菌など）のST合剤に対する耐性化は進行しています．

国外での処方例

- ST合剤の，DS[註]（160/800 mg合剤）　1錠を1日3回
  （1日トリメトプリム分で480 mg）

註　DS：double strength，トリメトプリム/サルファメソキサゾール160/800 mgの合剤
　　SS：single strength，トリメトプリム/サルファメソキサゾール80/400 mgの合剤
　　国内では，SSのみ承認され使用されています．

ただし，大腸菌の抗菌薬に対する耐性化が進行していることに留意が必要です．外来で尿培養が提出できれば提出し，もし臨床的に改善しない場合は，再診してもらい，その時点で，培養と感受性結果に基づいた治療に変更することも考慮します．

【最適治療】　尿培養，または，血液培養で同定された各微生物の第1選択薬に変更します．第Ⅳ章微生物の基本の項（p.52〜）も参照．

- *E. coli* の第1選択薬は，アンピシリン，セファゾリン，セフトリアキソンなど．外来では，ST合剤，ニューキノロン系など
- *Klebsiella pneumoniae* の第1選択薬は，セファゾリン，アンピシリン・スルバクタム，セフトリアキソンなど．外来では，ST合剤，ニューキノロン系など
- *Proteus* spp.　感受性があれば，アンピシリン，セファゾリン．
  これらに感受性がなければ，セフトリアキソンなど
  外来では，ST合剤，ニューキノロン系など
- *Enterococcus* spp. の第1選択薬は，アンピシリン
  アンピシリン耐性の場合，バンコマイシン
  バンコマイシン耐性の場合，リネゾリド

> **重要！** 腸球菌は，セフェム系，カルバペネム系，ニューキノロン系ではカバーできません．特に腸球菌の血流感染ではこれらの抗菌薬は臨床的に無効です．尿路感染の場合，ニューキノロン系で治療する場合もありますが，最良の抗菌薬ではありません．

また例外的に，*E. faecalis* のみイミペネム（メロペネムは耐性）に感受性がある場合，治療に使用してもよい場合はあります．しかしながら原則は，アンピシリンが第1選択薬です．

【標準的な投与期間】
- 単純性膀胱炎　外来診療で，3日間
- 複雑性尿路感染
- 腎盂腎炎：入院治療で，通常10〜14日間（血流感染があるとして治療）
- 血流感染を伴う尿路感染：最低14日間
- 尿路結石を伴う尿路感染：尿路結石を除去することが前提です．尿路結石が残存していると再発します．そのため，14〜21日間など少し長期に治療することが多くなります．
- 前立腺炎を合併している場合：21日間
- 前立腺膿瘍，または腎膿瘍を合併している場合：膿のドレナージを原則とします．その上で最低4週間程度．画像検査で，膿瘍が消失するまでが基本．

> **重要!** 医療関連の尿路感染では，尿路カテーテルを抜去または入れ替えが原則．抗菌薬の治療期間は 7〜10 日間．血流感染を伴う場合は，原則として最低 14 日間．

> **学ぼう!**
>
> **妊婦の無菌性細菌尿**
>
> **妊婦の B 群 β 溶血連鎖球菌などによる無症候性細菌尿**
> 妊婦は，無症候性に会陰部に B 群 β 溶血連鎖球菌 *Streptococcus agalactiae* などを保菌することがあります．保菌により妊婦本人が妊娠中に腎盂腎炎になるリスクが高く，また，周産期では新生児の敗血症のリスクにもなります．そのため，妊婦検診などの定期の尿培養で，無症候性細菌尿として B 群 β 溶血連鎖球菌 *Streptococcus agalactiae* などが検出された場合には，全例治療対象になります．これはとても重要なので覚えておいてください．妊婦は**無症候性細菌尿が全例，治療対象になる状況**です（下記ガイドライン参照）．
>
> 参考：米国感染症学会 IDSA　無症候性細菌尿ガイドライン．Clin Infect Dis. 40：643-654, 2005. http://www.journals.uchicago.edu/doi/pdf/10.1086/427507（ダウンロード無料）

参考文献（尿路感染）

- Wu HM, et al：Urinary tract infection. In：Schlossberg D editors. Clinical Infectious Diseases. Cambridge University Press, p.449-456, 2008.

D. 髄膜炎

　市中の髄膜炎では，もっとも重要なのが，迅速な治療を要する**細菌性髄膜炎，単純ヘルペス脳炎（Herpes simplex 脳炎）**です．また，髄膜炎の原因微生物として，臨床的に鑑別の対象として常に考慮しておくべき微生物として，**結核，梅毒，クリプトコッカス**があります．

1　代表的な原因微生物

> **髄膜炎菌**
> 日本では，欧米と比べ，相対的に髄膜炎菌 *Neisseria meningitidis* による髄膜炎は少ないと報告されている．

表VI-2	細菌性髄膜炎の原因微生物と治療薬（年齢別）	
年齢	原因微生物	治療薬
新生児	Streptococcus agalactiae, E. coli, Listeria monocytogenes, Klebsiella pneumoniae	アンピシリン＋セフォタキシム または，アンピシリン＋ゲンタマイシン
1〜23ヵ月	Streptococcus agalactiae, E. coli, Haemophilus influenzae, Streptococcus pneumoniae, Neisseria meningitidis	バンコマイシン＋セフトリアキソン （または，セフォタキシム）
2〜50歳	Streptococcus pneumoniae, Neisseria meningitidis	バンコマイシン＋セフトリアキソン （または，セフォタキシム）
50歳以上	Streptococcus pneumoniae, Neisseria meningitidis, Listeria monocytogenes, グラム陰性菌	バンコマイシン＋セフトリアキソン （または，セフォタキシム） ＋アンピシリン

・Tunkel AR：Bacterial meningitis. In：Schlossberg D editors. Clinical Infectious Diseases. Cambridge University Press, table73-2, 2008.

2 診断方法

血液培養2セット採取します．

髄液検査では下記の項目を提出します．

- 白血球と分画（分画がないと評価できません）
- 糖と血糖（髄液採取時の同時の血糖は必須）
- タンパク

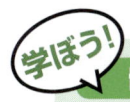

学ぼう！ 髄液のクロールは不要

国内では，クロールなどを提出していることが多いですが，診断にはあまり意味がないので提出する必要はありません．

[髄液の培養に関して]

髄液のグラム染色と細菌培養．

必要に応じて，抗酸菌染色と培養，結核のPCR（TB-PCR）．

必要に応じて，主にクリプトコッカスを想定し真菌染色と培養．

クリプトコッカス（酵母の真菌）の確定診断方法

墨汁染色 India ink は，クリプトコッカスを探しています．クリプトコッカスは，莢膜 capsule を持っており，特徴的に，その莢膜が白く抜けて見えます．**墨汁染色の感度は70%程度**です．また，クリプトコッカスの診断では，**血中および髄液中のクリプトコッカス抗原を提出します**．この抗原は，莢膜に対する抗原の検査です．**感度は90%以上です．特異度も高く90%程度です**．ただし，まれにクリプトコッカスの株で莢膜を持たない株があり，その場合，抗原検査は陰性です．その場合，真菌培養で確定診断がつきます．

- 結核のPCR（TB-PCR）は，髄液では感度が60～70％程度です．そのため，**TB-PCRが陰性でも，結核性髄膜炎は，除外したことにはなりません．**結核培養の結果を待つことが必要です．結核の培養も偽陰性になることもあり，結核性髄膜炎の診断に苦慮する場合もあります．その場合，臨床的に抗結核薬で治療開始するか，または，髄膜の生検なども考慮し確定診断をつける場合もあります．
- 梅毒に関しては，神経梅毒の診断をすることになります（p.84参照）．血清中梅毒反応RPRを提出します．髄液中のRPRも提出します（欧米では，髄液中はVDRL検査法といいます）．
- 単純ヘルペス脳炎の確定診断は，髄液中のHSV-PCRです．**感度・特異度とも95％以上**です．HSV-PCRは，アシクロビルacyclovirの治療を開始して1週間程度経過していても，まだ50％程度は陽性になることが知られています．そのため，治療開始後でも，もし必要があれば提出することにより単純ヘルペス脳炎を確定診断することができます．血清中の単純ヘルペスの抗体IgM，IgGを測定しても，単純ヘルペス脳炎の診断には無意味です．単純ヘルペスウイルスは，成人の多くが既感染しています．抗体も陽性のことが多いため，ヘルペス脳炎の確定診断には役立ちません．

3 一般的な対応の仕方

細菌性髄膜炎は，medical emergencyのひとつです．一刻も早く抗菌薬を投与する必要があります．

細菌性髄膜炎の，臨床現場での理想的なマネジメントの順番は，

① **A, B, C**：Airway, Breathing, Circulationを確認．必要なら挿管，補液開始，昇圧薬開始．
② 血液培養2セット採取．
③ ステロイド投与　デキサメタゾン　1回0.15 mg/kgを6時間ごと　2～4日間
④ 初期治療の抗菌薬開始
　（血液培養を抗菌薬投与前に採取しているので診断はつきます）
⑤ 頭部CT（意識障害，局所の神経学的な所見がある場合）
⑥ 腰椎穿刺

実際の現場では，下記の順番になることが多いと思います．

① **A, B, C**：Airway, Breathing, Circulationを確認．必要なら挿管，補液開始，昇圧薬開始．
② 頭部CT（意識障害，局所の神経学的な所見がある場合）
③ 腰椎穿刺

④ 血液培養 2 セット採取
⑤ ステロイド投与　デキサメタゾン　1 回 0.15 mg/kg を 6 時間ごと　2〜4 日間
⑥ 初期治療の抗菌薬開始

> **髄膜炎の治療のポイント**
>
> 治療のポイントは，一刻も早く有効な抗菌薬を開始することです．その際，血液培養を迅速に採取し，微生物学的な確定診断がつくようにしておくことが重要です．

4　抗菌薬による治療

【初期治療】　年齢別に推奨される初期治療薬は**表Ⅵ-2**（p.171）を参照してください．

細菌性髄膜炎の治療では，**髄液移行性のある抗菌薬を大量投与することが必要**です．一般にベータラクタム系は，**血清中の濃度の 15〜20% 程度しか髄液に移行しません**．

さらに，各年齢層で，もし，単純ヘルペス脳炎が想定される場合は，アシクロビルを併用します．

> **重要!　細菌性髄膜炎の抗菌薬治療**
>
> - バンコマイシンの使用は，ペニシリン耐性肺炎球菌に対して適応があります．国内では保険適用がブランド商品にのみ承認されています．ジェネリックのバンコマイシンには未承認です．
> - 成人 50 歳以上で，アンピシリンを使用するのは，リステリアを対象にしています．セフェム系は，リステリアには無効です．第 1 選択薬はアンピシリン，ペニシリンアレルギーのある患者さんには，ST 合剤が適応です．

次に各微生物ごとに初期治療（感受性が判明するまで）と最適治療を提示します．

表Ⅵ-3　細菌性髄膜炎の微生物ごとの感受性判明までの初期治療

微生物	治療薬
Streptococcus agalactiae	アンピシリン　またはペニシリン G
E. coli	セフォタキシム（またはセフトリアキソン）
Listeria monocytogenes	アンピシリン，ST 合剤
Klebsiella pneumoniae	セフォタキシム（またはセフトリアキソン）
Haemophilus influenzae type b*	セフォタキシム（またはセフトリアキソン）
Streptococcus pneumoniae	バンコマイシン＋セフトリアキソン
Neisseria meningitidis	セフトリアキソン

＊p.174 の学ぼう！参照．

表Ⅵ-4　細菌性髄膜炎の微生物ごとの感受性判明後の最適治療

微生物	治療薬
Streptococcus agalactiae	アンピシリン　またはペニシリンG
E. coli	セフォタキシム（またはセフトリアキソン）
Listeria monocytogenes	アンピシリン，ST合剤
Klebsiella pneumoniae	セフォタキシム（またはセフトリアキソン）
Haemophilus influenzae type b*	セフォタキシム（またはセフトリアキソン）
Streptococcus pneumoniae＊＊	ペニシリン 　MIC ＜ 0.1 μg/mL のとき，ペニシリンG，またはアンピシリン 　MIC 0.1〜1 μg/mL のとき，セフトリアキソン 　MIC ≧ 2 μg/mL または，セフトリアキソン MIC ≧ 1 μg/mL のとき 　バンコマイシン＋セフトリアキソン
Neisseria meningitidis	ペニシリン 　MIC ＜ 0.1 μg/mL のとき，ペニシリンG，またはアンピシリン 　MIC 0.1〜1 μg/mL のとき，セフトリアキソン

＊下記の学ぼう！参照．　＊＊2008年にペニシリン感受性のブレイクポイントが変更された（表Ⅵ-5 参照）．
・Tunkel AR：Bacterial meningitis. In：Schlossberg D editors. Clinical Infectious Diseases. Cambridge University Press, table73-3, 2008.

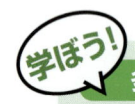

学ぼう！　多剤耐性インフルエンザ菌

日本では，BLNAR（β-lactamase negative ampicillin resistance）と呼ばれる多剤耐性のインフルエンザ菌が蔓延しており，治療に苦慮します．ペニシリン結合タンパク（PBP）が変化しているため，ベータラクタム系単剤での治療が困難な場合が多く，現在，小児科領域では，臨床上大きな問題になっています．臨床的なデータは乏しいですが，カルバペネム系＋セフォタキシムの併用などが使用されています．

・***Streptococcus pneumoniae*** 肺炎球菌の感受性について

第Ⅳ章の肺炎球菌の項（p.63）参照．

表Ⅵ-5　CLSIによる肺炎球菌に対するペニシリンの感受性のブレイクポイント（2008年現在）

	S (sensitive)	I (intermediate)	R (resistant)
髄膜炎	≦0.06 μg/mL	—	≧0.12
非髄膜炎，静脈注射ペニシリン使用の場合	≦2	4	≧8
非髄膜炎，経口ペニシリン使用の場合	≦0.06 μg/mL	0.12〜1	≧2

注）CLSI：Clinical and Laboratory Standards Institute
参考：米国CDCの週報のサイト（新ブレイクポイントの表あり）　http://www.cdc.gov/mmwr/preview/mmwrhtml/mm5750a2.htm#tab

【初期治療】 細菌性髄膜炎の初期治療の処方例：成人 60 歳で体重 50kg 以上，腎機能正常な場合

- デキサメタゾン　1 回 0.15 mg/kg（＝7.5 mg）を 6 時間ごと（2～4 日間）
  ＋セフトリアキソン 1 回 2 g を 12 時間ごと（1 日 4 g）
  ＋バンコマイシン 1 回 1 g を 12 時間ごと　または 500 mg を 6 時間ごと（1 日 2 g）
  ＋アンピシリン 1 回 2 g を 4 時間ごと（1 日 12 g）
  ±アシクロビル　1 回 10 mg/kg（＝500 mg）を 8 時間ごと（体重 50 kg の場合 1 日 1,500 mg）

【標準的な投与期間】

表VI-6　細菌性髄膜炎の標準的治療期間

原因微生物	期間
Streptococcus agalactiae	14～21 日間
E. coli	21 日間
Listeria monocytogenes	21 日間以上
Klebsiella pneumoniae	21 日間（E. coli に準じて）
Haemophilus influenzae type b	7 日間（ただし BLNAR 株などの場合，より長期に必要）
Streptococcus pneumoniae	10～14 日間
Neisseria meningitidis	7 日間

・Tunkel AR：Bacterial meningitis. In：Schlossberg D editors. Clinical Infectious Diseases. Cambridge University Press, table73-3, 2008.

参考文献（髄膜炎）

- 米国感染症学会 IDSA　細菌性髄膜炎ガイドライン. Clin Infect Dis. 39：1267-1284, 2004.
  http://www.journals.uchicago.edu/doi/pdf/10.1086/425368（ダウンロード無料）

E. 感染性心内膜炎

　感染性心内膜炎は，血流感染のひとつです．そして，**感染症のなかでももっとも重篤かつ重要な感染症**です．そのため，将来進む診療科を問わず，しっかりと基本は知っておく必要があり，初期研修医の時代に症例として経験し実際に学ぶ必要がある代表的な疾患です．

　有効な抗菌薬が開発され，使用されている現在でも，まだまだ死亡率が高い疾患のひとつです．特に，**黄色ブドウ球菌による感染性心内膜炎の診断，治療が遅れることによる死亡率や合併症の合併率は高いので注意が必要です**．

> **学ぼう！** 感染性心内膜炎の分類
>
> 感染性心内膜炎は，2つに分類されています．ひとつは，**自己弁 native valve の心内膜炎**，もうひとつは，**人工弁 prosthetic valve による心内膜炎**です．

　感染性心内膜炎も，medical emergency のひとつなのですが，特に**人工弁の感染性心内膜炎は，即死のリスクもある緊急事態**です．感染により縫合が緩み，人工弁が外れたり，近接の組織が破裂することにより，突然の心不全，大量出血で死亡のリスクがあるからです．

　自己弁なのか人工弁なのか，これらを区別して認識することは重要です．それは原因となる微生物が異なるからです．

　人工弁が挿入されている患者の"発熱"では，まず，人工弁による感染性心内膜炎を鑑別してください．外来で，血液培養も採らずに帰宅させてはいけない代表例です．

1 代表的な原因微生物

1）自己弁の感染性心内膜炎（大雑把な割合）[10〜12]

Viridans *Streptococcus*	緑色連鎖球菌	30〜40％程度
Staphylococcus aureus	黄色ブドウ球菌	30％程度
Enterococcus spp.	腸球菌	10％程度
HACEK	口腔内常在のグラム陰性菌5種類	5〜6％程度

> **学ぼう！** "HACEK"とは
>
> **HACEK**
> H：*Haemophilus*　ヘモフィルス
> A：*Actinobacillus*　アクチノバシラス
> C：*Cardiobacterium*　カーディオバクテリウム
> E：*Eikenella*　アイケネラ
> K：*Kingella*　キンゲラ
>
> HACEKとは，口腔内の常在菌の頭文字をとったもの．これら5種類は，培養で特殊栄養を補充し，通常よりも長い期間（2〜4週間程度）血液培養を継続しておく必要がある菌です．HACEKは，培養されにくいことから，感染性心内膜炎で，しばしば"培養陰性心内膜炎 culture-negative endocarditis"として，教科書では疾患概念としてまとめられています．

2) 人工弁の感染性心内膜炎の原因微生物

- **初期（術後 2 ヵ月以内）**

  Coagulase negative *Staphylococcus* spp. コアグラーゼ陰性ブドウ球菌（通常，メチシリン耐性）

  Staphylococcus aureus 黄色ブドウ球菌

- **後期（術後 2 ヵ月以降）**

  Coagulase negative *Staphylococcus* spp. コアグラーゼ陰性ブドウ球菌（通常，メチシリン耐性）

  Staphylococcus aureus 黄色ブドウ球菌

  そのほか，自己弁の原因菌

2 診断方法

【医療面接・病歴】
医療面接，身体所見がもっとも重要であることは他疾患と変わりありません．
病歴で重要な点は，感染性心内膜炎のリスクを評価することです．

- 心臓弁の病変（弁膜症）の有無
  （僧帽弁逸脱症 MVP，高齢者の石灰化した弁，大動脈狭窄症 AS など）
- 先天性心臓疾患（心室中隔欠損症 VSD，卵円孔開存 PFO など）
- 静脈注射による不法薬物中毒

> **重要！ 感染性心内膜炎のリスクファクター**
>
> 入院患者では，**中心静脈カテーテル挿入の有無**が重要です．

【身体所見】
特徴的な所見を巻頭アトラスに示しました．

- 眼瞼結膜の出血斑（巻頭アトラス 41）
- 眼底の出血斑 Roth spots ロート斑
- 四肢先端の出血斑：
  Osler's node オスラー結節，Janeway lesion ジェンウェイ病変（巻頭アトラス 42～44）
- 爪下出血 splinter hemorrhage　など

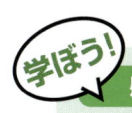

> **学ぼう！ 感染性心内膜炎の代表的な身体所見**
>
> - Osler's node オスラー結節：痛みを伴う病変，免疫複合体による病変，病変部の培養は陰性．
> - Janeway lesion ジェンウェイ病変：無痛の病変．病変部を培養すると原因微生物が検出される．
> - 眼底の出血斑 Roth spots ロート斑：免疫に関連した病変です．

オスラー結節とジェンウェイ病変の2つを身体所見で区別することは困難ですが，ともに感染性心内膜炎を示唆する重要な身体所見であることを知っておくことが重要です．**意識的に探さなければ，簡単に見逃し，認識できない所見**です．

> **学ぼう！　手のひら・足の裏の病変**
>
> 手のひら，足の裏に病変を起こす疾患は限られています．これらを明確に認識しておくことは，早期に確実な診断を下す有力なコツです．下記は，臨床現場で遭遇する手のひら，足の裏に病変を起こす疾患の代表例です．
>
> - Stevens-Johnson syndrome スティーブンス・ジョンソン症候群（多形性紅斑 erythema multiforme など）
> - 感染性心内膜炎（Osler's node オスラー結節，Janeway lesion ジェンウェイ病変）
> - 麻疹
> - 梅毒（第2期）（巻頭アトラス 35・36 参照）
> - 手足口病 （コクサッキーウイルス）
> - 天然痘　など

【検査所見】　血液培養は，**原則3セット採取**します．

> **重要！** 感染性心内膜炎とは，"いつでも，どこでも菌血症"の状態です．したがって，血液培養でこれを証明することです．

つまり，血液培養の採取時間と採取部位を変えても"いつでも菌血症"なら，心内膜炎が原因であるというように結論付けられるのです．

感染性内膜炎は，通常，**医療面接（リスク評価）と身体所見，血液培養結果で，多くの症例は診断がついてしまいます**．画像的な確認の意味で，心エコーをする，というスタンスだと認識してください．逆に，心エコー所見で病変（例 vegetation など）が見つからなくても，心内膜炎として治療が必要な症例はあります．心内膜炎の診断＝心エコー施行，という思考方法ではないのです．

> **重要！** **心エコーは2種類**あります．
> 1つは，**経胸壁エコー**　vegetation 検出の感度は 70％程度
> もう1つは，**経食道エコー**　vegetation 検出の感度は，90％以上，大きさも 5 mm 以下検出可能

したがって，医療面接，身体所見から，感染性心内膜炎が鑑別としてあがり，心エコーをする前の**検査前確率 pre-test probability** がどのくらいかを認識した上で，心エコーをしてください．検査前確率が高い場合，心エコー所見の有無にかかわらず，治療をする場合もあります．

すべての検査は，"出す前に結果の可能性を予測し，プランを持っておく"ことが大切です．逆に，"**検査では，出た結果に対して，受身的に対応するのは不適切である**"ということです．

カリフォルニア大学サンフランシスコ校内科教授のローレンス・ティアニー先生の教えですが，

> **No assessment, No test.**
> **アセスメントせずに，検査を出すな．**

ということなのです．

確定診断に苦慮する場合は，**感染性心内膜炎の診断基準で修正デューク基準 Modified Duke Criteria** というのがあります．それを適用し，判断するということになります．厳密な基準は，American Heart Association の感染性心内膜炎の診断・治療のガイドライン，日本循環器学会の感染性心内膜炎の予防と治療に関するガイドラインを参照してください．無料ダウンロードできます[10〜12]．

感染症心内膜炎の診断基準

Modified Duke Criteria 概略[10]

〈診　断〉

■**Definite 確定診断**
　病理診断：下記のいずれかを満たす場合
　　・心臓弁などの組織培養から微生物が検出
　　・病理で，疣贅 vegetation や心臓内膿瘍が確定した場合
　臨床診断：下記のいずれかを満たす場合
　　・大項目 major criteria 2 つ
　　・大項目 major criteria 1 つと小項目 minor criteria 3 つ
　　・小項目 5 つ

■**Possible 可能性あり**
　　・大項目 major criteria 1 つと小項目 minor criteria 1 つ
　　・小項目 minor criteria 3 つ

■**Rejected 除外**
　　・心内膜炎を説明する確かな別の診断
　　・4 日以下の抗菌薬治療で，心内膜炎症候群が回復

- 術中または病理解剖で，抗菌薬の投与が4日以下でも感染性心内膜炎の所見なし
- 上記の感染性心内膜炎の可能性あり，の基準を満たさない場合

〈大項目 major criteria〉

■ 血液培養所見：下記のいずれか
- 血液培養2セット陽性
  感染性心内膜炎を起こすことで知られる微生物；viridans *Streptococcus*, *Streptococcus bovis*, HACEK, *Staphylococcus aureus*, *Enterococcus* spp. が検出．
- 血液培養最低2セット，または3セット陽性で，持続的な菌血症が示される場合
- 血液培養1セットで *Coxiella burnetii* が検出，または抗体検査で Phase 1 抗体が 1：800 以上

■ 心エコー所見の有無
- Vegetation，新しい逆流所見，弁周囲のリークなど，心内膜炎に合致した所見など

〈小項目 minor criteria〉
- 感染性心内膜炎のリスクの有無（弁膜症，薬物中毒など）
- 発熱 38℃以上
- 血管病変：出血斑，Janeway lesion など
- 免疫病変：糸球体腎炎，Osler's node, Roth spots，リウマチ因子 RF 陽性など
- 血液培養陽性で，大項目を満たさない状態

3 一般的な対応の仕方

臨床医学の基本は **A, B, C** です．Airway, Breathing, Circulation を確認してください．心不全などの症状があれば，迅速に対応することが救命の第一歩です．
感染症という観点からは，ともかく血液培養を採取することが重要です．そして，原因微生物を特定し，感受性を調べることが最優先されます．最低4〜6週間必要な抗菌薬治療を，原因微生物不明のまま，盲目的に（エンピリックに）行うのは，患者さんにとって大きな不利益です．臨床効果が得られない場合や，長期に使用する抗菌薬が副作用などで使用できない場合，対応策に苦慮することになるからです．

【外科適応の考慮】　一般的に外科適応になる状況は下記の通りです．これも参考文献のガイドライン[10, 11]も参照してください．
- 心不全のコントロールができない場合
- 菌血症が持続し，微生物学的にコントロールできない場合

- 僧帽弁の前尖で，vegetation の大きさが 10 mm 以上の場合
- 弁周囲膿瘍，弁破壊など
- 感染性塞栓のエピソードが，抗菌薬治療開始後の 2 週間以内に 1 回以上ある場合
- 真菌の感染性心内膜炎
- 人工弁の感染性心内膜炎　など

4 抗菌薬による治療

ここでは，ガイドライン[10, 11]に基づいた初期治療および最適治療を解説します．国内では，使用できる抗菌薬が異なる（例えばナフシリン，オキサシリンが未承認，ゲンタマイシンの保険用量が少ないなど）状況です．使用抗菌薬の用量は，体重，腎機能障害などを考慮しなければなりません．特に感染性心内膜炎では，心不全や糸球体腎炎で腎機能障害を伴う場合もあります．そのため，ここでは処方すべき抗菌薬の種類のみを提示します．用量は，参考文献として提示しているガイドラインやポケットマニュアルの定番熱病® Sanford guide なども参考にして，処方してください．

1）自己弁の感染性心内膜炎

【初期治療】　原因微生物，重症度を加味した選択になります．

欧米と国内では，ナフシリン（またはオキサシリン）が使用できるかどうかが状況として大きく異なっています．国内ではナフシリン（オキサシリン）が未承認のため，それを加味した選択になります．

MRSA，アンピシリン耐性腸球菌を考慮した選択では，

　　バンコマイシン　＋　ゲンタマイシン

熱病 Sanford guide® では，薬物中毒者でない患者の場合，次の併用が推奨されています．

　　ペニシリン G（またはアンピシリン）＋ ナフシリン ＋ ゲンタマイシン

[国内事情を加味した併用例]

- 発症が緩徐で，黄色ブドウ球菌の可能性が低く，viridans *Streptococcus* を主にカバーしたい場合

　　処方例

　　ペニシリン G（またはアンピリシン）＋ ゲンタマイシン

- 激烈な発症で，黄色ブドウ球菌の可能性が高い場合

　　処方例

　　バンコマイシン（MRSA に対して）
　　＋セファゾリン（バンコマイシンは，MSSA には静菌的）
　　＋ゲンタマイシン

【最適治療と標準的な投与期間】

■ viridans *Streptococcus* の場合

● ペニシリンの MIC が ≦ 0.12 μg/mL のとき

　　ペニシリン　または，セフトリアキソン　　治療期間 4 週間

● ペニシリンの MIC が > 0.12 μg/mL かつ ≦ 0.5 μg/mL のとき

　　ペニリシン　または，セフトリアキソン　　治療期間 4 週間
　　＋ゲンタマイシン（ゲンタマイシンは最初の 2 週間，ピーク値 3〜4 μg/mL を目標）

■ *Staphylococcus aureus*（MSSA）の場合

　国内では，第 1 選択薬のナフシリン（またはオキサシリン）が未承認．

　　セファゾリン　　治療期間　6 週間＋ゲンタマイシン

　　（ゲンタマイシンは最初の 3〜5 日間，ピーク値を 3〜4 μg/mL を目標）

■ *Staphylococcus aureus*（MRSA）の場合

　　バンコマイシン　　治療期間　6 週間

> **重要！ MRSA に対するバンコマイシンとゲンタマイシンの併用について**
>
> ゲンタマイシンを併用することで相乗効果があることは証明されていない．American Heart Association のガイドライン[10]では MRSA による感染性心内膜炎に対して，ゲンタマイシンを併用することは推奨されていない．

■ *Enterococcus* spp. の場合

● ペニシリン感受性あり

　　アンピシリン（または，ペニシリン G）＋ ゲンタマイシン
　　治療期間　併用で 4〜6 週間（ピーク値 3〜4 μg/mL を目標）

● ベータラクタマーゼ産生株，ゲンタマイシン感受性あり

　　アンピシリン・スルバクタム ＋ ゲンタマイシン
　　治療期間　併用で 6 週間（ピーク値 3〜4 μg/mL を目標）

● ペニシリン耐性，ゲンタマイシン感受性あり

　　バンコマイシン ＋ ゲンタマイシン
　　治療期間　併用で 6 週間（ピーク値 3〜4 μg/mL を目標）

■ HACEK の場合

　　セフトリアキソン
　　または　アンピシリン・スルバクタム
　　または　シプロフロキサシン　　治療期間 4 週間

2）人工弁の感染性心内膜炎

人工弁の感染性心内膜炎は，原因微生物で頻度が高い微生物として，**メチシリン耐性コアグラーゼ陰性ブドウ球菌**が重要です．それを考慮した対応が初期治療，最適治療で必要です．MRSA が検出されるまで待たずに，血液培養を採取後，すぐにバンコマイシンを開始することが重要です．

【初期治療】
バンコマイシン＋ゲンタマイシン（ピーク値を 3〜4 μg/mL を目標）
＋リファンピシン（国内では保険適用なし）

【最適治療と標準的な投与期間】
原因微生物が自己弁と同様の場合は，選択する抗菌薬は同じです．

> 人工弁の場合，治療期間は，原則 6 週間以上です

重要！ HACEK による人工弁の感染性心内膜炎は，治療期間は 4 週間です．

■ **Coagulase negative *Staphylococcus* spp. コアグラーゼ陰性ブドウ球菌（通常メチシリン耐性）の場合**

バンコマイシン＋ゲンタマイシン＋リファンピシン
（リファンピシンは保険適用なし）　3 剤併用で治療期間 6 週間以上

【予防投与】
原因微生物が自己弁と同様の場合は，選択する抗菌薬は同じです．

感染性心内膜炎の予防に関しては，現在ハイリスクの患者を中心に投与が推奨されています[11, 13, 14]．

■ **ハイリスク患者の投与対象**
- 人工弁挿入患者
- 以前に感染性心内膜炎に罹患した患者
- 先天性心臓疾患のある患者
　人工物を使用して完治した疾患（術後最初の 6 ヵ月まで）
　部分的に治癒したが人工物の近くに残存する欠損がある場合
　未治療のチアノーゼを伴う先天性心疾患
　心臓内，心臓周囲に外科的につくったシャントや導管がある場合
- 心臓移植後の弁膜症

■ **特定の医療行為を受ける場合に，予防投与が推奨・考慮されています．**

予防投与が推奨される場合
　歯肉，歯根周囲に対する処置，口腔粘膜の穿孔など

【予防投与薬】
- 経口薬
　アモキシシリン　成人では 2 g，小児では 50 mg/kg を手技の 1 時間前に投与

- **静脈注射**（または筋肉注射）

    アンピシリン　成人では2g，小児では50 mg/kgを手技の30分前に投与

〈ペニシリンアレルギーの患者〉

- **経口薬**

    セファレキシン（第1世代セフェム系）成人では2g，小児では50 mg/kgを手技の1時間前に投与

    または　クリンダマイシン　成人では600 mg，小児では20 mg/kgを手技の1時間前に投与

- **静脈注射**（または筋肉注射）

    セファゾリン　成人では1g，小児では50 mg/kgを手技の30分前に投与

    または　クリダマイシン　成人では600 mg，小児では20 mg/kgを手技の30分前に投与

参考文献（感染性心内膜炎）

10) American Heart Association　感染性心内膜炎の診断・治療ガイドライン. Circulation. 132:1435-86, 2015. DOI: 10.1161/CIR.0000000000000296. http://circ.ahajournals.org/content/circulationaha/early/2015/09/15/CIR.0000000000000296.full.pdf（ダウンロード無料）
11) 日本循環器学会　感染性心内膜炎の予防と治療ガイドライン2008年改訂版. http://www.j-circ.or.jp/guideline/pdf/JCS2008_miyatake_h.pdf（ダウンロード無料）
12) Gilbert DN Moellering RC, et al：The Sanford Guide® to Antimicrobial Therapy 40th ed. Antimicrobial Therapy Inc. p.25-27, 2010.（翻訳版：サンフォード感染症治療ガイド40版. ライフサイエンス出版. p.46-51, 2010.）
13) American Heart Association　感染性心内膜炎の予防ガイドライン. Circulation. 116：1736-1754, 2007. http://circ.ahajournals.org/cgi/reprint/CIRCULATIONAHA. 106. 183095（ダウンロード無料）
14) Gilbert DN, Moellering RC, et al：The Sanford Guide® to Antimicrobial Therapy 40th ed. Antimicrobial Therapy Inc. p.179, 2010.（翻訳版：サンフォード感染症治療ガイド40版. ライフサイエンス出版. p.268, 2010.）

F. 腹腔内感染

　腹腔内感染症には，**虫垂炎，憩室炎，胆道系感染，腹膜炎，脾膿瘍，肝膿瘍，外傷による腹部損傷**などがあります．腹部手術後の腹膜炎や感染症は，医療関連感染で，手術部位感染に分類されます．この場合，原因微生物が市中感染とは異なります（p.149〜参照）．

　市中感染である場合，腹腔内感染の原因微生物は，主に腸内細菌です．市中の腹腔内感染は，一般に**腸内細菌による複合菌感染** polymicrobial infection です．単一の微生物による場合はまれです．単一微生物による場合は，膿瘍をつくることが知られる *Staphylococcus aureus*, viridans *Streptococcus* などが考えられます．

複合菌感染の場合，特に忘れてはいけないのが，**嫌気性菌 Bacteroides fragilis の関与**です．それは Bacteroides は，カバーできる抗菌薬が限定されており，抗菌薬の選択に際して影響があるからです（p.80 参照）．

1　代表的な原因微生物

■ 腸内細菌
● グラム陰性桿菌

　　Escherichia coli

　　Klebsiella spp.

　　Proteus spp.

● グラム陽性球菌

　　Enterococcus spp.

　　Streptococcus spp.

● 嫌気性菌

　　Bacteroides fragilis

　　Peptostreptococcus spp.

　　Prevotella spp.

　　Clostridium spp. など

2　診断方法

腹腔内感染症の診断でも他の疾患同様に，**医療面接，身体所見を大切に**してください．

【重要な身体所見】
腹部の圧痛　tenderness

腹部の硬さ　soft or rigid, firm

筋性防御　muscle guarding

肝臓や脾臓の叩打痛　percussion tenderness

腹膜刺激症状の rebound tenderness

胆管炎の際の Murphy's sign

虫垂炎の際の McBurney's point

腸腰筋徴候　psoas sign

直腸診での刺激痛の有無（腹膜刺激症状）（便の潜血検査を合わせて行うとよい）

> **重要！　女性の腹痛の鑑別診断**
>
> 生殖可能な年齢の女性には，腹痛の鑑別診断で子宮外妊娠と骨盤内炎症性疾患 pelvic inflammatory disease を忘れないでください．

【検査所見】	各部位に適切な画像評価
	胸部X線とKUB（臥位と立位）によるfree airの有無の評価
	腹部超音波
	造影の腹部骨盤部CTなど
【原因微生物の特定のための診断方法】	血液培養2セット採取
	または内視鏡，CTガイド下での膿培養
	または手術になったときの膿培養　など

3　一般的な対応の仕方

　入院治療する場合，発熱基本検査セットfever work-upを提出してください．血液培養2セット採取することで，原因微生物が特定できることも多いのです．腹腔内感染症の種類により，外科コンサルト，内視鏡コンサルトなどを迅速に行うことが重要です．

4　抗菌薬による治療

【初期治療】　腹腔内感染では，通常，複合菌感染を想定します．腸内細菌をおおむねカバーできる抗菌薬を選択することになります．

処方例：成人で体重50 kg以上，腎機能正常な場合

　アンピシリン・スルバクタム1回3 gを6時間ごと（1日12 gまでが2013年に保険承認）

　または　セフトリアキソン1回2 gを24時間ごと（1日2 g）

　＋メトロニダゾール（静脈注射）1回500 mgを6～8時間ごと（1日1,500～2,000 mg）

> 学ぼう！
> **嫌気性菌の第1選択薬**
>
> メトロニダゾール（静脈注射）1回500 mgを6～8時間ごと（1日1,500～2,000 mg）

　免疫不全のある患者などで原因微生物として，緑膿菌 *Pseudomonas* や，"SPACE"の *Enterobacter*, *Serratia*, *Citrobacter* などの腸内細菌も考慮する場合，下記の処方もあります．

処方例：

　ピペラシリン・タゾバクタム1回4.5 gを6～8時間ごと（1日13.5～18 g）

　または　メロペネム1回1 gを8時間ごと（1日3 g，保険用量3 g）＊

　または　イミペネム1回500 mgを6時間ごと（1日2 g，保険用量2 g）

＊メロペネムは，2011年3月，好中球減少時の発熱に加え，一般感染症にもこの用量が保険適用承認されました（詳細は添付文書参照）．

> **重要!** 肝膿瘍や脾膿瘍では，感染性心内膜炎や血流感染が原因による二次的な膿瘍の場合もあります．その場合，主に *Staphylococcus aureus* を中心とする抗菌薬選択が必要です．

【最適治療】 次の腸内細菌のいずれかが，血液培養や膿培養から検出された場合，感受性に基づき，最適治療に変更します．

この場合の最適治療への変更では，嫌気性菌を確実にカバーする，ということです．**血液培養や膿培養で，嫌気性菌が培養されなかった場合にも，解剖学的な理由から腹腔内感染の場合は，嫌気性菌は抗菌薬でカバーします．**

例えば，膿培養が陰性でも，膿のグラム染色を確認すると嫌気性菌が見えている場合もあります．嫌気性菌は空気に触れると培養が困難なものが多いため，検体を採取する際に，**嫌気ポーターを使用**しない限り，通常の培養容器でのちに嫌気培養をしても培養が偽陰性になることが多いのです．

もし，腸内細菌（p.69 参照）のいずれかの菌が培養で検出されている場合，初期治療と同様の抗菌薬は継続できます．

処方例：成人で体重50 kg以上，腎機能正常な場合

アンピシリン・スルバクタム1回3 gを6時間ごと（1日12 gまでが2013年に保険承認）
または　セフトリアキソン1回2 gを24時間ごと（1日2 g）
＋メトロニダゾール（静脈注射）1回500 mgを6～8時間ごと（1日1,500～2,000 mg）

初期治療で，ピペラシリン・タゾバクタム，メロペネムなどのカルバペネム系を使用していて，緑膿菌は検出されなかった場合，上記の最適治療に，ディ・エスカレーションできます．

> **重要!** 肝膿瘍や脾膿瘍で，感染性心内膜炎の診断がついた場合には，感染性心内膜炎の治療に基づき，最適治療に変更することになります．複合菌感染ではなく，単一微生物による感染症として治療します．

【標準的な投与期間】 腹腔内感染症の場合，一般的な治療期間は2～4週間程度です．もちろん，個別に判断することが重要ですが，虫垂炎，憩室炎，胆道系感染など，特に手術やCTガイド下などで膿のドレナージを行った場合，**膿が消失するまでが基本的な抗菌薬の投与期間**です．

したがって，画像で膿の大きさを評価しながら，抗菌薬の投与期間を決めます．静脈注射で一定期間治療し（3～4週間が望ましい），状態がよければ途中で経口薬に変更できます（治療期間が3～4週間以上になる場合など）．ただし，肝膿瘍，脾膿瘍などでは，6週間以上かかる場合も多く，できれば入院継続して静脈注射で十分な期間治療するほうがよい場合が多いです．

参考文献（腹腔内感染）

- 米国感染症学会IDSA　合併症を伴う腹腔内感染症の抗菌薬治療ガイドライン. Clin Infect Dis. 37：997-1005, 2003.　http://www.journals.uchicago.edu/doi/pdf/10.1086/378702（ダウンロード無料）
- Tokyo Guidelines：胆管炎の抗菌薬治療ガイドライン. J Hepatobiliary Pancreat Surg. 14：59-67, 2007.　http://www.springerlink.com/content/k4170w5756641851/fulltext.pdf（ダウンロード無料）
- Tokyo Guidelines：胆嚢炎の抗菌薬治療ガイドライン. J Hepatobiliary Pancreat Surg. 14：83-90, 2007.　http://www.springerlink.com/content/c334nn5u2272281w/fulltext.pdf（ダウンロード無料）

＊Tokyo Guidelinesの抗菌薬治療に関する部分の作成には，筆者もauthorのひとりとして関与しています．

第Ⅶ章
世界の標準的なワクチン

　現在，世界の潮流は，**予防可能な疾患を徹底的に予防する**ことです．予防可能な疾患には，いろいろな種類があります．生活習慣病のように，疾患のリスクファクターを改善することによる予防法や，ワクチンが存在する疾患は積極的にワクチンを接種することで予防を推進するのです．世界保健機関WHOは，ワクチン予防可能な疾患 vaccine-preventable diseases の徹底した予防を呼びかけています．例えば，**麻疹やポリオの制圧**を目標に掲げて，世界的なキャンペーンを展開しています．

　一方，国内ではワクチン接種の推進が非常に消極的です．政府の「ことなかれ主義」による消極的な姿勢，1990年代初頭の新三種混合ワクチン（MMR）による甚大な副作用発生の歴史，それ以降の国民のワクチン行政に対する不信感，国民・医療従事者のワクチン予防の教育および認識不足などが多大に影響しています．残念ながら，世界の先進国で，これほどワクチン政策が進んでいない国はないともいえる状況です．一方で，一部の発展途上国では，元宗主国の政策を取り入れる場合も多いため，日本に比べはるかにワクチンの導入は進んでいる状況です．中米・南米などは米国の政策に大きく影響され，麻疹は撲滅状態です．英国などの旧植民地国のインド，南アフリカ共和国などでは，ワクチンの導入では日本よりも進んでいる面が多いのです．経済的な側面などが原因でワクチン政策が進んでいない国の代表が，北朝鮮，サハラ砂漠以南のアフリカ諸国などです．なんとか改善しなければなりませんが，日本のワクチン導入状況が北朝鮮やアフリカ諸国に近い状況であることはWHOの公開資料などを参考にすれば認めざるを得ません．現在，ようやくワクチンに関し，2009年に新政権発足後，抜本的改革が掲げられました．

　日本では，最近までWHOが推奨する最低限の標準的なワクチンが複数の種類，定期接種に入っていませんでした．B型肝炎，インフルエンザ菌ワクチン（Hib），肺炎球菌の小児用ワクチン（PCV）などです．ワクチン行政は，先進

国(米国,英国を中心)と比べ,20年近い開きがあるといえました.例えば,インフルエンザ菌 Hib ワクチンは,欧米では,1990年代はじめに導入され,劇的な効果を上げてきました.国内では,2007年はじめに承認され2014年にようやく定期接種に組みこまれました.

図Ⅶ-1,表Ⅶ-1〜4に,国内の小児ワクチンスケジュール,WHOが公開している先進国の平均的な小児ワクチンスケジュール,ワクチン先進国代表の米国の小児,思春期,成人のワクチンスケジュールを掲載しています.参考にしてください.特に米国との政策の差には愕然とするほどの落差を感じる読者の方も多いと思います.今後,日本の医療を担う一員として,読者の多くの皆さんが,ワクチンに関して世界の情勢も踏まえたうえで,しっかりと基本を学習し,患者教育,ワクチン接種を推進してくださることを願ってやみません.

1 日本でのワクチン接種

2016年10月現在の日本の定期・任意ワクチンについては図Ⅶ-1を参照してください.

日本では,ワクチン接種の種類が,**定期接種と任意接種**に分かれています.この点も見直しが叫ばれています.定期接種は公的補助が受けられるワクチン,任意接種は受けるかどうか個人で判断し,自費で接種するワクチンになります.2010年代以降,日本のワクチン接種は改善され,先進国と同等のワクチンが多く接種可能になりました.なんとか多くのワクチンが定期接種となり,多くの子どもがワクチン予防可能な疾患で命を落とすことのないようにしたいものです.

2 諸外国でのワクチン接種状況

A. 先進国の平均的な小児ワクチンスケジュール

表Ⅶ-1のWHO推奨小児ワクチンスケジュールを見てください.**全員接種**では,B型肝炎,インフルエンザ菌Hib,肺炎球菌(小児用PCV)があります.

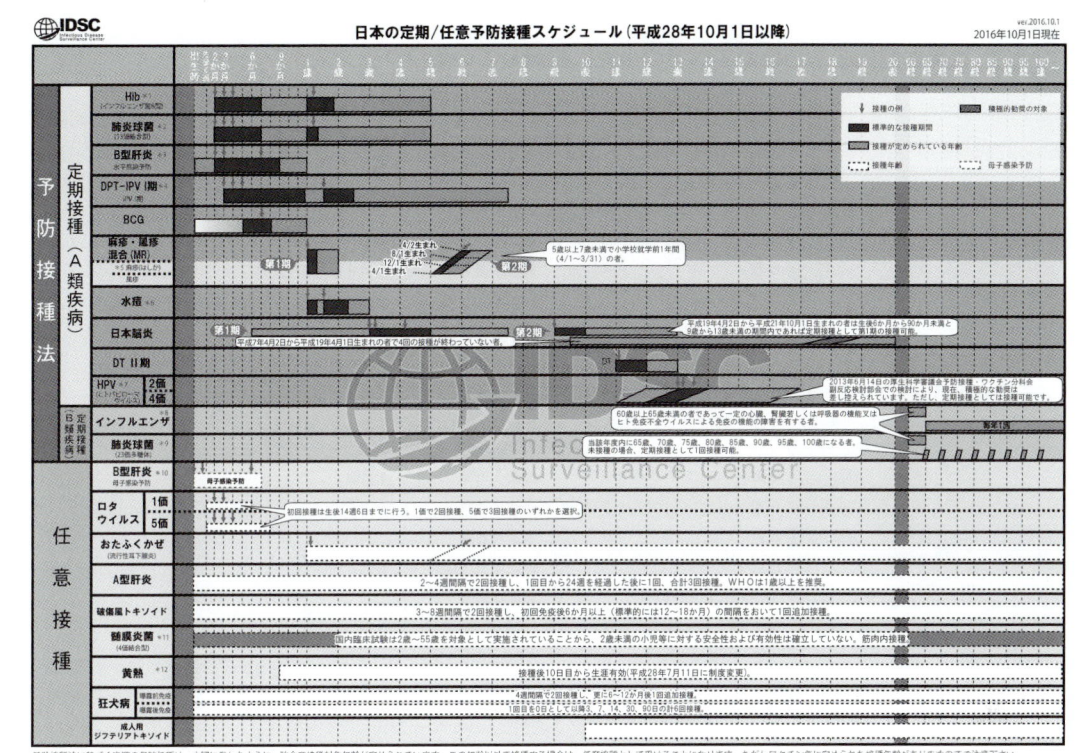

Ⅶ 世界の標準的なワクチン

図Ⅶ-1 日本の定期/任意予防接種スケジュール

*1 2008年12月19日から国内での接種開始．生後2か月以上5歳未満の間にある者に行うが，標準として生後2か月以上7か月未満で接種を開始すること．接種方法は，通常，生後12か月に至るまでの間に27日以上の間隔で3回皮下接種（医師が必要と認めた場合には20日間隔で接種可能）．
接種開始が生後7か月以上12か月未満の場合は，通常，生後12か月に至るまでの間に27日以上の間隔で2回皮下接種（医師が必要と認めた場合には20日間隔で接種可能）
初回接種から7か月以上あけて，1回皮下接種（追加）．接種開始が1歳以上5歳未満の場合，通常，1回皮下接種．

*2 2013年11月1日から7価結合型に替わって定期接種に導入．生後2か月以上7か月未満で開始し，27日以上の間隔で3回接種．追加免疫は通常，生後12〜15か月に1回接種の合計4回接種．
接種もれ者には，次のようなスケジュールで接種．接種開始が生後7か月以上12か月未満の場合：27日以上の間隔で2回接種したのち，60日間以上あけてかつ1歳以降に1回追加接種．
1歳：60日以上の間隔で2回接種．2歳以上6歳未満：1回接種．なお5歳以上は任意接種．

*3 2016年10月1日から定期接種導入．2016年4月1日以降に生まれた者が対象．母子感染予防はHBグロブリンと併用して健康保険で受ける（任意接種*10の欄参照）．

*4 D：ジフテリア，P：百日咳，T：破傷風，IPV：不活化ポリオを表す．IPVは2012年9月1日から，DPT-IPV混合ワクチンは2012年11月1日から定期接種に導入．回数は4回接種だが，OPV（生ポリオワクチン）を1回接種している場合は，IPVをあと3回接種．OPVは2012年9月1日以降定期接種としては使用できなくなった．
2015年12月9日から，野生株ポリオウイルスを不活化したIPV（ソークワクチン）を混合したDPT-cIPVワクチンの接種開始．従来のDPT-IPVワクチンは，生ポリオワクチン株であるセービン株を不活化したIPVを混合したDPT-sIPVワクチン（2015年12月9日追加）．
DPTワクチンは2016年7月15日に有効期限が切れたことから，現在，国内で使用可能なDPTワクチンは流通していない．

*5 原則としてMRワクチンを接種．なお，同じ月内で麻疹ワクチンまたは風疹ワクチンのいずれか一方を受けた者，あるいは特に単抗原ワクチンの接種を希望する者は単抗原ワクチンの選択可能．

*6 2014年10月1日から定期接種導入．

*7 互換性に関するデータがないため，同一のワクチンを3回続けて筋肉内に接種．接種間隔はワクチンによって異なる．

*8 6か月〜13歳未満：毎年2回（2〜4週間隔）．13歳以上毎年1又は2回（1〜4週間隔）．定期接種は毎年1回．3歳未満は1回0.25mL．3歳以上は1回0.5mLを接種する．

*9 2014年10月1日から定期接種導入．脾臓摘出患者における肺炎球菌感染症予防には健康保険適用有り．接種年齢は2歳以上．

*10 健康保険適用：【HBワクチン】通常，0.25mLを1回，生後12時間以内を目安に皮下接種（被接種者の状況に応じて生後12時間以降とすることも可能．その場合であっても生後できるだけ早期に行う）．
更に0.25mLずつを初回接種の1か月後及び6か月後の2回，皮下接種．ただし，能動的HBs抗体が獲得されていない場合には追加接種．
【HBIG（原則としてHBワクチンとの併用）】初回注射は0.5〜1.0mLを筋肉内注射．時期は生後5日以内（なお，生後12時間以内が望ましい）．また，追加注射には0.16〜0.24mL/kgを投与．2013年10月18日から接種月齢変更．

*11 2015年5月18日から国内での接種開始．血清型A,C,Y,Wによる侵襲性髄膜炎菌感染症を予防する．発作性夜間ヘモグロビン尿症における溶血抑制あるいは非典型溶血性尿毒症症候群における血栓性微小血管障害の抑制等でエクリズマブ（製品名：ソリリス点滴静注）を投与する場合は健康保険適用あり．

*12 一般医療機関での接種は行われておらず，検疫所での接種．

© Copyright 2016 IDSC All Rights Reserved. 無断転載を禁ずる．

http://www.nih.go.jp/niid/images/vaccine/schedule/2016/JP20161001.pdf より転載許諾を得て掲載

表Ⅶ-1 世界保健機関WHOがすべての小児に推奨しているワクチンスケジュール

		初回接種年齢	第1期の接種回数	接種間隔 1-2回	接種間隔 2-3回	接種間隔 3-4回	追加接種
BCG		誕生時	1				
B型肝炎	方法1	誕生時（＜24時間）	3	最低4週間*2	最低4週間*4		
	方法2	誕生時（＜24時間）	4	最低4週間*2	最低4週間*3	最低4週間*4	
ポリオ	OPV＋IPV	6週	4*1	最低4週間*3	最低4週間*4		
	IPV/OPV 逐次	8週（IPV優先）	1～2 IPV 2 OPV	4-8週間	4-8週間	4-8週間	
	IPV	8週	3	4-8週間	4-8週間		
DTP		6週～	3	最低4-8週間	最低4-8週間		1-6歳
インフルエンザ菌 Hib	方法1	6週～59か月	3	最低4週間*3	最低4週間*4		最終接種から最低6か月
	方法2		2～3	2回接種：最低8週間 3回接種：最低4週間	3回接種：最低4週間		
肺炎球菌（結合型）	方法1	6週～	3	最低4週間	4週間		
	方法2	6週～	2	最低8週間			9-15か月
ロタウイルス	ロタリックス	6週～*2	2	最低4週間*3			
	ロタテック	6週～*2	3	最低4-10週間*3	最低4週間*4		
麻疹		9か月または12か月（6か月～）	2	最低4週間*3			
風疹		9か月または12か月*5	1				
ヒトパピローマウイルス HPV		9歳～（女児のみ）	2	6か月（最低5か月）			

＊1：IPV接種はOPV接種後14週から可　＊2：初回DTPと同時に　＊3：2回目DTPと同時に　＊4：3回目DTPと同時に
＊5：麻疹含有ワクチンと同時に　その他：詳細は原典脚註等を参照

http://www.who.int/immunization/policy/Immunization_routine_table2.pdf より改変

そのほか水痘，麻疹・ムンプス・風疹のMMRなどがあります．

　肺炎球菌のワクチンは，現在，小児用（2歳以下用のPneumococcal conjugate vaccine, PCV）と成人用（Pneumococcal polysaccharide vaccine, PPSVまたはPPV）の2種類あります．世界でPCVが承認される以前は，成人用しかなく，PPSVでは2歳以下の子どもは抗体産生力が低く，PPSV接種では抗体をつくることができませんでした．アジュバント物質を結合することで，免疫原性immunogenicityを高めたものが，PCVなのです．

　ジフテリア・破傷風・百日咳ワクチンは，小児用として**DTP，DTaPの2種類**があります．

・DTP：diphtheria and tetanus toxoids and pertussis vaccine
・DTaP：diphtheria and tetanus toxoids and acellular pertussis vaccine

　DTP，DTaPの違いは，百日咳ワクチンで，全細胞whole cellを使用したものがDTP（副作用が多い），無細胞acellularを使用し，全細胞を使用しないことで副作用を軽減した改善ワクチンをDTaPといいます．一般に，先進国では，DTaPを使用しています．また，2012年には，これに不活化ポリオワクチンを加えたDPT-IPVも登場しました．

　ポリオワクチンも，発展途上国では接種の簡便さから，生ワクチン（経口投与）

が採用されているところが多いです．生ワクチンでポリオを発症する症例が数例あり，その副作用から，先進国では不活化ワクチン IPV（inactivated polio vaccine）が採用されており，日本でも 2012 年から DPT-IPV が使われています．

B. 米国の小児ワクチンスケジュール

ワクチン先進国の代表である米国の現状を見てください．

表Ⅶ-2 に 2018 年現在の米国の 0～18 歳対象の推奨ワクチンスケジュールを示しました．脚注も含めた詳細は，原本（英語）も確認してください．

思春期では，ジフテリア・破傷風・百日咳ワクチンが，Tdap というワクチンになります．これは，小児期の DTaP に比べ，破傷風トキソイドが主体で，ジフテリアと百日咳の要素は相対的に低いワクチンです．ジフテリアと百日咳

表Ⅶ-2　米国の 0～18 歳までの推奨ワクチンスケジュール（2018 年現在）

ワクチン	誕生時	1 か月	2 か月	4 か月	6 か月	9 か月	12 か月	15 か月	18 か月	19～23 か月	2～3 歳	4～6 歳	7～10 歳	11～12 歳	13～15 歳	16 歳	17～18 歳
B 型肝炎（HepB）	1 回目	2 回目			3 回目												
ロタウイルス（RV）RV1（2 回シリーズ）RV5（3 回シリーズ）			1 回目	2 回目	脚注 2												
ジフテリア，破傷風菌，百日咳（DtaP：7 歳未満）			1 回目	2 回目	3 回目			4 回目				5 回目					
インフルエンザ菌（Hib）			1 回目	2 回目	脚注 4		3,4 回目，脚注 4										
肺炎球菌（PCV13）			1 回目	2 回目	3 回目		4 回目										
不活化ポリオ（IPV：18 歳未満）			1 回目	2 回目			3 回目					4 回目					
インフルエンザ（IIV）					毎年 1～2 回（IIV）									毎年 1 回（IIV）のみ			
麻疹，ムンプス，風疹（MMR）					脚注 8		1 回目					2 回目					
水痘（VAR）							1 回目					2 回目					
A 型肝炎（HepA）							2 回シリーズ，脚注 10										
髄膜炎菌（MenACWY-D：9 か月以上/MenACWY-CRM：2 か月以上）			脚注 11											1 回目		2 回目	
破傷風菌，ジフテリア，百日咳（Tdap：7 歳以上）														Tdap			
ヒトパピローマウイルス（HPV）														脚注 14			
髄膜炎菌性髄膜炎 B タイプ																脚注 12	
肺炎球菌（PPSV23）													脚注 5				

- ■ すべての子どもたちのために推奨される年齢の範囲（推奨年齢）
- ■ 予防接種のキャッチアップのための推奨年齢の範囲（キャッチアップ（追跡）接種）
- ■ 特定のハイリスクグループに対する推奨年齢の範囲（ハイリスクグループ）
- ■ 個々の臨床判断を得ることを条件にワクチンを接種しても差し支えない非ハイリスクグループに対する推奨年齢の範囲
- □ 推奨しない

http://www.cdc.gov/vaccines/schedules/downloads/child/0-18yrs-child-combined-schedule.pdf より引用改変

> **学ぼう！ 2ヵ月の小児のワクチン**
>
> 2ヵ月の小児では，
> HepB，RV，DTaP，Hib，PCV，IPV の合計6種類のワクチンを接種することが推奨されています．
> 米国は一度の受診で，この6種類すべてを接種できます．
> 世界的には，一度の受診で複数のワクチンの同時接種が一般的です．

*国内では，1990年代初頭のワクチンによる副作用（国内生産の MMR のワクチンによる無菌性髄膜炎の発生）という歴史的な背景から，一度の受診で1種類のワクチンを接種するのが通例となっています．医師の判断で，複数のワクチンを接種することは法律上は可能です．

は，小児期に接種している場合，ブースターになります．以前は，百日咳ワクチンを含まない Td という形のワクチンが使用され，主に，ジフテリアと破傷風のブースターワクチンとして使用されていました．百日咳は小児期のみに接種されていましたが，近年，世界的に，**成人の間での百日咳のアウトブレイク**が報告され，先進国では，**思春期，成人にも百日咳ワクチンのブースターを導入**し始めました．

> **学ぼう！ ブースターとは**
>
> ブースター booster とは，再接種による免疫維持のことです．
> 不活化ワクチンを使用の場合，その免疫効果が終生免疫とはならず，抗体価が年月とともに低下してきます．一定期間ごとに再接種をして免疫を維持する目的で接種することを，ブースター booster といいます．

　生ワクチンは，終生免疫を獲得できることが多く，通常は，1回接種でよいことが多い状況でした．しかしながら，自然感染で獲得できる抗体に比べ，やはり年月とともに低下してくることで感染症を発症することが疫学的に証明されてから，**生ワクチンでも，複数回の接種をすることがあります**．例えば MMR（麻疹，ムンプス，風疹）は，現在，世界的に，2回接種が標準です．
　米国では，2006年6月にヒトパピローマウイルス HPV のワクチンが承認され，**女性の子宮頸がんの予防が推進**されています．思春期に，性行為を開始する前の接種が必要であるため，11歳から12歳の女児を対象に接種が推奨されています．日本では，HPV ワクチンは，2009年に承認されました．
　また日本では，相対的に頻度が低いとされている髄膜炎菌による髄膜炎予防のため，米国では，学校などでの集団生活をする思春期の人に髄膜炎菌ワクチン MCV が推奨されています．日本では，髄膜炎菌ワクチンは，任意接種です．

Ⅶ 世界の標準的なワクチン

表Ⅶ-3 米国の成人の推奨ワクチンスケジュール(2018年現在)

ワクチン	19〜21歳	22〜26歳	27〜49歳	50〜64歳	65歳以上
インフルエンザ	毎年1回接種				
破傷風菌, ジフテリア, 百日咳 (Tdap/Td)	Tdapを1回接種し, その後Tdを10年ごとにブースター接種				
麻疹, ムンプス, 風疹 (MMR)	用法・用量により1回または2回(1957年以降に生まれた場合)				
水痘	2回接種				
帯状疱疹(遺伝子組み換え型:RZVを推奨) または				RZV(推奨)を2回接種 または	
帯状疱疹(弱毒化ワクチン:ZVL)				ZVLを1回接種	
ヒトパピローマウイルス (HPV) 女性	接種開始時の年齢に応じて2回または3回接種				
ヒトパピローマウイルス (HPV) 男性	接種開始時の年齢に応じて2回または3回接種				
沈降13価肺炎球菌結合型 (PCV13)					1回接種
23価肺炎球菌ポリサッカライド (PPSV23)	用法・用量により1回または2回接種				1回接種
A型肝炎	ワクチンにより2回または3回接種				
B型肝炎	3回接種				
4価髄膜炎菌 (MenACWY)	用法・用量により1回または2回接種し, その後発症リスクが残っていれば5年ごとブースター接種				
髄膜炎菌性髄膜炎Bタイプ	ワクチンにより2回または3回接種				
インフルエンザ菌 (Hib)	用法・用量により1回または3回接種				

■ ワクチン接種を証明する書類または過去の感染の証拠のない年齢要件を満たす全ての人に推奨
■ 付加的病状や適用のある人に推奨   □ 推奨しない

http://www.cdc.gov/vaccines/schedules/downloads/adult/adult-combined-schedule.pdf より引用改変

表Ⅶ-4 米国の成人のリスク毎の推奨ワクチン(2018年現在)

ワクチン	妊娠	免疫不全状態(HIV感染症を除く)	HIV感染者 CD4+count (cells/μL) 200未満	HIV感染者 CD4+count (cells/μL) 200以上	無脾・脾摘, および持続的な補体成分欠乏	腎不全, 末期腎疾患で血液透析を受けている患者	心臓病, 慢性肺疾患, 慢性アルコール中毒	慢性肝疾患	糖尿病	医療従事者	男性間性交渉者 (MSM)
インフルエンザ	毎年1回接種										
破傷風菌, ジフテリア, 百日咳 (Tdap/Td)	Tdapを妊娠期間に1回	Tdapを1回接種し, その後Tdを10年ごとブースター接種									
麻疹, ムンプス, 風疹 (MMR)	禁忌	用法・用量により1回または2回									
水痘水痘	禁忌	2回									
帯状疱疹(遺伝子組み換え型:RZVを推奨) または 帯状疱疹(弱毒化ワクチン:ZVL)	禁忌				50歳以上はRZVを2回接種(推奨) または 60歳以上はZVLを1回接種						
ヒトパピローマウイルス (HPV) 女性	26歳までに3回	26歳までに2回または3回									
ヒトパピローマウイルス (HPV) 男性	26歳までに3回	21歳までに2回または3回									26歳までに2回または3回
沈降13価肺炎球菌結合型 (PCV13)		1回									
23価肺炎球菌ポリサッカライド (PPSV23)					用法・用量により1〜3回接種						
A型肝炎							ワクチンにより2回または3回接種				
B型肝炎							3回				
4価髄膜炎菌 (MenACWY)		用法・用量により1回または2回接種し, その後発症リスクが残っていれば5年ごとブースター接種									
髄膜炎菌性髄膜炎Bタイプ		ワクチンにより2回または3回接種									
インフルエンザ菌 (Hib)		造血幹細胞移植前の患者のみ3回	1回								

■ ワクチン接種を証明する書類または過去の感染の証拠のない年齢要件を満たす全ての人に推奨
■ 付加的病状や適用のある人に推奨   ■ 禁忌   □ 推奨しない

http://www.cdc.gov/vaccines/schedules/downloads/adult/adult-combined-schedule.pdf より引用改変

表Ⅶ-3の2017年現在の米国の19歳以降の成人の推奨ワクチンスケジュールを見てください．詳細は，原本（英語）も確認してください．

成人では，ジフテリア，破傷風，百日咳ワクチンで，TdapとTdの両方を，年齢により使い分けます．成人になっても，一生，Tdは，ブースター接種を10年ごとに接種することが推奨されています．ヒトパピローマウイルスHPVワクチンは，19歳から26歳の女性にも推奨されています．HPVに感染すること自体を予防するワクチンのため，一定の年齢以降では推奨されていません．水痘ワクチンは，これまで罹患歴またはワクチン歴がない人に推奨されています．また，帯状疱疹ワクチンは，これまでに帯状疱疹の既往歴の有無にかかわらず，60歳以降の成人に，**帯状疱疹の発生を予防する目的で推奨**されています．日本では，2016年3月に水痘ワクチンが，50歳以上の成人に対する帯状疱疹ワクチンとして適応が承認されました．

インフルエンザに関しては，米国は年齢やリスクによらず，全員接種を推奨しています．また米国では，特殊な状況にある人については，リスク別に推奨するワクチンを定めています．表Ⅶ-4を見てください．詳細は，原本（英語）も確認してください．

3 ワクチンの基本知識

A. ワクチン予防可能な疾患 Vaccine-preventable Diseases

現在，ワクチンで予防可能な疾患には，感染症と癌の大きく2種類があります．研究段階ですが，癌の治療目的のワクチンも開発研究が継続されています．感染症のワクチンは，周知のとおりです．癌の予防目的のワクチンは，2006年6月に世界に先がけ，米国でヒトパピローマウイルスワクチンHPVワクチンが承認されました．現在のところ，その有効性は接種後数年間は，100％と報告されています．現在も，長期的な視点から，どのくらいの期間有効なのか臨床試験がされています．日本でも，2009年に承認されました．

B. ワクチンの種類

ワクチンの分類にはさまざまありますが，臨床的に重要な分類は，**生ワクチン** live-attenuated vaccine なのか，**不活化ワクチン** inactivated vaccine な

のかです．

　生ワクチンは，"生きた微生物"を使用して，発症しない程度に弱毒化 attenuation して使用します．自然感染に近いため，通常，終生免疫の獲得を目標にしています．免疫原性の観点からは，**細胞性免疫と液性免疫の両方を誘導できるため，不活化ワクチンよりもその免疫効果の持続が長いことで知られています**．しかし，いくら弱毒化したとはいえ，"生きた微生物"を使用するため，免疫不全のある患者さんでは，発症するリスクがあります．そのため，**免疫不全者や妊婦には使用できません**．

重要！ 生ワクチンの例

　生ワクチンには，BCG，麻疹，ムンプス，風疹，水痘，経口ポリオ，黄熱病ワクチンなどが含まれます．これらのワクチンは，免疫不全者や妊婦には使用できません．

　不活化ワクチンは，微生物全体または一部を使用して，免疫を獲得するワクチンです．不活化されていますので，**その微生物の感染症を発症するリスクはありません**．一方で，**不活化ワクチンは液性免疫のみの誘導のため**，免疫獲得のために**複数回の接種が必要**です．また免疫持続期間も短いため，通常，ブースター接種が必要です．一般に，**不活化ワクチンは免疫不全者や妊婦にも接種は可能**です．

重要！ 不活化ワクチンの例

不活化ポリオ IPV，インフルエンザ菌 Hib，A 型肝炎 HepA，B 型肝炎 HepB，ジフテリア・破傷風・百日咳 DTaP，Tdap，Td，肺炎球菌ワクチン（PCV，PPSV とも），インフルエンザウイルスワクチン*，髄膜炎菌ワクチン MCV，ヒトパピローマウイルスワクチン HPV，などが含まれます．
＊欧米で使用されている鼻腔吸引の生ワクチンは除く．

　臨床現場では，接種するワクチンが生ワクチンがどうかを確認し，生ワクチンの場合は，免疫不全がある患者，妊娠の可能性がある女性，妊婦には接種しないことに留意してください．

　また，卵アレルギーのある人に接種できないワクチンがあります．国内産のインフルエンザワクチンは，鶏卵を使用しますので，卵アレルギーがある人には接種できません．そのほか，黄熱病ワクチンも卵アレルギーのある人には使用できません．

第 VIII 章
チャレンジクイズとケーススタディ

　本章では，これまでの章で学習したことを確認するためのクイズと実際の症例ではどのような思考プロセスを取ることが望ましいのか，ケーススタディを一緒にやってみましょう．また，別途解答例を示していますので参照してください．

1. 感染管理の基本について
2. 医療面接と身体所見について
3. 抗菌薬の各論
4. 感受性検査の結果の見方と最適治療への変更の仕方
5. ケーススタディ

　1～5は，日常診療の中の実践と実際の思考プロセスの順に従っています．順にすすめていくことで，現場での対応がよりスムーズになると思います．

1. 感染管理の基本について

以下の疾患が確定または想定される場合の感染対策は何ですか．

1. 5歳男児　水痘様の発疹あり

2. 99歳女性　仙骨褥創部から MRSA が検出

3. 32歳男性　成人麻疹の可能性

4. 68歳女性　長期ステロイド内服中．咳があり，胸部X線で右上肺野に空洞性病変あり

5. 23歳男性　髄膜炎菌性髄膜炎の可能性あり

6. 45歳男性　HIVの既往があり，右上背部・右中背部に水疱状の病変が多数あり

7. 62歳女性　SLEでステロイド45 mg内服中．挿管されニューモシスティス（*Pneumocystis jirovecii*）肺炎と確定した

8. 1歳男児　ロタウイルスによる下痢と確定

9. 2歳女児　RSウイルスによる肺炎にて入院

10. 22歳女性　大学生　インドに旅行し，血便のため入院

11. 24歳妊婦　ムンプス感染が抗体検査にて確定

12. 78歳男性　インフルエンザAが陽性の重症肺炎でICUに入院

13. 56歳男性　heavy smoker，レジオネラ肺炎にてICUに入院

14. 78歳男性　入院中に下痢が発生し，*Clostridium difficile*感染（CDI）と確定

15. 99歳女性　MRSAが喀痰から検出

16. 98歳男性　多剤耐性 *Pseudomonas aeruginosa* が尿培養から検出

17. 59歳女性　寝たきり．ESBL (extended spectrum β-lactamase) 産生の *Klebsiella pneumoniae* が喀痰から検出

18. 45歳女性　家族3名と同様にノロウイルス下痢を発症して入院した

19. 34歳　男性医療従事者　百日咳の患者に接触した

20. 34歳女性　風疹を発症して入院

21. 45歳男性　B型肝炎ウイルスのキャリアで，今回，市中肺炎で入院

22. 49歳男性　ホモセクシャル　AIDSで3年前から通院中．本日交通事故のため，右大腿骨骨折にて入院

23. 89歳女性　咳と喀血で入院し，喀痰から *Mycobacterium avium* complex (MAC) が検出された

〈自由記載問題〉
24. 標準予防策とは何ですか．

25. 標準予防策は，どのような患者に適応になりますか．

26. 空気感染予防策が適応になる疾患を最低3つあげてください．この3つ以外で適応になる疾患を知っていればそれもあわせてあげてください．

27. 空気感染予防策の際に使用するマスクは，どのようなマスクですか．

28. いわゆる"あごマスク""ひじマスク"は，なぜ，してはいけないのでしょうか．

29. 病棟で業務をする場合に望ましい履物は，どのような特徴があるものですか．

30. 素手で採血をすることは，感染管理の点で，どう評価されますか．

1．感染管理の基本について　解答編

以下の疾患が確定または想定される場合の感染対策は何ですか．

1．5歳男児　水痘様の発疹あり
標準予防策と空気感染予防策．

2．99歳女性　仙骨褥創部からMRSAが検出
標準予防策と接触感染予防策．

3. 32歳男性　成人麻疹の可能性

標準予防策と空気感染予防策．

4. 68歳女性　長期ステロイド内服中．咳があり，胸部X線で右上肺野に空洞性病変あり

肺結核を想定する（疑う）ので，標準予防策と空気感染予防策．

5. 23歳男性　髄膜炎菌性髄膜炎の可能性あり

標準予防策と，**有効な抗菌薬を開始後 24 時間まで飛沫感染予防策．**

6. 45歳男性　HIVの既往があり，右上背部・右中背部に水疱状の病変が多数あり

帯状疱疹の可能性があり．免疫不全患者の帯状疱疹で，2つ以上の dermatome に発疹があるため，全身播種の可能性あり．全身播種では Varicella-zoster virus による肺炎のリスクがあります．そのため，標準予防策，空気感染予防策，接触感染予防策の3つが適応になります．

7. 62歳女性　SLEでステロイド45 mg内服中．挿管されニューモシスティス（*Pneumocystis jirovecii*）肺炎と確定した

標準予防策．ニューモシスティス（*Pneumocystis jirovecii*）はヒトからヒトへの感染は起こしません．

8. 1歳男児　ロタウイルスによる下痢と確定

標準予防策と接触感染予防策．ロタウイルスは，**アルコール性消毒薬に耐性**です．患者ケアの前後では，流水での手洗いを徹底します

9. 2歳女児　RSウイルスによる肺炎にて入院

標準予防策と飛沫感染予防策．小児の場合，抱いたりするときは，接触感染予防策も必須．小児の唾液，気道分泌物などが白衣などに付着すると，病院内でのアウトブレイクの原因にもなりえます．要注意です．

10. 22歳女性　大学生　インドに旅行し，血便のため入院

細菌性腸炎で，*Salmonella*, *Shigella* などを想定する場面です．
病院内では，標準予防策と接触感染予防策が必要です．また患者のトイレは，個別に用意するのが最適です．ほかの患者とトイレを共有すると，便を介して，トイレでの交差感染が起こることがあります．

11. 24歳妊婦　ムンプス感染が抗体検査にて確定

標準予防策と飛沫感染予防策．

Ⅷ チャレンジクイズとケーススタディ

12. 78歳男性　インフルエンザAが陽性の重症肺炎でICUに入院

標準予防策と飛沫感染予防策．患者の気道分泌物などに触れる可能性があれば，接触感染予防策もとります．

13. 56歳男性　heavy smoker，レジオネラ肺炎にてICUに入院

標準予防策のみ．レジオネラは，ヒトからヒトへの感染は起こしません．

14. 78歳男性　入院中に下痢が発生し，*Clostridium difficile* 感染（CDI）と確定

標準予防策と接触感染予防策．*Clostridium difficile* は，芽胞をつくるため，**アルコール性消毒薬に耐性**です．患者ケアの前後では，**流水での手洗い**を徹底します．

15. 99歳女性　MRSAが喀痰から検出

標準予防策，飛沫感染予防策，接触感染予防策の3つが必要です．

16. 98歳男性　多剤耐性 *Pseudomonas aeruginosa* が尿培養から検出

標準予防策，接触感染予防策．

17. 59歳女性　寝たきり．ESBL（extended spectrum β-lactamase）産生の *Klebsiella pneumoniae* が喀痰から検出

標準予防策，飛沫感染予防策，接触感染予防策の3つが必要です．

18. 45歳女性　家族3名と同様にノロウイルス下痢を発症して入院した

標準予防策，接触感染予防策．ノロウイルスは，**アルコール性消毒薬に耐性**です．患者ケアの前後では，流水での手洗いを徹底します．

> **重要！**　下痢の原因微生物の *Clostridium difficile*，ロタウイルス，ノロウイルスは，どれもアルコール性消毒薬に耐性です．患者ケアの前後では，流水での手洗いを徹底します．

19. 34歳　男性医療従事者　百日咳の患者に接触した

標準予防策，飛沫感染予防策．
＊小児が百日咳で入院する場合で，もし気道分泌物などがあれば，接触感染予防策もとる．

20. 34歳女性　風疹を発症して入院

標準予防策，飛沫感染予防策．

21. 45歳男性　B型肝炎ウイルスのキャリアで，今回，市中肺炎で入院
    標準予防策．

22. 49歳男性　ホモセクシャル　AIDSで3年前から通院中．本日交通事故のため，右大腿骨骨折にて入院
    標準予防策．

23. 89歳女性　咳と喀血で入院し，喀痰から*Mycobacterium avium* complex（MAC）が検出された
    標準予防策．MACは，結核と異なり，ヒトからヒトへの感染は起こしません．

24. 標準予防策とは何ですか．
    外来，入院問わず，すべての患者に適応になる予防策．
    患者は，常に，何らかの感染症があるかもしれないとの観点から予防策をとります．
    患者ケアの前後の手洗い，患者の体液などに接触する可能性がある場合，手袋着用．外傷患者のケアなど，必要に応じ，ガウン，ゴーグル着用します．**採血時などは，患者の血液に接触する可能性がありますので，手袋着用が原則**です．

25. 標準予防策は，どのような患者に適応になりますか．
    外来，入院を問わず，すべての患者に適応になる予防策．

26. 空気感染予防策が適応になる疾患を最低3つあげてください．この3つ以外で適応になる疾患を知っていればそれもあわせてあげてください．
    結核，麻疹，水痘（免疫不全患者の全身播種の帯状疱疹も含む）．
    そのほか天然痘，SARS，新型インフルエンザ（H5N1など従来の免疫での対応ができない型で，病原性が高い株の場合など）．

27. 空気感染予防策の際に使用するマスクは，どのようなマスクですか．
    N95という規格のマスク．N95とは，50 L/分の風流をかけても，1 μm以下の微粒子もフィルターできる機能を持っています．

28. いわゆる"あごマスク""ひじマスク"は，なぜ，してはいけないのでしょうか．
    あごやひじに，マスクをかけて業務にあたる医療従事者がいます．あごやひじにかけているマスクが，感染源になる可能性がありますので，してはいけません．
    使用したマスクは，**その場で不要ならば廃棄するのが最適**です．感染管理では，"もったいない思想"はしてはいけません．かえって，感染を拡大するリスクになります．

29. 病棟で業務をする場合に望ましい履物は，どのような特徴があるものですか．

   足の甲が隠れる履物．病院内での勤務中では，感染管理上，針などの鋭利なものが，足の甲に落ちてくる可能性があるためです．サンダルなどの**足の甲が隠れない履物の使用は原則不可**です．

30. 素手で採血をすることは，感染管理の点で，どう評価されますか．

   採血時は，針刺し・切創（針刺し事故）などで，患者の血液に曝露するリスクがあります．そのため，標準予防策の一貫で，手袋着用が世界の標準です．
   世界標準の感染予防策では，手袋を着用しての採血が推奨されています．

2. 医療面接と身体所見について

下記の感染症に関する医療面接での各質問の意図について答えてください．

1. 海外渡航歴を聞くのはなぜですか．

2. 東南アジアに旅行歴のある 34 歳男性が，発熱で来院しました．どのような感染症を想定すべきですか（ここでは感染症以外の鑑別診断は割愛してください）．

3. 温泉に行ったかどうかを聞く必要がある場合，それはなぜですか．

4. 川や湖での行水，曝露歴は，どのような微生物を示唆しますか．

5. 海水への曝露，シーフードへの曝露で想定すべき微生物はなにがありますか．
　　　　　　　　　　　　　　　　　　　　　　　　　　　　　　　
　　　　　　　　　　　　　　　　　　　　　　　　　　　　　　　

6. 森にキャンプにいったという病歴は，どのような微生物を想定した質問ですか．
　　　　　　　　　　　　　　　　　　　　　　　　　　　　　　　
　　　　　　　　　　　　　　　　　　　　　　　　　　　　　　　

7. 農業やガーデニング，土への曝露歴では，どのような微生物を想定しますか．
　　　　　　　　　　　　　　　　　　　　　　　　　　　　　　　
　　　　　　　　　　　　　　　　　　　　　　　　　　　　　　　

8. ペット歴を聞く理由について
　　1）犬への曝露で想定される微生物は何ですか．
　　　　　　　　　　　　　　　　　　　　　　　　　　　　　　　
　　　　　　　　　　　　　　　　　　　　　　　　　　　　　　　

　　2）猫への曝露で想定される微生物は何ですか．
　　　　　　　　　　　　　　　　　　　　　　　　　　　　　　　
　　　　　　　　　　　　　　　　　　　　　　　　　　　　　　　

　　3）鳥への曝露で想定される微生物は何ですか．
　　　　　　　　　　　　　　　　　　　　　　　　　　　　　　　
　　　　　　　　　　　　　　　　　　　　　　　　　　　　　　　

　　4）爬虫類などで想定される微生物は何ですか．
　　　　　　　　　　　　　　　　　　　　　　　　　　　　　　　
　　　　　　　　　　　　　　　　　　　　　　　　　　　　　　　

身体所見 Physical examinations に関する質問
9. 心臓，肺，腹部で，どのような診察を，どのような順番でしますか．
　　（例：打診，触診，聴診などをどのような順番でしますか）

心臓：＿＿＿＿＿＿＿＿＿＿＿＿＿＿＿＿＿＿＿＿＿＿＿＿＿＿＿＿＿
肺　：＿＿＿＿＿＿＿＿＿＿＿＿＿＿＿＿＿＿＿＿＿＿＿＿＿＿＿＿＿
腹部：＿＿＿＿＿＿＿＿＿＿＿＿＿＿＿＿＿＿＿＿＿＿＿＿＿＿＿＿＿

10. 頸静脈怒張（Jugular venous dilatation, JVD）は，何を示唆する所見ですか．

11. 口腔内，咽頭部の白苔 thrush は何を示唆する所見ですか．

12. 末梢の Clubbing（バチ指）は，何を示唆する所見ですか．

13. 感染性心内膜炎が想定される患者を診察するときに，探すべき身体所見を，頭の先から爪の先までの順番で，網羅的にすべてあげてください．

14. ICU に入院中の患者の発熱に関するコンサルト時に，どのような点に留意した身体所見が必要ですか．みるべきポイントをすべてあげてください．

15. 透析中の患者の診察時に，留意すべき身体所見は何ですか．網羅的にすべてあげてください．

2. 医療面接と身体所見について　解答編

下記の感染症に関する医療面接での各質問の意図について答えてください．

　下記の解答では，各質問への代表例をあげています．
　学生，初期研修医の方が現場で，最低限考慮すべき代表的な微生物などをあげました．そのため，厳密にすべてを網羅していません．臨床現場では成書・文献も参照し，確認してください．

1. 海外渡航歴を聞くのはなぜですか.

   渡航した地域, 場所によって, 流行している疾患があるため. 流行疾患を確実に鑑別診断に含めるために聞きます. 例：マラリア, 腸チフス, デング熱, HIV, A型・B型肝炎など多数.

2. 東南アジアに旅行歴のある34歳男性が, 発熱で来院しました. どのような感染症を想定すべきですか（ここでは感染症以外の鑑別診断は割愛してください）.

   患者に, "東南アジア"の具体的にどの場所かを確認します.

   > ▌質問内容▐
   > ・訪問国, 場所（地名まで）.
   > ・いつからいつまで, どのくらいの期間滞在したのか.
   > ・どのような目的で滞在したのか.
   > ・ジャングルにいたのか, 大都会の高級ホテルにいたのか, では感染症のリスクが大きく異なるからです.
   > ・事前に予防接種やマラリアの予防投与は受けていたのかどうか.
   > ・既往歴の有無.
   > ・食べ物（生もの, 生水の摂取の有無）.
   > ・動物, 水などへの曝露歴の有無　などを確認します.
   >   そのうえで, 特定の**流行疾患に合致する症状があるかどうかを質問**します. 世界各地の流行疾患を記憶することは不可能ですし, 流行疾患は変化します. そのため, **リアルタイムの情報源を確保する**ことが望ましい状況です.
   >
   > ▌参考サイト▐
   > ● 厚生労働省検疫所の情報サイト
   > http：//www.forth.go.jp（日本語）
   > ● 米国疾病対策センターのtravelers' healthのサイト（場所を入力して流行疾患を検索します）
   > http：//wwwn.cdc.gov/travel/（英語）
   > ＊これらのサイトから, マラリア, 腸チフス, A型・B型肝炎, デング熱, 日本脳炎などの流行地域や留意点などが得られます.

3. 温泉に行ったかどうかを聞く必要がある場合, それはなぜですか.

   日本では, エアゾル吸引のリスクに温泉があるため, レジオネラのリスクの確認. 温泉の訪問歴は, 一般に**淡水に曝露**したことにもなります. 下記の質問4も参照してください.

4. 川や湖での行水, 曝露歴は, どのような微生物を示唆しますか.

   川や湖では, 淡水がありますので, **淡水への曝露による感染症**を考慮するために質問します.
   代表例：*Aeromonas hydrophila* アエロモナス・ハイドロフィラ

Pseudomonas aeruginosa 緑膿菌

Mycobacterium marinum 非定型抗酸菌のひとつ　など.

5. 海水への曝露，シーフードへの曝露で想定すべき微生物は何がありますか.

海水で，ぜひ知っておいていただきたいのが，*Vibrio vulnificus* ビブリオ・バルニフィカスです．日本では，海水の温度が高い九州地方などで，この菌の感染症例はみられることが相対的に多いようです（厳密な疫学的な統計は不明です）．この菌は，**肝硬変などの重度の肝障害がある患者**さんに，**壊死性筋膜炎，敗血症**を起こすことが知られています．肝硬変のある患者さんには，生ガキなどは食べないように指導が必要です．海水またはシーフードの摂取により発症することが知られています．海水中にいる菌では，塩分の好きな *Vibrio* 属は有名です．そのほか *Pseudomonas aeruginosa* も鑑別対象のひとつです．

6. 森にキャンプに行ったという病歴は，どのような微生物を想定した質問ですか.

ダニなどに咬まれることで媒介される疾患の鑑別になります．リケッチア，ライム病などが代表です．日本ではツツガムシ病も重要な鑑別疾患です．野兎病 tularemia なども鑑別対象です．

7. 農業やガーデニング，土への曝露歴では，どのような微生物を想定しますか.

土への曝露も重要な病歴のひとつです．

・破傷風菌
・*Clostridium perfringens*
・ノカルジア
・非定型抗酸菌　*Mycobacterium chelonae, Mycobacterium fortuitum* など
・*Pseudomonas aeruginosa* も考慮した方がよいです．

日本は流行地域ではないのですが，国外では（例えば米国のミシシッピ流域，アフリカなど）*Histoplasma capsulatum* ヒストプラズマ（2相性真菌：酵母と菌糸の2つの形態をとる）があります．

8. ペット歴を聞く理由について

1) 犬への曝露で想定される微生物は何ですか.

・国外では，狂犬病（要注意！）
・国内・国外共通で，犬の口腔内の常在菌　*Pasteurella multocida*　パスツレラ，*Capnocytophaga*　カプノサイトファガなど．

2) 猫への曝露で想定される微生物は何ですか.

Pasteurella multocida　パスツレラ，*Bartonella* spp. バートネラ（猫引っかき病），トキソプラズマなど．

3）鳥への曝露で想定される微生物は何ですか．

Chlamydophila psittaci オウム病, *Cryptococcus neoformans* クリプトコッカス
国外では, *Histoplasma capsulatum* ヒストプラズマ（2相性真菌：酵母と菌糸の2つの形態をとる）など．

4）爬虫類などで想定される微生物は何ですか．

Salmonella spp. サルモネラなど．

身体所見 Physical examinations に関する質問

9. 心臓，肺，腹部で，どのような診察を，どのような順番でしますか．
   （例：打診，触診，聴診などをどのような順番でしますか）
   心臓：視診，触診，打診，聴診
   肺：視診，触診，打診，聴診
   腹部：視診，**聴診**，触診，打診（打診と触診は前後してよい）
   ＊腹部では，触診すると腹音が変化することがあるため，先に聴診します．

10. 頸静脈怒張（Jugular venous dilatation, JVD）は，何を示唆する所見ですか．
    右心不全，心不全，心タンポナーデ．

11. 口腔内，咽頭部の白苔 thrush は何を示唆する所見ですか．
    口腔内カンジダ症．これは HIV または，細胞性免疫不全を示唆する所見のひとつ．健康な患者でも，広域抗菌薬の投与中に起こりうる．

12. 末梢の Clubbing（バチ指）は，何を示唆する所見ですか．
    低酸素を伴う心臓・呼吸器の慢性疾患などを示唆します．原因となる疾患は多数．肺ガン，間質性肺炎，結核，肺膿瘍，先天性心疾患，亜急性感染性心内膜炎などです．注目すべきは，ローレンス・ティアニー先生がおっしゃっているクリニカルパールのひとつで，慢性閉塞性肺疾患（COPD）はバチ指を生じないという点です．喫煙者でバチ指があれば，肺ガンを鑑別せよとのことです．また，ヒポクラテスが最初に記載したといわれ，別名ヒポクラテスの指 Hippocratic fingers ともいわれます．

13. 感染性心内膜炎が想定される患者を診察するときに，探すべき身体所見を，頭の先から爪の先までの順番で，網羅的にすべてあげてください．
    ・頭部では，眼瞼結膜の出血斑，眼底のロート斑 Roth spots（感染性塞栓の有無）
    ・口腔内の歯肉炎，虫歯（心内膜炎のリスク）
    ・頸部：頸静脈怒張（心不全の有無）
    ・心臓：雑音，心不全徴候の S3, S4 など

- 肺：crackles 雑音の有無（心不全の有無）
- 腹部：肝臓・脾臓の叩打痛の有無（膿瘍の有無），肝臓腫大の有無（右心不全），脾臓の腫大の有無（慢性感染を示唆，亜急性心内膜炎）
- 四肢：浮腫の有無（心不全の有無），手のひら，足の裏，そのほか皮膚での出血斑，Janeway lesion, Osler's node, 爪下出血の有無（感染性塞栓の有無）．

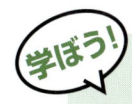

> **学ぼう！** 特に手のひら，足の裏，爪は，病変が小さく，注意していないと見逃すことが多いので，細かく丁寧に診察します．また指先の出血斑は，血糖測定の針のあとと混乱することもあるので，糖尿病患者では確認が必要です．

14. ICU に入院中の患者の発熱に関するコンサルト時に，どのような点に留意した身体所見が必要ですか．みるべきポイントをすべてあげてください．

基本原則として，頭の先から，足の先まで，丁寧に診察します．

ICU 患者で特に重要なのは，挿入されている医療器具の種類が多いので，**医療器具の挿入状態と，挿入日数の確認**を徹底します．

- 中心静脈カテーテルの有無と，挿入場所，挿入日数．
- 尿路カテーテルの有無と，挿入場所，挿入日数．
- 挿管している患者では，挿管日数．
- 経鼻または経口チューブ（NG・OG チューブ）が挿入されている場合は，挿入日数．
- 外科系患者では，外科のドレナージチューブの挿入日数と廃液量　など．
- そのほかの人工物が挿入されていないかどうかの確認（人工弁，人工関節，ペースメーカーなど）．

上記は，もし1つでも挿入されていれば，すべての患者さんで確認が毎日必要です．
挿入日数は，感染のリスクを反映しますので，確認が重要です．

15. 透析中の患者の診察時に，留意すべき身体所見は何ですか？　網羅的にすべてあげてください．

透析中の患者さんは，**血流感染のハイリスク患者さん**になります．そのため，**透析のアクセス（四肢のシャントの場所，機能具合，発赤，腫脹の有無など）**を確認してください．透析患者さんの発熱では，まず血流感染の鑑別がもっとも重要です．透析患者さんは，自己血管によるシャントまたは，人工血管が挿入されています．そのため，その部位に自己血管または人工血管の感染症を起こすリスクが高い状況です．そして血流感染から，感染性心内膜炎を合併することもよくあります．自己血管炎または人工血管感染，感染性心内膜炎を鑑別する必要があるときには，質問5の感染性心内膜炎でとる所見を詳細に探します．

3. 抗菌薬の各論クイズ

1. ペニシリンの分類を述べ，それぞれの抗菌薬名をあげてください．

2. 下記のペニシリン系が第 1 選択薬になる微生物，または疾患を列記してください．
   1）ペニシリン G

   2）アンピシリン

   3）アモキシシリン

   4）アンピシリン・スルバクタム

   5）ピペラシリン・タゾバクタム

3-1）MSSA の第 1 選択薬は何でしょうか．

3-2) MSSA による心内膜炎の治療で，抗菌薬を具体的に（種類，投与量，投与回数）オーダーしてください．成人で，体重 50 kg 以上，腎機能正常な場合．
MSSA 心内膜炎の抗菌薬の治療期間は？　どのように治療効果をフォローしますか．

4. セフェム系の分類と，具体的な抗菌薬名をあげてください．

5. セフェム系でカバーできない代表的な微生物は何でしょうか．

6. カルバペネム系でカバーできない微生物は何でしょうか．

7. カルバペネム系の学術的な適応をあげてください．微生物および疾患で答えてください．

8. カルバペネム系の薬物動態に基づいた適正な投与方法はどのようですか．
   成人で，体重 50 kg 以上，腎機能正常の場合
   イミペネム（　　　）mg を（　　　）時間ごと
   メロペネム（　　　）g を（　　　）時間ごと

9. バンコマイシンの学術的な適応微生物，および適応となる疾患・状況をあげてください．

10. バンコマイシンは血中濃度測定が必要ですが，それはなぜですか．

11. バンコマイシンの濃度はどのように測定しますか．いつ，どのタイミングで測定するのが望ましいでしょうか．

12. アミノグリコシド系の使い方について．下記のアミノグリコシド系の薬物動態に基づいた投与方法は？
    1）ゲンタマイシン
    2）トブラマイシン
    3）アミカシン

13. アミノグリコシド系を使用することで，「相乗効果」があると判明しているのはどのような状況ですか．

14. ニューキノロン系でカバーできる微生物・疾患には何がありますか．

    下記のニューキノロン系が，適応となる微生物，疾患には何がありますか．
    1）シプロフロキサシン

    2）レボフロキサシン

    3）モキシフロキサシン

3. 抗菌薬の各論クイズ　解答編

1. **ペニシリンの分類を述べ，それぞれの抗菌薬名をあげてください．**
   第Ⅴ章を参照してください．
   - 古典的ペニシリン：ペニシリンG
   - ペニシリナーゼ耐性ペニシリン：ナフシリン，オキサシリン
   - アミノペニシリン：アンピシリン，アモキシシリン，アンピシリン・スルバクタム，アモキシシリン・クラブラン酸
   - 抗緑膿菌作用のペニシリン：ピペラシリン，ピペラシリン・タゾバクタム

   > **重要!** 臨床的に，ピペラシリン単剤を使用する場面はきわめて限定されています．ベータラクタマーゼ産生株には無効であるため，初期治療では，アミノグリコシド系などと併用することが必要です．最適治療では，感受性があるグラム陰性菌に対して使用できる，というスタンスです．そのため，現場では，アミノグリコシド系の併用などが不要のベータラクタマーゼ阻害薬配合薬のピペラシリン・タゾバクタムを使用するのがより実践的です．

2. **下記のペニシリン系が第1選択薬になる微生物，または疾患を列記してください．**

   1）ペニシリンG
   連鎖球菌，肺炎球菌，髄膜炎菌，梅毒，レプトスピラなど．

   2）アンピシリン
   腸球菌の第1選択薬．
   連鎖球菌，肺炎球菌もペニシリンGの代替薬としてカバーできます．
   腸内細菌で感受性のあるもの（*E. coli*, *Proteus* spp. など）．
   細菌性腸炎の原因微生物で感受性があれば *Salmonella*, *Shigella* など．
   リステリアの第1選択薬．

   3）アモキシシリン
   基本的には，アンピシリンとスペクトラムは同一．経口薬のため，外来診療がメインになります．
   連鎖球菌（A群連鎖球菌による咽頭炎など）には頻用されます．
   中耳炎，副鼻腔炎，気管支炎などにも使用できます（ただし，ベータラクタマーゼ産生のインフルエンザ菌，モラキセラなどでは無効）．
   腸内細菌で感受性のあるもの（*E. coli*, *Proteus* spp. など）．
   細菌性腸炎の原因微生物で感受性があれば *Salmonella*, *Shigella* など．

4）アンピシリン・スルバクタム

アンピシリンでカバーできないベータラクタマーゼ産生菌がカバーできます．

MSSA，グラム陰性桿菌，嫌気性菌の *Bacteroides fragilis* のカバーができます．

アンピシリンでカバーできる菌はカバーできます．

臨床的には，市中肺炎の初期治療薬，複合菌感染の治療に便利です．

口腔内の疾患，腹腔内感染，各種膿瘍，尿路感染にも使用できます．

"HACEK"と呼ばれるグラム陰性桿菌による感染性心内膜炎の第1選択薬のひとつです．

5）ピペラシリン・タゾバクタム

■ 使用の原則

　緑膿菌を想定する場合

　確定診断がついたあとの感受性のあるグラム陰性菌（"SPACE"など）

　緑膿菌を含む複合菌感染などです．

■ 代表的な使用例

・初期治療（医療関連感染が想定される場合）

　　中心静脈カテーテル関連感染

　　尿路カテーテル感染

　　医療関連肺炎，人工呼吸器関連肺炎

　　手術部位感染

　　免疫不全者の感染症（緑膿菌の想定は必須）

　　好中球減少時の発熱 Neutropenic fever

　　術後の腹腔内感染

　　壊死性筋膜炎など．

・最適治療

　　感受性のある緑膿菌の感染症全般（第1選択薬のひとつ）

　　感受性のあるグラム陰性菌の感染症

　　緑膿菌を含む複合菌感染（膿瘍など）

　　好中球減少時の発熱 Neutropenic fever

　　（原因微生物は判明しないことも多く，その場合，一定期間は継続することがあります）．

3-1）MSSA の第1選択薬は何でしょうか．

　ナフシリン，オキサシリン（世界標準）．

　国内では，上記が未承認のため，第2選択薬のセファゾリンを使用します．

3-2）MSSA による心内膜炎の治療で，抗菌薬を具体的に（種類，投与量，投与回数）オーダーしてください．成人で，体重50 kg 以上，腎機能正常な場合．

　MSSA 心内膜炎の抗菌薬の治療期間は？　どのように治療効果をフォローしますか．

　セファゾリン*1回2gを8時間ごと（1日6g，保険用量1日5gまで）．

＊American Heart Association の感染性心内膜炎のガイドラインでは，1日6gが推奨されています．臨床現場では，1回2gを6時間ごと（1日8g）を使用することもあります．

（p.175参照）．

参考文献
- American Heart Association 感染性心内膜炎の診断・治療ガイドライン．Circulation. 132:1435-86, 2015. DOI: 10.1161/CIR.0000000000000296. http://circ.ahajournals.org/content/circulationaha/early/2015/09/15/CIR.0000000000000296.full.pdf（ダウンロード無料）
- 日本循環器学会 感染性心内膜炎の予防と治療ガイドライン2008年改訂版．http://www.j-circ.or.jp/guideline/pdf/JCS2008_miyatake_h.pdf（ダウンロード無料）
- Gilbert DN, Moellering RC, et al：The Sanford Guide® to Antimicrobial Therapy 40th ed. Antimicrobial Therapy Inc. p.25-27, 2010.（翻訳版：サンフォード感染症治療ガイド40版．ライフサイエンス出版．p.49-51, 2010.）

4. セフェム系の分類と，具体的な抗菌薬名をあげてください．

第1世代　セファゾリン
第2世代　セフォチアム＊（パンスポリン®），セフメタゾール，
第3世代　セフトリアキソン，セフォタキシム，セフタジジム
第4世代　セフェピム　など．

＊一般名よりも商品名が広く浸透しているため併記しました．

各世代のスペクトラムの特徴は，
　　グラム陽性菌は，第1世代＞第2世代＞第3世代
　　グラム陰性菌は，第3世代＞第2世代＞第1世代
　　第4世代＝第1世代＋第3世代

5. セフェム系でカバーできない代表的な微生物は何でしょうか．

すべてのセフェム系で，**腸球菌はカバーできません**．重要事項なので，覚えておいてください．

6. カルバペネム系でカバーできない微生物は何でしょうか．

MRSA
腸球菌（一部例外を除き，原則としてカバーできない）
Stenotrophomonas maltophilia　ステノトロフォモナス・マルトフィリア
非定型肺炎の原因微生物（マイコプラズマ，クラミドフィラ，クラミジア，レジオネラなど）
リケッチア
真菌など．

7. カルバペネム系の学術的な適応をあげてください．微生物および疾患で答えてください．

・初期治療
　　緑膿菌を想定する場合
　　免疫不全患者の感染症全般の初期治療

術後の腹腔内感染
　　　好中球減少時の発熱
　　　壊死性筋膜炎など
・最適治療
　　　感受性のある緑膿菌
　　　カルバペネム以外に感受性のないグラム陰性菌，"SPACE" の菌
　　　ESBL産生のグラム陰性菌
　　　好中球減少時の発熱など
　　　（原因微生物は判明しないことも多く，その場合，一定期間は継続することがあります）．

8. カルバペネム系の薬物動態に基づいた適正な投与方法はどのようですか．
　　成人で，体重50 kg以上，腎機能正常の場合
　　イミペネム 1回（　500　）mgを（　6　）時間ごと
　　メロペネム 1回（　1　）gを（　8　）時間ごと
　　カルバペネム系は，時間依存性抗菌薬で，半減期1時間程度ですので，6～8時間ごとに投与しなければ，臨床効果は期待できません．

重要！ 腎機能障害のない患者でのカルバペネム系は，朝夕2回点滴では不可！

9. バンコマイシンの学術的な適応微生物，および適応となる疾患・状況をあげてください．
・静脈注射
　　　メチシリン耐性黄色ブドウ球菌 MRSA（保険適用あり）
　　　メチシリン耐性コアグラーゼ陰性ブドウ球菌（2013年保険適用承認）
　　　アンピシリン耐性腸球菌
　　　ペニシリン耐性肺炎球菌による髄膜炎（先発商品のみ保険適用あり）
　　　ペニシリン耐性連鎖球菌による感染性心内膜炎
　　　ベータラクタマーゼアレルギー患者のグラム陽性菌カバー
・経口薬
　　　Clostridium difficile 感染（CDI）の選択薬．そのほかの選択薬としてメトロニダゾールがある．
　　　＊2018年2月現在，米国感染症学会・米国病院疫学学会 IDSA/SHEA クロストリジウム・ディフィシル感染ガイドラインでは第1選択薬として推奨されている．

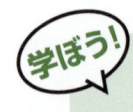

学ぼう！ 近年，欧米で蔓延している病原性の高い *Clostridium difficile* では，第1選択薬としてバンコマイシン（経口薬）が推奨されている．

[もっと知りたい方へ～バンコマイシンの適応の応用編]
 Bacillus spp. バシラス属
 Corynebacterium spp. コリネバクテリウム属
 Chryseobacterium meningosepticum（グラム陰性桿菌で唯一第1選択薬）

10. バンコマイシンは血中濃度測定が必要ですが，それはなぜですか．
治療域と中毒域が近いので，**厳密な用量調整**が必要であるからです．

11. バンコマイシンの濃度はどのように測定しますか．いつ，どのタイミングで測定するのが望ましいでしょうか．
バンコマイシンの濃度は，**最低血中濃度（トラフ値）のみ**を測定します．バンコマイシンは，濃度依存性抗菌薬ではないため，最高血中濃度（ピーク値）の測定は1990年代のはじめぐらいから疑問視されてきました．測定のコストがかかるため，副作用と効果をトラフ値のみで十分モニターできるなどの研究などがあり，現在ではトラフ値の測定が一般的です．最高血中濃度（ピーク値）はMRSAの髄膜炎の治療のような場合を除き，一般には不要です．
トラフ値は，**バンコマイシンを開始後，3～4 dose目ごろに測定**します．開始直後では，薬物動態が安定せず，正確な濃度が測りにくいため，体内での薬物動態が安定する時期に測定します（p.115参照）．次の投与の30分前ぐらいに測定します．

12. アミノグリコシド系の使い方について．下記のアミノグリコシド系の薬物動態に基づいた投与方法は？
1) ゲンタマイシン
2) トブラマイシン
3) アミカシン

① **1日複数回投与法　multiple daily dose（MDD）**
■ 標準的なゲンタマイシン，トブラマイシンの投与量
 1回 1～1.7 mg/kg　8時間ごと（成人，腎機能正常な場合）
 目標ピーク値　4～10 μg/mL，目標トラフ値　＜2 μg/mL

処方例1：体重60 kgの患者で腎機能正常な場合，
1 mg/kgを処方する場合，1回60 mgを8時間ごと（1日180 mg）
・ゲンタマイシンの保険適用量　成人では体重に無関係に1日120 mgまで．
・トブラマイシンの保険適用量　成人では体重に無関係に1日180 mgまで．

■ 標準的なアミカシンの投与量
 1回　7.5 mg/kg　12時間ごと（成人，腎機能正常な場合）
 目標ピーク値　20～35 μg/mL，目標トラフ値　＜10 μg/mL

処方例2：体重60 kgの患者で腎機能正常な場合，

1回7.5 mg/kgを処方する場合，1回450 mgを12時間ごと（1日900 mg）
・アミカシンの保険適用量　成人では体重に無関係に1日400 mgまで．

② 1日1回投与法　once-daily dose（OD），extended-interval dose

■ 標準的なゲンタマイシン，トブラマイシンの投与量（成人）

1回5 mg/kg，その後，nomogramという時間と濃度の関係図をみて，次の投与を決めます（ここは，成書を参照してください．そして，院内の臨床薬剤師の方に相談し，投与量を決めるのが最良です）．

■ 標準的なアミカシンの投与量（成人）

1回15 mg/kg，その後，nomogramという時間と濃度の関係図をみて，次の投与を決めます（ここは，成書を参照してください．そして，院内の臨床薬剤師の方に相談し，投与量を決めるのが最良です）．

> **重要！** 投与方法の名称は，1日1回投与（once-daily dose）となっていますが，腎機能により，投与間隔はかならずしも，24時間とは限らず，36，48時間おきなどになる場合があることに注意してください．

p.117〜参照．

13 アミノグリコシド系を使用することで，「相乗効果」があると判明しているのはどのような状況ですか．

連鎖球菌，MSSA，腸球菌による感染性心内膜炎の治療の際に，
ベータラクタム系＋ゲンタマイシンの併用による相乗効果があります．緑膿菌に対しては，**ベータラクタム系＋アミノグリコシド系**（感受性があればどれでもよい）の相乗効果があります（ただし，死亡率が下がることは一般的に証明されていません）．

14 ニューキノロン系でカバーできる微生物・疾患には何がありますか．

主に緑膿菌を含むグラム陰性菌．
細菌性腸炎を起こす原因微生物 *Salmonella*, *Shigella*, *Campylobacter* など．
非定型肺炎（マイコプラズマ，クラミドフィラ，レジオネラなど）．
非定型抗酸菌 MAC．
結核菌（第2選択薬）．
レスピラトリーキノロンでは，市中肺炎の初期治療（エンピリック治療で，特に肺炎球菌など）．

下記のニューキノロン系が，適応となる微生物，疾患には何がありますか．

1）シプロフロキサシン

主に緑膿菌を含むグラム陰性菌．
細菌性腸炎を起こす原因微生物 *Salmonella*, *Shigella*, *Campylobacter* など．

非定型肺炎（マイコプラズマ，クラミドフィラ，レジオネラなど）．
非定型抗酸菌 MAC．
結核菌．

重要！ 性行為感染症で，以前は，淋菌の治療薬として使用が推奨されていましたが，2007年に米国疾病対策センターCDCは，**淋菌のニューキノロン耐性化**が進行しているため，感受性検査結果がある場合のみ使用するよう勧告しています．
・米国疾病予防センターCDC　性行為感染症ガイドライン2010年改訂版．http://www.cdc.gov/std/treatment/2010/STD-Treatment-2010-RR5912.pdf（ダウンロード無料）

重要！ シプロフロキサシンは，肺炎球菌を十分カバーできないため，肺炎球菌のカバー目的で，市中肺炎には使用できません．**非定型肺炎の治療**はできます．

2）レボフロキサシン

イメージとして，**レボフロキサシン＝シプロフロキサシン＋肺炎球菌**のカバーです．市中肺炎の初期治療薬として使用できます．日本では，**結核が蔓延**しているので，ニューキノロン系を処方するときは，**結核のリスクを評価**してから処方してください．

3）モキシフロキサシン

イメージとして，モキシフロキサシン＝レボフロキサシン＋嫌気性菌 *Bacteroides fragilis* です．モキシフロキサシンは，**肝臓代謝のため，尿路感染には使用しません**．尿路感染には腎臓代謝のニューキノロン系を使用します（シプロフロキサシンか，レボフロキサシン）．

4. 感受性検査の結果の見方と最適治療への変更の仕方

ここでは，感受性の結果が出た後に，感受性結果をどのように見て，その結果，どのように最適治療に変更したらいいのかをクイズで解説します．

■ 血流感染の初期治療の選択

ケース 1a（グラム陽性球菌シリーズ）
自分の患者の血液培養2セットから，グラム陽性球菌 Gram positive cocci が検出されている，との連絡が細菌検査室からありました．どのように対応する必要があるでしょうか．対応を順番に述べてください．抗菌薬として開始すべきものは何ですか．また，なぜその抗菌薬なのか理由を述べてください．

ケース 2a（グラム陰性桿菌シリーズ）
自分の患者の血液培養2セットから，グラム陰性桿菌 Gram negative rod が検出されている，との連絡が細菌検査室からありました．どのように対応する必要があるでしょうか．対応を順番に述べてください．抗菌薬として開始すべきものは何ですか．また，なぜその抗菌薬なのか理由を述べてください．

ケース 3a（酵母シリーズ）
自分の患者の血液培養2セットから，酵母 yeast が検出されている，との連絡が細菌検査室からありました．どのように対応する必要があるでしょうか．対応を順番に述べてください．抗菌薬として開始すべきものは何ですか．また，なぜその抗菌薬なのか理由を述べてください．

VIII チャレンジクイズとケーススタディ

表VIII-1	血液培養：感受性検査の結果 —*Staphylococcus aureus*—
Penicillin	Resistant
Oxacillin	Sensitive
Cefazolin	Sensitive
Erythromycin	Resistant
Clindamycin	Resistant
Levofloxacin	Sensitive
Trimethoprim/sulfamethoxazole	Sensitive
Imipenem	Sensitive

■ 感受性検査の結果の見方と最適治療への変更の仕方

ケース1b（グラム陽性球菌シリーズ）

表VIII-1を見てください．血液培養から*Staphylococcus aureus*が検出されました．

① この*Staphylococcus aureus*は，MSSA（メチシリン感受性）でしょうか．MRSA（メチシリン耐性）でしょうか．

----

② 感受性結果に基づいて，最適治療薬を選択し，実際に処方してください．
　処方は，成人で体重50 kg以上，腎機能は正常の場合の用量を書いてください．

処方抗菌薬名　（　　　　　　）
1回投与量　　（　　　　　　）
投与間隔　　　（　　　　　　）時間ごと

③ この感受性検査で，感受性ありSensitiveとなっている抗菌薬のうち，*Staphylococcus aureus*の菌血症に使用してはいけないものはどれでしょうか．すべてあげてください．

----

4 感受性検査の結果の見方と最適治療への変更の仕方

表Ⅷ-2　血液培養：感受性検査の結果 —*Staphylococcus epidermidis*—

Penicillin	Resistant
Oxacillin	Resistant
Cefazolin	Sensitive
Erythromycin	Resistant
Clindamycin	Resistant
Levofloxacin	Sensitive
Trimethoprim/sulfamethoxazole	Sensitive
Imipenem	Sensitive

④ なぜ，上記の抗菌薬は，*Staphylococcus aureus* に使用してはいけないのでしょうか．

ケース1c（グラム陽性球菌シリーズ）

表Ⅷ-2を見てください．血液培養から*Staphylococcus epidermidis*が検出されています．

① この血液培養の結果，これが皮膚のコンタミネーションではなく，真の血流感染である場合，最適治療薬を選択し，実際に処方してください．処方は，成人で体重50 kg以上，腎機能は正常の場合の用量を書いてください．

処方抗菌薬名　（　　　　　）
1回投与量　　（　　　　　）
投与間隔　　　（　　　　　）時間ごと

② 表Ⅷ-2の感受性結果のうち，検査室のエラー（間違い）だと思われる箇所があります．それはどこでしょうか．また，それはなぜでしょうか．

VIII チャレンジクイズとケーススタディ

表VIII-3	血液培養:感受性検査の結果 —*Enterococcus faecium*—
Ampicillin	Resistant
Penicillin	Resistant
Oxacillin	Resistant
Levofloxacin	Sensitive
Imipenem	Resistant

ケース 1d(グラム陽性球菌シリーズ)

表VIII-3 を見てください.血液培養から *Enterococcus faecium* が検出されています.

① 一般に *Enterococcus faecium* は,どのような感染症を起こす菌ですか.

---

② *Enterococcus faecium* は,感受性の特徴がありますが,それはどのような特徴ですか.

---

③ 感受性の結果から,最適治療を選択し,実際に処方してください.
　処方は,成人で体重 50 kg 以上,腎機能は正常の場合の用量を書いてください.

処方抗菌薬名　(　　　　　　　)
1回投与量　(　　　　　　)
投与間隔　(　　　　　　)時間ごと

ケース 2b(グラム陰性桿菌シリーズ)

表VIII-4 を見てください.血液培養から *Escherichia coli* が検出されました.

① 感受性検査の結果を見ると,MIC(最小発育阻止濃度)別に色分けされています.MIC の数字はどのように評価するのが望ましいでしょうか.MIC の数字が臨床上与える影響とは何ですか.

表Ⅷ-4 血液・尿培養：感受性検査の結果 ―*Escherichia coli*―

ABPC	S	<= 2
PIPC	S	<= 4
cAMPC	S	<= 2
sABPC	S	<= 2
CEZ	S	<= 4
CTX	S	<= 1
CAZ	S	<= 1
CFPM	S	<= 1
AZT	S	<= 1
IPM	S	<= 1
MEPM	S	<= 0.25
GM	S	<= 2
AMK	S	<= 4
MINO	S	<= 1
ST	S	<= 20
CPFX	S	<= 0.25
LVFX	S	<= 0.25

表Ⅷ-5 血液培養：感受性検査の結果 ―*Escherichia coli*―

Ampicillin	Sensitive
Cefazolin	Sensitive
Ceftriaxone	Sensitive
Ceftazidime	Sensitive
Cefepime	Sensitive
Levofloxacin	Sensitive
Trimethoprim/sulfamethoxazole	Sensitive
Imipenem	Sensitive

② 表Ⅷ-5 の感受性の結果から，最適治療を選択し，実際に処方してください．
処方は，成人で体重 50 kg 以上，腎機能は正常の場合の用量を書いてください．

処方抗菌薬名　（　　　　　　）
1 回投与量　（　　　　　　）
投与間隔　（　　　　　　）時間ごと

4. 感受性検査の結果の見方と最適治療への変更の仕方　解答編

ここでは，感受性の結果が出た後に，感受性結果をどのように見て，その結果，どのように最適治療に変更したらいいのかをクイズで解説します．

■ 血流感染の初期治療の選択

ケース 1a（グラム陽性球菌シリーズ）
自分の患者の血液培養2セットから，グラム陽性球菌 Gram positive cocci が検出されている，との連絡が細菌検査室からありました．どのように対応する必要があるでしょうか．対応を順番に述べてください．抗菌薬として開始すべきものは何ですか．また，なぜその抗菌薬なのか理由を述べてください．

対応例：
① 血液培養がどこから採取されたのか，情報を確認．**末梢からか，中心静脈カテーテル**からの採取か．
② 患者の既往歴，経過を確認．病室に行き患者の症状確認，診察をします．
　グラム陽性球菌の菌血症になる感染源を探します．中心静脈カテーテルがあれば，迅速に抜去することが望まれます．
③ 血液培養2セットが陽性のため，コンタミネーションの可能性は低く，真の血流感染の可能性がきわめて高いので，抗菌薬を開始します．
④ 抗菌薬としては，初期治療でバンコマイシンを処方するのが適切です．
　グラム陽性球菌で血流感染を起こすものの代表は，MSSA，MRSA，メチシリン耐性コアグラーゼ陰性ブドウ球菌，腸球菌などです．これらを，同定・感受性の結果が出るまで，耐性菌を含めカバーできるのはバンコマイシンです（注：腸球菌は，バンコマイシン耐性の株もあります）．
⑤ 血流感染の源が不明の場合は，感染性心内膜炎も考慮して，心エコーも検討します．
⑥ 同定，感受性結果により，最適治療に変更します．
⑦ 血流感染の合併症に，**心内膜炎，深部臓器膿瘍**などがありますが，それらの合併がなければ，一般に**血流感染の治療期間は最低2週間**です．

ケース 2a（グラム陰性桿菌シリーズ）
自分の患者の血液培養2セットから，グラム陰性桿菌 Gram negative rod が検出されている，との連絡が細菌検査室からありました．どのように対応する必要があるでしょうか．対応を順番に述べてください．抗菌薬として開始すべきものは何ですか．また，なぜその抗菌薬なのか理由を述べてください．

対応例：

① 血液培養がどこから採取されたのか，情報を確認．**末梢からか，中心静脈カテーテル**からの採取か．

② 患者の既往歴，経過を確認．病室に行き患者の症状確認，診察をします．
グラム陰性菌の菌血症になる感染源を探します．特に**グラム陰性菌では，腹部，尿路系は重要です**．中心静脈カテーテルがあれば，迅速に抜去することが望まれます．

③ グラム陰性菌の場合は，血液培養1セットのみが陽性でも緊急事態です．このケースでは2セット陽性のため，迅速に抗菌薬を開始することが必須です．

④ 初期治療では，**抗緑膿菌作用のある抗菌薬**を使用します．
それはグラム陰性菌のうち，緑膿菌は，病院内で起こる菌血症の原因微生物のなかで頻度が高いこと，またカバーできる抗菌薬が限定されているからです．そのため，グラム陰性桿菌の血流感染では，**緑膿菌を想定した初期対応をします**．

例：ピペラシリン・タゾバクタム，セフェピムなどを開始します．メロペネムなどのカルバペネム系を選択しても適切ですが，戦略として一般的にはカルバペネム系は温存するのが望ましいです．Septic shockや過去の感受性結果，院内のグラム陰性桿菌の感受性パターンにより，カルバペネム系が望ましい場合もありますので，ケースバイケースでの判断になります．

⑤ 血流感染の治療の基本は，感染源をコントロールすることです．感染源として，腹部内膿瘍，尿路感染などがあれば，その治療となります．**膿瘍は通常，ドレナージが必要です**．

⑥ 菌血症の合併症の有無の検索は，**発熱が持続する，血液培養が陰性化しない**場合などで行います．心エコー，深部臓器膿瘍の検索などが主体になります．

> **ケース3a（酵母シリーズ）**
> 自分の患者の血液培養2セットから，酵母 yeastが検出されている，との連絡が細菌検査室からありました．どのように対応する必要があるでしょうか．対応を順番に述べてください．抗菌薬として開始すべきものは何ですか．また，なぜその抗菌薬なのか理由を述べてください．

対応例：

① 血液培養がどこから採取されたのか，情報を確認．**末梢からか，中心静脈カテーテル**からの採取か．

② 患者の既往歴，経過を確認．病室に行き患者の症状確認，診察します．
酵母の菌血症になる感染源を探します．病院内で起こった真菌の血流感染での酵母は，カンジダであることがほとんどです．そして，カンジダ菌血症では，**中心静脈カテーテル**，および**中心静脈栄養TPNが重要なリスクファクター**であることが判明しています．そのため，中心静脈カテーテルがあれば，迅速に抜去することが原則です．

真菌の血流感染で、中心静脈カテーテルの抜去が遅れた場合、**感染性心内膜炎、眼内炎**などの重篤な合併症が起こります。

③カンジダ菌血症の場合は、血液培養1セットのみが陽性でも緊急事態です。このケースでは2セット陽性のため、迅速に抗菌薬を開始することが必須です。

④真菌血症では、**心エコーによる感染性心内膜炎と眼科診察による眼内炎の鑑別が必須**です。

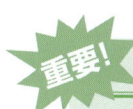

重要！ 抗真菌薬の初期治療

米国感染症学会IDSAのカンジダ感染症の治療ガイドラインによると、カンジダ真菌血症の初期治療では、好中球減少でない患者、最近のアゾール系抗真菌薬の投与歴がない患者などでは、フルコナゾールを投与します。好中球減少のある患者、最近のアゾール系抗真菌薬の投与歴がある患者、または、臨床状態が中等度から重症の場合、日本では、ミカファンギン（キャンディン系抗真菌薬）を開始します。

⑤その後、酵母が同定されたあと、各カンジダの種類により、最適治療に変更します。
　基本的に、フルコナゾールで治療可能なのは、*Candida albicans*, *Candida tropicalis*, *Candida parapsilosis* です。ミカファンギンで治療可能なのは、*Candida glabrata*, *Candida krusei* です。

⑥合併症がない場合、抗真菌薬は、**血液培養が陰性化してから最低2週間継続して中止します**。もし、これらの合併症がある場合、治療期間が異なります。**心内膜炎がある場合は、手術適応**になります。**抗真菌薬は、最低6週間必要です。眼内膜炎の合併の場合も最低6週間必要**です。

参考文献
・米国感染症学会IDSA　カンジダ感染症治療ガイドライン. http://www.journals.uchicago.edu/doi/pdf/10.1086/596757

■ 感受性検査の結果の見方と最適治療への変更の仕方
ケース1b（グラム陽性球菌シリーズ）
表Ⅷ-1 を見てください。血液培養から*Staphylococcus aureus*が検出されました。

① この*Staphylococcus aureus*は、MSSA（メチシリン感受性）でしょうか。MRSA（メチシリン耐性）でしょうか。

MRSAのMはメチシリンです。メチシリンは現在、その副作用である間質性腎炎のため市場から消失しています。同じクラスのオキサシリンで感受性は調べます。この表では、オキサシリン感受性なので、MSSAです。

表Ⅷ-1	血液培養：感受性検査の結果 —*Staphylococcus aureus*—
Penicillin	Resistant
Oxacillin	Sensitive
Cefazolin	Sensitive
Erythromycin	Resistant
Clindamycin	Resistant
Levofloxacin	Sensitive
Trimethoprim/sulfamethoxazole	Sensitive
Imipenem	Sensitive

② 感受性結果に基づいて，最適治療薬を選択し，実際に処方してください．
　処方は，成人で体重50 kg以上，腎機能は正常の場合の用量を書いてください．

処方抗菌薬名　（セファゾリン）
1回投与量　（　2 g　）
投与間隔　（　8　）時間ごと

③ この感受性検査で，感受性ありSensitiveとなっている抗菌薬のうち，*Staphylococcus aureus*の菌血症に使用してはいけないものはどれでしょうか．すべてあげてください．

クリンダマイシン，レボフロキサシン，ST合剤は使用しません．それは*in vitro*で感受性があっても治療不良が起こるからです．イミペネムを使用することは間違いではありませんが，カルバペネム系の適応はありません．国内では，やむを得ずカルバペネム系を**MSSA**の**髄膜炎に使用**することがありますが，これは髄液移行性のないセファゾリンに代わるものです．**MSSAの髄膜炎の第1選択薬は，髄液移行性のあるナフシリン，オキサシリンです．**臨床試験はされていませんが，国内では，やむを得ず現場ではアンピシリン・スルバクタム，セフトリアキソン，バンコマイシンなどの2剤併用も使用されています．

④ なぜ，上記の抗菌薬は，*Staphylococcus aureus*に使用してはいけないのでしょうか．

マクロライド系，クリンダマイシン，テトラサイクリン系は**静菌性抗菌薬**で，MSSA菌血症の治療薬は，一般に殺菌性であることが望ましいからです．感受性があっても，使用すれば高率に治療不良が起こります．レボフロキサシン，ST合剤は**皮膚・軟部組織感染**などに例外的に使用することはありますが，血流感染には使用しません．高率に治療不良が起こります．

表Ⅷ-2 血液培養：感受性検査の結果 —*Staphylococcus epidermidis*—

Penicillin	Resistant
Oxacillin	Resistant
Cefazolin	Sensitive
Erythromycin	Resistant
Clindamycin	Resistant
Levofloxacin	Sensitive
Trimethoprim/sulfamethoxazole	Sensitive
Imipenem	Sensitive

ケース1c（グラム陽性球菌シリーズ）

表Ⅷ-2 を見てください．血液培養から *Staphylococcus epidermidis* が検出されています．

① この血液培養の結果，これが皮膚のコンタミネーションではなく，真の血流感染である場合，最適治療薬を選択し，実際に処方してください．処方は，成人で体重50 kg以上，腎機能は正常の場合の用量を書いてください．

処方抗菌薬名　（バンコマイシン）
1回投与量　（　　1 g　　）
投与間隔　（　　12　　）時間ごと

② 表Ⅷ-2 の感受性結果のうち，検査室のエラー（間違い）だと思われる箇所があります．それはどこでしょうか．また，それはなぜでしょうか．

この株もメチシリン耐性のため，**ベータラクタム系すべて耐性**です．セファゾリンとイミペネムのところが感受性になっているのは，検査室の入力エラーか，なにか技術的なエラーが考えられます．

ケース1d（グラム陽性球菌シリーズ）

表Ⅷ-3 を見てください．血液培養から *Enterococcus faecium* が検出されています．
① 一般に，*Enterococcus faecium* は，どのような感染症を起こす菌ですか．

Enterococcus faecium は，一般に医療関連感染が多く，*Enterococccus faecalis* は市中感染が多いです．
医療関連感染では，中心静脈カテーテル関連感染（血流感染，心内膜炎も含む），尿路カ

表Ⅷ-3　**血液培養：感受性検査の結果**
　　　　　—*Enterococcus faecium*—

Ampicillin	Resistant
Penicillin	Resistant
Oxacillin	Resistant
Levofloxacin	Sensitive
Imipenem	Resistant

テーテル感染，手術部位感染，腹腔内感染，腹膜透析患者の腹膜炎，術後髄膜炎など．
市中感染では，尿路感染，感染性心内膜炎，腹腔内感染など．

> ② *Enterococcus faecium* は，感受性の特徴がありますが，それはどのような特徴ですか．

Enterococcus faecium は，内因性（先天性）に**アンピシリン，トブラマイシン，アミカシンに耐性**です．したがって，**バンコマイシンで治療**することが多い菌です．バンコマイシンに耐性の場合は，リネゾリドが選択薬です．

> ③ 感受性の結果から，最適治療を選択し，実際に処方してください．
> 　処方は，成人で体重50 kg以上，腎機能は正常の場合の用量を書いてください．

処方抗菌薬名　（バンコマイシン）
1回投与量　（　　　1 g　　　）
投与間隔　　（　　　12　　　）時間ごと

> ケース2b（グラム陰性桿菌シリーズ）
> 表Ⅷ-4 を見てください．血液培養から *Escherichia coli* が検出されました．
> ① 感受性検査の結果を見ると，MIC（最小発育阻止濃度）別に色分けされています．MICの数字はどのように評価するのが望ましいでしょうか．MICの数字が臨床上与える影響とは何ですか．

MICの数字の比較は，あくまでも，*in vitro* での活性度の違いです．
臨床的にMICの差が，アウトカムの差としてあるかどうかは，臨床試験をしなければわかりません．そのため，一般診療では，例外的な数種類の菌を除き，MICの数字を比較して，抗菌薬を選択することは不要です．

VIII チャレンジクイズとケーススタディ

表VIII-4　血液・尿培養：感受性検査の結果 —*Escherichia coli*—

抗菌薬	判定	MIC
ABPC	S	<= 2
PIPC	S	<= 4
cAMPC	S	<= 2
sABPC	S	<= 2
CEZ	S	<= 4
CTX	S	<= 1
CAZ	S	<= 1
CFPM	S	<= 1
AZT	S	<= 1
IPM	S	<= 1
MEPM	S	<= 0.25
GM	S	<= 2
AMK	S	<= 4
MINO	S	<= 1
ST	S	<= 20
CPFX	S	<= 0.25
LVFX	S	<= 0.25

p.234の「学ぼう！」の項の状況以外で臨床上，MICの数字を確認すべき状況は，ほとんどありません．特に，多剤耐性のグラム陰性菌でMICの数字を使用するような場面では，感染症専門医への相談が必要な状況と考えてください．

② 表VIII-5の感受性の結果から，最適治療を選択し，実際に処方してください．
処方は，成人で体重50 kg以上，腎機能は正常の場合の用量を書いてください．

処方抗菌薬名　（　セファゾリン　）
1回投与量　（　　　1 g　　　）
投与間隔　（　　　8　　　）時間ごと

重要！ セファゾリンの用量

MSSAの菌血症のときは，セファゾリンは1回2gが標準です．それ以外の疾患では，セファゾリンは1回1gが標準でした．最近では1回2gをグラム陰性菌に対しても使用するようになりました．

表Ⅷ-5	血液培養：感受性検査の結果 ―*Escherichia coli*―
Ampicillin	Sensitive
Cefazolin	Sensitive
Ceftriaxone	Sensitive
Ceftazidime	Sensitive
Cefepime	Sensitive
Levofloxacin	Sensitive
Trimethoprim/sulfamethoxazole	Sensitive
Imipenem	Sensitive

または，

処方抗菌薬名　（　アンピシリン　）
1回投与量　（　　2 g　　）
投与間隔　（　　6　　）時間ごと

ベータラクタム系にアレルギーがある場合は，

処方抗菌薬名　（　シプロフロキサシン　）
1回投与量　（　300 mg　）
投与間隔　（　　12　　）時間ごと

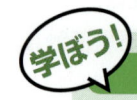

学ぼう！ MICにより治療方針が変わる状況

① 肺炎球菌による髄膜炎の治療では，ペニシリンのMICで，治療薬が決まります．
② 連鎖球菌による感染性心内膜炎の治療では，ペニシリンのMICで，治療方針が決まります．

5. ケーススタディ

> **ケース1：48歳女性．既往歴なし．病的に肥満．**
> 3日前から，左脚がはれて，赤くなり，痛みがあるため来院した．
> 身体所見では，バイタルサインは安定しているが，体温は，40℃．
> 左脚の発赤，腫脹，圧痛は，左足首から左の鼠径部まで広がっている．
> 巻頭アトラス34参照．

Q1：考えられる疾患は何ですか？（鑑別診断は何ですか？）

Q2：皮膚・軟部組織感染の一種で蜂窩織炎がありますが，その原因微生物は何ですか？

Q3：蜂窩織炎を抗菌薬で治療したい場合，何で治療すべきですか？

> **ケース2：46歳女性．既往歴なし．**
> 2週間前からの発熱で来院した．彼女は1週間前から右の季肋部が痛いと訴えがある．
> 身体所見では，バイタルサインは安定しているが，体温が38.9℃．
> 心臓には雑音はなく，肺の呼吸音も正常．腹部では，右の季肋部に叩打痛あり．救急外来で診察しているあなたは，「肝膿瘍」の鑑別診断を考え，検査をオーダー開始した．

Q1：肝膿瘍はどのようにして発症しますか．そのメカニズム（発症経路）を3つ述べてください（例：外傷によって起こる　など）．

Q2：肝膿瘍を起こす原因微生物にはどのようなものがありますか？5つ以上あげてください．

Q3：肝膿瘍を治療する際に，使用できる抗菌薬にはどのようなものがありますか？

> **ケース3：47歳男性．**
> 脳実質および脊髄のGlioblastomaで，下半身麻痺になっている状態．今回は放射線療法の目的で入院した．患者には尿路カテーテルが挿入されている．血管ラインは末梢ラインのみで，中心静脈カテーテルは挿入されていない．患者は入院後7日目に，39℃の発熱が認められた．

Q1：考えられる疾患は何ですか？（発熱の鑑別診断は何ですか？）

Q2：発熱の原因として尿路カテーテル関連の尿路感染を考えた場合に，想定されるグラム陰性菌は何ですか？ 複数あげてください．そのうち，頻度上もっとも重要な菌はどれですか？

Q3：上記患者の発熱の原因精査のため，どのような検査をオーダーすべきですか？

Q4：上記患者の発熱で，感染症をあげた場合に，投与すべき抗菌薬にはどのようなものがありますか？

5. ケーススタディ　解答編

> ケース1：48歳女性．既往歴なし．病的に肥満．
> 3日前から，左脚がはれて，赤くなり，痛みがあるため来院した．
> 身体所見では，バイタルサインは安定しているが，体温は，40℃．
> 左脚の発赤，腫脹，圧痛は，左足首から左の鼠径部まで広がっている．
> 巻頭アトラス34参照．

Q1：考えられる疾患は何ですか？（鑑別診断は何ですか？）

　左下腿の発赤，腫脹，圧痛で下記が代表例として考えられます．
　　左下腿の蜂窩織炎
　　壊死性筋膜炎
　　骨髄炎の併発
　　深部静脈血栓

Q2：皮膚・軟部組織感染の一種で蜂窩織炎がありますが，その原因微生物は何ですか？

　　Staphylococcus aureus 黄色ブドウ球菌
　　Streptococcus spp.　連鎖球菌

Q3：蜂窩織炎を抗菌薬で治療したい場合，何で治療すべきですか？

　Q2の原因微生物をカバーする抗菌薬．
　セファゾリン　体重50 kg以上，腎機能正常の場合　1回1 gを8時間ごと（1日3 g）
　＊1：巻頭アトラス34の患者は筆者の担当患者で，体重が100 kg以上あり，1回2 gを6〜8
　　　時間ごとで使用しました．
　＊2：セファゾリンの代わりに，欧米では，ナフシリン，オキサシリンも使用可能です．

> ケース2：46歳女性．既往歴なし．
> 2週間前からの発熱で来院した．彼女は1週間前から右の季肋部が痛いと訴えがある．
> 身体所見では，バイタルサインは安定しているが，体温が38.9℃．
> 心臓には雑音はなく，肺の呼吸音も正常．腹部では，右の季肋部に叩打痛あり．救急
> 外来で診察しているあなたは，「肝膿瘍」の鑑別診断を考え，検査をオーダー開始した．

Q1：肝膿瘍はどのようにして発症しますか．そのメカニズム（発症経路）を3つ述べてください（例：外傷によって起こる　など）．
- ■細菌性肝膿瘍　pyogenic liver abscess.
  - 血行性に（感染性心内膜炎などの合併症として）動脈を経由して．
  - 胆道系感染症の合併症として胆管を経由して．
  - 腹腔内感染症（虫垂炎，憩室炎など）の合併症として門脈を経由して．
  ＊肝臓への外傷や手術後にも細菌性肝膿瘍は起こりえます．
- ■細菌性以外では，寄生虫などが原因で生じます．
  - 赤痢アメーバ
  - エキノコッカス　など．

Q2：肝膿瘍を起こす原因微生物にはどのようなものがありますか？5つ以上あげてください．
- ■血行性：感染性心内膜炎の原因微生物
  Staphylococcus aureus 黄色ブドウ球菌，*Streptococcus* spp. 連鎖球菌，*Enterococcus* 腸球菌
- ■胆道系感染症および腹腔内感染症の合併症としては，腸内細菌が主体
  E. coli, Klebsiella, Proteus, Enterococcus 腸球菌，嫌気性菌 *Bacteroides fragilis* で，これらの複数の菌による複合菌感染 polymicrobial infection

Q3：肝膿瘍を治療する際に，使用できる抗菌薬にはどのようなものがありますか？
原因にもよりますが，Q2であげた微生物を網羅的にカバーできる抗菌薬は，
処方例：体重50 kg以上，腎機能正常な場合
　アンピシリン・スルバクタム1回3 gを6時間ごと（1日12 gまでが2013年に保険承認）
　（単剤でも，嫌気性菌はカバーできています）
そのほか，2剤併用して，
　セフトリアキソン1回1 gを12時間ごと（1日2 g）
　　＋
　メトロニダゾール（静脈注射）1回500 mgを6〜8時間ごと（1日1,500〜2,000 mg，嫌気性菌のカバー目的に併用）

> ケース3：47歳男性．
> 脳実質および脊髄のGlioblastomaで，下半身麻痺になっている状態．今回は放射線療法の目的で入院した．患者には尿路カテーテルが挿入されている．血管ラインは末梢ラインのみで，中心静脈カテーテルは挿入されていない．患者は入院後7日目に，39℃の発熱が認められた．

Ⅷ チャレンジクイズとケーススタディ

Q1：考えられる疾患は何ですか？（発熱の鑑別診断は何ですか？）

入院後7日目の発熱のため，**感染症と非感染症の両方を鑑別**にあげます．

■ **感染症**：入院後48時間以降の感染症であるため，**医療関連感染**となります．

医療関連感染の代表は，
- 中心静脈カテーテル関連感染（この患者には当てはまらない）
- 尿路カテーテル感染
- 手術部位感染（この患者には当てはまらない）
- 医療関連肺炎
- *Clostridium difficile* 感染（CDI）

■ **非感染症**
- 悪性腫瘍のある寝たきりの患者のため，深部静脈血栓（ハイリスク患者のひとり）
- 薬剤性の発熱 drug fever
- 腫瘍自体による発熱 tumor fever
- 放射線治療を受けている場合，放射線照射部の壊死による発熱など．

Q2：発熱の原因として尿路カテーテル関連の尿路感染を考えた場合に，想定されるグラム陰性菌は何ですか？ 複数あげてください．そのうち，頻度上もっとも重要な菌はどれですか？

医療関連感染です．病院内で起こる尿路感染の原因微生物では，まず腸内細菌の *E. coli*, *Klebsiella* など．またこれらが多剤耐性になっていることも多い状況です．

また，"SPACE" のグラム陰性菌を主体に考えます．*Serratia, Pseudomonas, Acinetobacter, Citrobacter, Enterobacter* などです．さらに，腸球菌も代表的な尿路感染の起因菌です．

もっとも重要な菌は，*Pseudomonas aeruginosa* です．それは頻度が高いこと，使用する抗菌薬が限られていることが理由です．

Q3：上記患者の発熱の原因精査のため，どのような検査をオーダーすべきですか？

全血と分画，一般的な電解質（Na, K, Cl），BUN, Cr, Glucose．

> **重要！ Fever work-up**
>
> 発熱の精査には，
> 血液培養2セット（4本）
> 尿検査，尿培養：この患者では，尿路カテーテルを抜去後，採取．
> 適応があれば，尿路カテーテルを入れ替えする．
> 胸部X線．

下痢がある場合，便の *Clostridium difficile* のトキシン A/B と Glutamate Dehydrogenase

（GDH）（CD 抗原）を1回のみ提出します．

便培養は出さない!! ことが重要です．便培養すれば，腸内の常在細菌または保菌されている微生物（*Candida* など）が培養されるだけです．*Clostridium difficile* は，嫌気培養が必要です．便培養で鑑別したい場合，細菌検査室に嫌気培養をお願いしてください．

Q4：上記患者の発熱で，感染症をあげた場合に，投与すべき抗菌薬にはどのようなものがありますか？

医療関連感染の初期治療では，**抗緑膿菌作用のある抗菌薬を初期治療で使用**します．

処方例：体重50 kg 以上，腎機能正常な場合，

- ベータラクタム系では

  ピペラシリン・タゾバクタム　1回 4.5 g を6〜8時間ごと（1日 13.5〜18 g）

  または，セフェピム 1回 1 g を 8〜12時間ごと（1日 2〜3 g）

  または，イミペネム 1回 500 mg を 6時間ごと（1日 2 g）

  または，メロペネム 1回 1 g を 8時間ごと（1日 3 g，保険用量 3 g）*

  *メロペネムは，2011年3月，好中球減少時の発熱に加え，一般感染症にもこの用量が保険適用承認されました（詳細は添付文書参照）．

- ベータラクタム系が使用できない場合

  ・ニューキノロン系でシプロフロキサシン，レボフロキサシン*2

  *2 2011年1月現在，静脈注射薬も承認されました．

  ・アミノグリコシド系

  ゲンタマイシン，トブラマイシン，アミカシンのうちどれかを使用．

応用編

> ケース 4：67 歳女性．
>
> 糖尿病の既往歴あり．発熱と咳で来院．胸部 X 線で，右上肺野に浸潤影があり，市中肺炎と診断しました．
>
> **Q：入院治療する場合，抗菌薬初期治療をオーダーしてください．**

Q：入院治療する場合，抗菌薬初期治療をオーダーしてください．

　市中肺炎の代表的な原因微生物は，肺炎球菌，インフルエンザ菌，モラキセラ，非定型のマイコプラズマ，クラミドフィラ，レジオネラです．糖尿病患者やアルコール依存患者では，*Klebsiella pneumoniae* のリスクがあり，クレブシエラ肺炎も有名です．

　この患者は，医療面接をして，より詳細な病歴をとる必要があります．

　過去の入院歴，最近の抗菌薬使用歴，結核の曝露歴（糖尿病患者は結核再燃のハイリスク患者のひとり）は重要です．**右上肺野は，結核の再燃部位として好発部位のひとつである**ため，要注意です．空洞性病変などがあれば，結核，そのほかの微生物も鑑別対象になります．最近の入院歴（2週間以内）などがあれば，肺炎の原因として，黄色ブドウ球菌（MSSA, MRSAとも）と *Pseudomonas aeruginosa* も考慮の対象になります．

　入院に際しては，バイタルサインを確認（血圧，脈，**呼吸数**，体温），酸素化を酸素飽和度 O_2Sat または血液ガス ABG で確認．全血と分画，Na, K, Cl, BUN, Cr, glucose，肝機能などをオーダーします．

　血液培養2セット採取，喀痰検査（グラム染色と培養，抗酸菌染色と培養，TB-PCR）を提出します．尿検査と尿培養も出します．

　尿中抗原は，尿中レジオネラ（*Legionella pneumophila* serogroup 1 の検査で，感度，特異度は高く90％以上），尿中肺炎球菌（感度・特異度70〜80％程度）を提出するのも適切です．最近の入院歴がない場合，一般の市中肺炎として，

処方例：体重50 kg 以上，腎機能正常な場合

　セフトリアキソン1回2 g を1日1回（または1回1 g を12時間ごと）
　＋アジスロマイシン（静注 or 経口）　1回500 mg を1日1回（3日間で終了）（1日500 mg）
　または，
　アンピシリン・スルバクタム　1回3 g を6時間ごと（1日12 g までが2013年に保険承認）
　＋アジスロマイシン（静注 or 経口）　1回500 mg を1日1回（3日間で終了）（1日500 mg）
＊アジスロマイシンの代わりに，静脈注射のミノサイクリン1回100 mg を12時間ごと（1日200 mg）を使用してもよい．

> **重要！ ニューキノロン系は結核のリスクに注意**
>
> 非定型肺炎のカバー薬のニューキノロン系・シプロフロキサシン（静脈注射の場合）は，結核のリスクがある場合は，原則として使用しません．

　最近の入院歴があれば，**医療関連肺炎**として，**抗緑膿菌作用**のある抗菌薬を開始します．
　ピペラシリン・タゾバクタム　1回4.5 g を6時間ごと（1日18 g）
　または，セフェピム1回1 g を8〜12時間ごと（1日2〜3 g）
上記に非定型肺炎のカバーや MRSA を想定してバンコマイシンを併用してもよいです．

> **学ぼう！　セフェピムの用量**
>
> 重症時や，好中球減少時の発熱などで緑膿菌をカバーしたいときは 1 回 1〜2 g を 8 時間ごとに使用します．

> **ケース 5：45 歳男性．既往歴なし．**
> 昨日からの頭痛，嘔吐，発熱で来院．「髄膜炎」の臨床診断で，入院治療することとなった．
> Q：どのようにこの患者をマネジメントしますか．診断，治療面ともに答えてください（患者は，体重 50 kg 以上，腎機能正常な場合）．

Q：どのようにこの患者をマネジメントしますか．診断，治療面ともに答えてください（患者は，体重 50 kg 以上，腎機能正常な場合）．

　髄膜炎の原因微生物は，**血液培養，髄液検査・髄液培養**などで確定できます．特に重篤な細菌性髄膜炎や単純ヘルペス脳炎では，一刻も早く抗菌薬を開始することが重要です．

　45 歳男性の細菌性髄膜炎の原因微生物では，肺炎球菌，髄膜炎菌が主です．単純ヘルペス脳炎も突然の意識障害を伴う場合には考えられます．そのほか，**結核，クリプトコッカス，神経梅毒**などは常時，鑑別として頭の隅においておくべき微生物です．また，ウイルス性髄膜炎で，エンテロウイルス（コクサッキー，エコー）や，EBV，CMV，VZV（帯状疱疹ウイルス），HIV なども重要です．国内の 30 歳以下の若い患者で，ワクチン未接種者では，**麻疹，ムンプスによるウイルス性髄膜炎**も起こりえます．そのため，下記のような順番が考えられます．

Ⅷ チャレンジクイズとケーススタディ

> **学ぼう！** 髄液検査の出し方

- 白血球と分画を必ず出します．糖（同時の血糖は必須），タンパクを出します．
  - クロールは不要なのでオーダーしない
- 髄液のグラム染色と細菌培養
- 必要に応じて，単純ヘルペス脳炎を想定する場合，髄液 HSV-PCR が確定診断法（感度・特異度 95％以上）
- 必要に応じて
  - 抗酸菌染色と培養
  - 髄液 TB-PCR（感度 60〜70％）
- クリプトコッカス抗原（血清と髄液中，感度・特異度 90％程度）
  - 墨汁染色は，クリプトコッカス抗原検査より感度が低く，70％程度．
- 梅毒検査　RPR（血清と髄液）

■臨床的に重篤な"髄膜炎"（細菌性髄膜炎や，単純ヘルペス髄膜脳炎など）が想定される場合
　① 患者の A, B, C（Airway, Breathing, Circulation）を確保
　② 一般採血と同時に**血液培養 2 セット採取**
　③ 意識障害などがあり，細菌性髄膜炎が鑑別対象の場合，**ステロイド投与**
　④ 初期治療の抗菌薬開始
　⑤ 頭部 CT（特に，意識障害，局所神経学的所見がある場合は必須）
　⑥ 腰椎穿刺

のようにできると，病院に到着してから，時間のロスなく抗菌薬が開始できるのです．

　髄膜炎に対する抗菌薬は，1 回だけ使用してもそれほど大きな害にはなりません．むしろ**治療が遅れることによる不利益の方が大きい**のです．実践的には，頭部 CT や腰椎穿刺で別の疾患が判明したら，すぐに治療をやめればよいだけなのです．実際の現場では，下記の順番が多いでしょう．

　① 患者の A, B, C（Airway, Breathing, Circulation）を確保
　② 一般採血
　③ 頭部 CT
　④ 腰椎穿刺
　⑤ 髄液の細胞数などを確認
　⑥ 細菌性髄膜炎の可能性が高い場合，ステロイド投与
　⑦ 抗菌薬投与前に血液培養 2 セットを採取
　⑧ 抗菌薬投与開始

■ 細菌性髄膜炎の初期治療の処方例：成人45歳男性．体重50 kg以上，腎機能が正常な場合
    デキサメタゾン　1回0.15 mg/kg（＝7.5 mg）を6時間ごと（2〜4日間）
    セフトリアキソン　1回2 gを12時間ごと（1日4 g）
    バンコマイシン　1回1 gを12時間ごと　または，500 mgを6時間ごと（1日2 g）
       ±
    アシクロビル　10 mg/kg（＝500 mg）を8時間ごと（体重50 kgの場合，1日1,500 mg）
    ＊アシクロビルは，単純ヘルペス脳炎も想定する場合は併用．

・培養結果後，抗菌薬を最適化します（第Ⅵ章参照．各微生物による最適治療薬を掲載しています）．
また，各微生物による標準的な治療期間を掲載します．
  標準的な投与期間[1]
    Streptococcus pneumoniae 肺炎球菌　10〜14日間
    Neisseria meningitidis 髄膜炎菌　7日間

参考文献
・Tunkel AR：Bacterial meningitis. In：Schlossberg D. editors：Clinical Infectious Diseases. Cambridge University Press, p.505-512, table73-3, 2008.
・米国感染症学会IDSA　細菌性髄膜炎ガイドライン．Clin Infect Dis. 39：1267-1284, 2004.
　http://www.journals.uchicago.edu/doi/pdf/10.1086/425368（ダウンロード無料）

> **ケース6:89歳女性.**
> 長期療養施設に入所中.高血圧があり脳卒中の既往で,右半身麻痺で寝たきり.昨日からの高熱で来院した.尿路カテーテルが長期に挿入されている.さらに,10日前から食事が取れず,中心静脈栄養TPNが開始されていた.来院時の血圧はSBP 70台,HR 120とSIRS(Systemic inflammatory response syndrome)と判明した.
>
> **Q1:**鑑別診断をあげてください.どのような情報が必要で,どこを中心に診察すべきでしょうか.
> **Q2:**もし,中心静脈カテーテル関連感染による敗血症ショックsepsis shockが鑑別にあがる場合,原因微生物をあげてください.またそのうちもっとも重要なものを3つあげてください.
> **Q3:**抗菌薬の初期治療をオーダーしてください.

Q1:鑑別診断をあげてください.どのような情報が必要で,どこを中心に診察すべきでしょうか.

長期療養施設に入院中の高齢者.必要な情報として,これまでの病歴をさっとレビューすることが重要です.

担当ナースなどから,普段の意識状態,食事,人工物挿入の日数(尿路カテーテル,中心静脈カテーテルなど),褥創の有無などを確認.

診察にあたっては,長期療養施設に入院中の高齢者に頻度が高く起こる感染症として,**嚥下性肺炎,尿路感染,褥創感染**(しばしば仙骨などの骨髄炎を伴う)が**3大感染症**といっても過言ではありません.これらを中心に診察します.人工物が挿入されている場合,それらの感染症はもっとも重要な鑑別診断です.また,人工物の挿入は挿入日数を確認し,迅速に抜去するか,入れ替えます.局所所見があれば,そこも中心に診察します.

[局所所見の例]

例えば意識障害など,ほかに頸部硬直の有無,脳血管障害の有無も含め,神経学的所見をさっと取ります.腹部では,無石胆嚢炎も起こりえます.高齢者では,腸管穿孔も,本人が症状を訴えることができず,診断が遅れる場合もありますので要注意です.

Q2：もし，中心静脈カテーテル関連感染による敗血症ショック septic shock が鑑別にあがる場合，原因微生物をあげてください．またそのうちもっとも重要なものを3つあげてください．

　　中心静脈カテーテル関連感染の原因微生物として重要なものは，メチシリン耐性コアグラーゼ陰性ブドウ球菌，黄色ブドウ球菌，緑膿菌．そのほか，腸球菌，腸内細菌，"SPACE"の菌などがあります．中心静脈栄養 TPN を受けている患者では，カンジダも重要です．

　　この症例で，もっとも重要な3つは，コアグラーゼ陰性ブドウ球菌，黄色ブドウ球菌，緑膿菌．これに加え，カンジダです．

Q3：抗菌薬の初期治療をオーダーしてください．

　　血液培養2セット採取（1セットは中心静脈カテーテルから，もう1セットは，末梢から採取），中心静脈カテーテルは，迅速に抜去し，入れ替えが必要です．抜去したカテーテル先を培養に提出します．**カテーテル先は，常に血液培養とともに提出**します．血液培養を採取していない場合，カテーテル先だけ提出しても臨床判断には使えません．**カテーテル感染を鑑別したい場合にのみ，カテーテル先は培養に提出**します．発熱基本検査セット fever work-up として，尿路カテーテル抜去して，入れ替え後，尿検査，尿培養提出．また胸部X線もオーダーします．

　　抗菌薬の初期治療では，shock になっていますので，迅速な対応が重要で，想定される感染症を漏れなくカバーしておきます．

処方例：体重 50 kg，腎機能は正常の場合

　　バンコマイシン　1回 1 g を 12 時間ごと（1日 2 g）（中心静脈カテーテル関連感染として）

　　　　＋

　　ピペラシリン・タゾバクタム　1回 4.5 g を 6 時間ごと（1日 18 g）（抗緑膿菌作用薬でグラム陰性菌カバー）

　　　　＋

　　ミカファンギン 150 mg を 24 時間ごと（中心静脈栄養中のためカンジダのカバー）

　　この症例では，ショックの状態です．一刻も早い適切な抗菌薬治療が必須です．中心静脈栄養を投与されているため，カンジダも考慮し，救命のため，同時に抗真菌薬の投与を開始することは適切です．

Ⅷ チャレンジクイズとケーススタディ

> **おまけ問題**
>
> 本書では，抗真菌薬の解説はしていませんが，下記のクイズで学習してください．
> 抗真菌薬の分類を述べてください．それぞれの分類に対し，具体的な抗真菌薬名をあげてください．

〈真菌の分類〉

形態学的に下記の3種類に分類

酵母　yeast：カンジダ *Candida*，クリプトコッカス *Cryptococcus* など

菌糸 mould, hyphae：アスペルギルス *Aspergillus*，ムコール *Mucor* など

二相性 dimorphic fungi：ヒストプラズマ *Histoplasma*，
　　　　　　　　　　　コクシジオイデス *Coccidioides*，
　　　　　　　　　　　ブラストミセス *Blastmyces*，
　　　　　　　　　　　パラコクシジオイデス *Paracoccidioides*

＊二相性とは，ヒトの体内（37℃の環境）では酵母，環境では菌糸の形態をとる真菌

〈臨床症状の分類〉

- 表在性感染　口腔内カンジダ症，水虫など
- 全身感染
  - 真菌血症　Fungemia
  - 深部臓器感染　Deep organ infection
  - 全身播種　Disseminated infection

〈抗真菌薬の分類〉

- ポリエン系：細胞膜の透過性変化
  - アムホテリシンB
  - リポゾーマル・アムホテリシンB（主流）

  酵母，菌糸ともに，真菌全般をカバーできる．

- アゾール Azole 系：細胞膜のエルゴステロール ergosterol 合成阻害
  - フルコナゾール（酵母のカンジダ，クリプトコッカスが中心）
  - イトラコナゾール（菌糸のアスペルギルス，二相性真菌のヒストプラズマ，コクシジオイデス，ブラストマイコーシス，パラコクシジオイデスの選択薬）

- ボリコナゾール（菌糸のアスペルギルスの第1選択薬，カンジダもカバーできる）
  *国外では，ポサコナゾールも承認（カンジダ，および菌糸のアスペルギルス，ムコールなどの接合菌種もカバーできる）
- ■ キャンディン系：細胞壁のベータDグルカン合成阻害

  ミカファンギン（フルコナゾール耐性のカンジダの第1選択薬，アスペルギルスにも効果はあるとされる）

  *国外では，キャスポファンギンなども承認
- ■ DNA・タンパク合成阻害：5-FC（フルシトシン）
  - 単剤使用することはない．
  - 耐性化が早いため，**常に併用で使用する**ことが原則．
  - クリプトコッカス髄膜炎の際に，アムホテリシンBまたは，リポゾーマルアムホテリシンBと**併用する**のが標準的治療．

おわりに
血液培養のエビデンス

　本書に最後まで目を通していただきありがとうございました．

　最後に，感染症診療の真髄ともいえる血液培養について，最新のエビデンスも踏まえ確認したいと思います．国内の医療現場では，バイオマーカー（CRP，ベータDグルカンなど）を過信し，培養を提出せずにバイオマーカーだけをオーダーする慣習が根強い状況です．残念ながら，このような状況では，感染症診療の一番楽しいところを体験することができません．**感染症診療の醍醐味は，どの臓器に，どの微生物が感染していて，適切な治療するとこのような経過をとって治るということを体験することです**．そのため，微生物が特定されていないと，次の患者さんにその経験が生かせないのです．つまり前の経験例がトレーニングにならないのです．微生物が特定されていれば，微生物の性質を理解し，その病原性の特徴がどのような臨床症状として現れるかを実体験できます．つぎに類似症状の患者さんを担当したときには，その症状から診断を推測し，診療方針が立てやすくなります．また，患者さんの免疫状態により，その臨床症状が異なる形に変化することなどを症例数を重ねながら経験していくことで，さらに実力がついていきます．ところが，CRPの数字の上下の議論に終始し，患者さんを十分に診察せず，カルバペネム系抗菌薬を朝夕2回点滴で使用しても，患者さんはよくならないことが多いはずです．患者さんは，一向に熱は下がらず，CRPも下がらないはずです．それは，原因を解決していないからです．原因を追究し，それを解決する方向で診療を進めなければ，患者さんはよくなりません．CRPを下げるために抗菌薬を使用するのではなく，症状の根本原因を探し，その解決策として抗菌薬が必要ならば，抗菌薬を使用するということなのです．

　感染症診療では感染部位と微生物を特定することがすべてである，といって

も過言ではありません．その手段の代表が血液培養です．その血液培養について，最後に解説したいと思います．

なぜ，血液培養は最低2セット必要なのでしょうか？

血液培養は，入院時または入院中の患者さんの感染症の鑑別（発熱，低体温，循環動態の不安定状態，意識障害などの感染症の症状がある場合）の際には必須です．

2007年に発表された論文[1]では，2004年から2005年の2年間に，米国の医療機関2カ所において，**成人から採取された血液培養で，陽性になった血液培養**について分析されています．2年間の間に，陽性になった血液培養の内訳は以下でした．

24時間以内に3セット以上血液培養を採取し，その後1種類の微生物が陽性になった場合が629血流感染エピソード，複数の微生物が陽性になった場合が58血流感染エピソードでした．
629の血流感染エピソードのうち，
　最初の1セットで陽性が，460（73.1％）
　最初の2セットで陽性が，564（89.7％）
　最初の3セットで陽性が，618（98.2％）
　最初の4セットで陽性が，628（99.8％）

24時間以内に4セット以上血液培養を採取し，その後1種類の微生物が陽性になった場合，351血流感染エピソードありました．
351の血流感染エピソードのうち，
　最初の1セットで陽性が，257（73.2％）
　最初の2セットで陽性が，308（87.7％）
　最初の3セットで陽性が，340（96.9％）
　最初の4セットで陽性が，350（99.7％）

この臨床試験では大雑把にいって，血液培養の感度は，**1セットだけでは7割程度，2セットで9割程度**ということです．逆に，2セットでも，1割は見逃す可能性があるという恐ろしい状況なのです．

したがって，**血液培養は最低2セット**，願わくば24時間以内に3〜4セット採取するのが望ましい状況です．最近，血液培養に関しては，米国の感受性検査などの標準化機関 Clinical and Laboratory Standards Institute（CLSI）

の推奨は，3～4セット採取になっています．

また微生物によっても，血液培養の感度が異なります．

黄色ブドウ球菌の場合（100株）は，1セット目でも，感度が90％近いですが，それ以外の微生物では下記の通りです（表1）．

表1　微生物ごとの血液培養の感度（陽性率）

	1セット目	2セット目	3セット目
黄色ブドウ球菌（100株）	93％	97％	100％
コアグラーゼ陰性ブドウ球菌（66株）	64％	85％	100％
腸球菌（36株）	67％	80％	89％
連鎖球菌（26株）	77％	85％	100％
大腸菌（43株）	72％	91％	95％
クレブシエラ（40株）	78％	90％	95％
緑膿菌（15株）	60％	85％	100％
Candida albicans（20株）	60％	85％	95％
Candida glabrata（8株）	75％	88％	100％

Lee A, Mirrett S, et al：Detection of bloodstream infections in adults：how many blood cultures are needed? J Clin Microbiol. 45：3546-3548, 2007. より

血液培養では，何cc採血するのがよいのでしょうか？

1996年6月12日から1997年10月12日にかけて米国施設で行われた臨床研究[2]で，合計37,568セットの血液培養が採取され分析されました．血液培養は，1セット合計20 ccを採取し，2本の培養ボトル（1本が好気性ボトル，もう1本は嫌気性ボトル）に等量ずつ分注されました．2セット目の培養は，大多数で1セット目が採取されてから30分以内に採取されていました．そのうち，血液培養373セットは，36人の心内膜炎の患者から採取されていました．血液培養の用量により感度がどのくらい異なるのか，この研究では示されています（表2）．

表2　採血量ごとの血液培養陽性患者数

	採血量			
	10 cc	20 cc	30 cc	40 cc
心内膜炎ではない患者	235	305	346	371
心内膜炎の患者	13	14	14	14

Cockerill FR 3rd, Wilson JW, et al：Optimal testing parameters for blood cultures. Clin Infect Dis. 38：1724-1730, table 1, 2004. より

このデータを見ると，明らかに，合計40 ccを採取すると感度が上がること

がわかります．

　次に，採取血液量により，どのくらい感度が上がったかを比較したデータです．

　心内膜炎のない患者では，10 cc と 40 cc では，57.9％（約 6 割），感度が上がりました．20 cc と 40 cc では，21.6％（約 2 割），感度が上がりました．

　心内膜炎の患者では，10 cc と 40 cc では，7.7％，感度が上がりました．20 cc と 40 cc では，感度に変化はありませんでした．

　この臨床試験では，1996～1997 年時点でのデータですが，この論文では，下記を推奨しています．

① 1 セットにつき 20 cc を採取すること
② 合計 2 セットの血液培養を 24 時間以内に採取すること

　現在，血液培養では，ボトルが陰圧設定で自動的に 10 cc まで検体を採取できるようになっています．日常の現場で採取すべき血液の用量は，感度を上げるため，1 セットにつき，なるべく 20 cc 確保できるように努めましょう．

血液培養は，静脈血と動脈血のどちらが感度が高いのでしょうか？

　イスラエルの 550 床の病院内の 6 床の内科系・外科系混合 ICU で，3 カ月間にわたり，血液培養を，A ラインまたは末梢静脈から採取する比較試験[3]が行われました．

　36 人の患者から，90 セットずつそれぞれ A ラインと末梢静脈から採取されました．結果は，A ラインと末梢静脈からの検体で，血液培養の陽性結果は 83％合致しました（83％が，A ラインと末梢静脈からの検体がともに陰性，またはともに陽性）．

　これまでの研究でも，カテーテル（A ライン，中心静脈カテーテルなど）から採取した血液培養のほうが陽性率が高かったのですが，これは，真の血流感染とともに，カテーテル内に保菌された微生物も血液培養採取の際に混入することなどが原因として考えられていました．カテーテルの保菌の場合は，真の血流感染ではないため末梢静脈からの血液培養は陰性です．

　現在，一般に，血液培養は，静脈血でも動脈血でも，感度は同等であると考えられています．

血液培養のまとめ

　採取できる部位で，動脈血または静脈血によらず，最低 2 セット，1 セットにつき，ボトル 10 cc ずつ合計 20 cc 採取します．

　高齢の患者さんは，採血を痛がるし，貧血になるのがかわいそうだから，血液培養は取らない?! という医療従事者もいるようなのですが，それは本末転倒であることがおわかりいただけたでしょうか．確かに，患者さんにとって，採血は痛みを伴う場合が多いのです．しかし救命の観点から，そして，何より患者さんご本人の最大の利益のために，血液培養は積極的に採取していただけることを切に願っています．

参考文献

1) Lee A, Mirrett S, et al：Detection of bloodstream infections in adults：how many blood cultures are needed? J Clin Microbiol.45：3546-3548, 2007.
2) Cockerill FR 3rd, Wilson JW, et al：Optimal testing parameters for blood cultures. Clin Infect Dis. 38：1724-1730, 2004.
3) Levin PD, Hersch M, et al：The use of the arterial line as a source for blood cultures. Intensive Care Med. 26：1350-1354, 2000.

索　引

《和文》

■あ

アエロモナス・ハイドロフィラ　208
悪性血液疾患　86
アシクロビル　175, 244
アジスロマイシン　75, 77, 81, 82, 83, 84, 87, 90, 125, 128, 164, 165, 241
アシネトバクター　73
アスペルギルス　247
アミカシン　65, 71, 72, 73, 87, 90, 117, 145, 214, 219, 220, 232, 240
アミノグリコシド系　71, 72, 73, 74, 93, 95, 117, 145, 214, 220, 240
アムホテリシンB　247
アメーバ赤痢　135
アモキシシリン　85, 90, 98, 99, 102, 183, 212, 215
　――（経口薬）　85
　――・クラブラン酸　80, 81, 90, 98, 99, 103, 104, 168, 215
アルコール　16, 116
アルデヒド系の消毒薬　13, 16
アルベカシン　118
アレルギー歴　27, 96, 97
アンピシリン　43, 51, 61, 65, 67, 71, 76, 90, 98, 99, 102, 165, 171, 173, 174, 175, 182, 184, 212, 215, 232, 234
　――・スルバクタム　80, 81, 90, 97, 98, 99, 103, 152, 153, 164, 168, 182, 186, 187, 212, 215, 216, 230, 238, 241
　――耐性　72
　――耐性腸球菌　113, 218

■い

胃・十二指腸潰瘍　78
意識障害　83, 97
胃切除後　86
胃切除術後　163
イソニアジド　86, 87
Ⅰ型アレルギー　97, 101, 110
一般所見　28
イトラコナゾール　247
犬　206
イミペネム　51, 73, 90, 98, 111, 145, 162, 213, 218, 240

医療安全　15
医療関連感染　37, 38, 72, 105, 110, 112, 137, 239
医療関連肺炎　37, 55, 65, 70, 73, 138, 147, 148, 216, 239, 241
医療ケア関連肺炎　146
医療面接　21, 22
陰圧　12
咽頭炎　60
院内感染　137
インフルエンザ　4, 76, 192, 199
　――A　203
　――ウイルス　2, 3, 13
　――ウイルスワクチン　197
　――菌　76, 102, 103, 104, 109, 125, 126, 130, 165, 192, 197, 215, 241
　――菌ワクチン　189

■え

エアロゾル　208
エキノコッカス　238
エコーウイルス　14
壊死性筋膜炎　54, 60, 112, 159, 160, 161, 209, 216, 218
エタンブトール　86, 87
エチオナミド　86
エチルアルコール　16
エリスロマイシン　81, 90, 125, 128
嚥下性肺炎　79, 132, 245
エンテロウイルス　242
エンテロバクター　73

■お

黄色ブドウ球菌　35, 53, 54, 100, 101, 125, 132, 138, 141, 150, 151, 159, 161, 167, 175, 176, 177, 237, 238, 246
黄熱病ワクチン　197
オウム病　210
横紋筋融解　127
オキサシリン　57, 97, 99, 108, 181, 215, 216, 229, 230, 237
オーグメンチン®　103, 104
オスラー結節　177, 178
汚染創　149
温泉　208

■か

海外渡航歴　208
外傷による腹部損傷　184
疥癬　14
ガウン　8, 204
喀痰　45, 46
隔離予防策　8, 11
活性度　92, 111
活動性感染　86
カテーテル　140
　――先培養　56
化膿性関節炎　54, 58, 62, 76, 101, 108, 114, 129, 132
化膿性骨髄炎　54
下部消化管　106, 107
カプノサイトファガ　209
芽胞形成　158
カルテ記載　33
カルバペネム系　71, 72, 73, 74, 80, 81, 93, 111, 152, 161, 213, 218
カレトラ®　19
肝硬変　209
カンジダ　146, 246, 247
　――眼内炎　142
　――心内膜炎　142
　――の全身播種　146
間質性腎炎　102, 105, 109, 110, 112, 134
患者　34, 52
関節痛　123
感染　46, 47
　――管理　1
　――性静脈炎　142
　――性心内膜炎　54, 58, 61, 65, 68, 101, 102, 108, 114, 116, 117, 129, 132, 142, 143, 158, 175, 176, 178, 187, 207, 216, 227, 229, 238
　――性動脈瘤　74
　――部位　34, 52
完全溶血　59
肝臓代謝　221
肝代謝　123
眼内炎　68, 229
肝膿瘍　184, 187, 236
鑑別診断　21
乾酪壊死　5

索 引

■ き

既往歴　26
気管支炎　62, 102, 127, 134, 215
喫煙歴　87
偽膜形成を伴わない抗菌薬関連腸炎
　　　155
偽膜性腸炎　155, 156
吸収率　116
吸入炭疽　69
狂犬病　2, 209
胸水　45
胸部Ｘ線　40
巨核球性骨髄　134
菌血症　35, 54, 60, 62, 68, 70, 101,
　　　108, 114, 132

■ く

空気感染　9, 11
　──予防策　11, 86, 201, 202
クオンティフェロン　7, 8
　──検査　5
薬　27
クラバモックス®　103, 104
クラブラン酸　100
クラミジア　82, 111, 130, 217
　──・トラコマティス　82
　──・トラコマティスの
　　　第1選択薬　82
クラミドフィラ　111, 120, 121, 122,
　　　123, 164, 217, 221, 241
　──・シタキー　82, 83
　──・ニューモニアエ　82
グラム陰性桿菌　80, 222
グラム陰性菌
　　　53, 69, 140, 141, 146, 150, 228
グラム陽性桿菌　66
グラム陽性球菌　53, 222, 227
グラム陽性菌　53
クラリスロマイシン
　　　77, 81, 87, 90, 125, 128
グリコペプチド系　93
クリプトコッカス
　　　2, 39, 170, 171, 210, 242, 247
クリンダマイシン　57, 61, 69, 80, 81,
　　　90, 152, 161, 162, 184, 230
クレブシエラ　70
　──の治療薬　72
クロストリジウム・ディフィシル
　　　66
　──・トキシン　138

■ け

経口ポリオワクチン　197
憩室炎　79, 104, 184
頸静脈怒張　207, 210
劇症型腸炎　156
血液　45
　──悪性疾患　163
　──培養　39, 40
結核　2, 4, 5, 11, 39, 120, 122, 123,
　　　163, 164, 170, 204, 221, 242
　──菌　85, 120, 121, 122, 220
　──性髄膜炎　172
　──のPCR　172
血球減少　114
血流感染　35, 54, 74, 76, 114, 116,
　　　143, 175, 187, 211
下痢　83
嫌気性菌
　　　53, 79, 104, 120, 152, 185, 238
嫌気培養　79
検査所見　30
腱鞘炎　123
ゲンタマイシン　73, 90, 95, 117, 118,
　　　145, 171, 181, 182, 183, 214, 219,
　　　220, 240
現病歴　24

■ こ

コアグラーゼ陰性ブドウ球菌
　　　177, 183, 246
広域抗菌薬　89
高カリウム血症　134
抗凝固薬　127
抗菌薬　34, 52, 89, 91
抗痙攣薬　98, 127, 128
硬結　6
口唇の血管浮腫　97
好中球減少時　112
　──の発熱
　　　105, 110, 129, 216, 218
喉頭蓋炎　76
高度汚染創　149
抗トレポネーマ抗体検査　85
抗不整脈薬　127
酵母　222, 228
肛門炎　82
抗緑膿菌作用　100, 104, 228, 240
呼吸困難　97
コクサッキー　14
　──ウイルス　178
コクシジオイデス　2, 247
ゴーグル　204
個室管理　12, 158

■ さ

骨髄炎　35, 36, 54, 58, 101, 108, 114,
　　　129, 142, 161
骨髄抑制
　　　102, 105, 109, 110, 112, 134
骨盤腔内臓器　107
骨盤内炎症性疾患　185
コッホの三原則　2
鼓膜炎　81
コルヒチン　128
コンタミネーション　46, 143, 231
混入　46
コンビビル®　19

■ さ

細菌　53
　──性肝膿瘍　238
　──性髄膜炎
　　　113, 170, 172, 175, 242, 244
　──性腟症　136
　──性腸炎　2, 14, 69, 70, 74, 107,
　　　121, 122, 123, 134, 215, 220
　──性腸炎を起こす菌　122, 126
サイクロセリン　86
最高血中濃度　95, 118
最小発育阻止濃度　96, 225
最低血中濃度　114, 118
最適治療　40, 41, 216, 226
サイトメガロウイルス　39
サイトロバクター　73
細胞性免疫　75
　──不全　39, 87
細胞内寄生　84
細胞壁合成阻害薬　93, 113
細胞膜障害　94
鎖骨下静脈　142
殺菌性　36
　──抗菌薬　117, 120
サルモネラ　2

■ し

次亜塩素酸　13
ジアルジア　135
ジェンウェイ病変　177, 178
時間依存性　94, 96
子宮外妊娠　185
子宮頸がん　194
糸球体腎炎　60
シクロスポリン　128, 136
ジゴキシン　128
自己弁　176
　──の感染性心内膜炎　181
四肢　29
視診　27, 29

市中感染　37, 38, 54, 137, 158
市中肺炎　76, 81, 82, 122, 127, 158, 162, 216, 221
ジドブジン　19
歯肉炎　79, 104
ジフテリア　192, 194, 197
シプロフロキサシン　51, 74, 77, 81, 82, 83, 84, 87, 90, 120, 123, 145, 182, 214, 234, 240
社会歴　26
重症急性呼吸器症候群　12
終生免疫　194
手指のアルコール消毒は無効　158
手術部位感染　37, 55, 59, 65, 70, 73, 138, 149, 216, 239
主訴　24
出血斑　210
術後の腹腔内感染　112
術前投与　108
授乳中の女性　123
消化器炭疽　69
猩紅熱　61
症例プレゼンテーション　33
初期治療　36, 38, 40, 216
職業歴　32
触診　27, 29
褥瘡感染　245
食中毒　68
シラスタチン　112
新型インフルエンザ　12, 204
腎機能　96, 97
　　──障害　134
真菌　111, 217
　　──血症　247
神経　30
　　──梅毒　85, 242
人工呼吸器関連肺炎　37, 55, 65, 70, 116, 138, 146, 147, 148, 216
人工透析患者　163
人工物感染　55, 59, 114
人工弁　176
　　──挿入患者　183
　　──の感染性心内膜炎　176, 183
新三種混合ワクチン　189
心臓　29
　　──移植　183
深層切開部の手術部位感染　150
腎臓病　163
身体所見　21, 22
心内膜炎　35, 36, 76
深部静脈血栓　239
深部臓器感染　247
深部臓器腔の手術部位感染　150
深部臓器膿瘍
　　　54, 58, 61, 101, 108, 114, 142, 227

蕁麻疹　97

■ す

髄液　45
　　──移行性
　　　101, 104, 105, 107, 112, 173
水痘　2, 3, 11, 192, 197, 198, 204
　　──生ワクチン　3
髄膜炎　35, 36, 50, 54, 61, 62, 63, 65, 68, 70, 76, 101, 102, 107, 114, 129, 158, 170, 242
　　──菌　78, 109, 215
　　──菌性　199, 202
　　──菌ワクチン　197
ステノトロフォモナス・マルトフィリア　111
ステロイド投与中　86, 163
ストレプトマイシン　86
スピロヘータ　84
スペクトラム　92
　　──が狭い　92
　　──が広い　92
スルバクタム　100
スルファメトキサゾール　133
スルペラゾン®　110

■ せ

静菌性　36
　　──抗菌薬　125
清潔・汚染創　149
清潔創　149
性行為感染症　82, 84, 127
性行為歴　32
成人麻疹　199
生物兵器　68
赤痢　14, 75
　　──アメーバ　14, 238
癤　54, 60
接触感染　9, 11
　　──予防策　11, 158, 202, 203
接触歴　32
セパシア　111
セファゾリン　51, 71, 90, 98, 106, 141, 153, 161, 181, 182, 184, 217, 233, 237
セファレキシン　184
セフェピム　51, 73, 74, 90, 98, 106, 145, 151, 168, 217, 228, 240, 242
セフェム系　213
　　──抗菌薬　106
セフォタキシム　106, 171, 174, 217
セフォチアム　106, 107, 217

セフォペラゾン・スルバクタム
　　　110, 111
セフタジジム　51, 106, 217
セフトリアキソン　51, 71, 75, 90, 91, 97, 98, 106, 109, 164, 165, 168, 171, 174, 175, 186, 187, 217, 230, 238, 241, 244
セフメタゾール
　　　80, 81, 106, 107, 153, 217
セラチア　73
潜在感染　86
全身播種　87, 202, 247
選択的セロトニン再取り込み阻害薬
　　　116
先天性心臓疾患　183
前立腺　121, 135
　　──炎　35, 36, 121, 122

■ そ

爪下出血　177
　　──の有無　211
臓器移植後　87
相乗効果　133
組織移行性　36

■ た

第1世代セフェム系　61
第4世代セフェム系　71, 74
体重　96
帯状疱疹　202
　　──ウイルス　242
大腸菌　70
　　──の治療薬　71
タクロリムス　128
多形性紅斑　178
多剤耐性　200
　　──のアシネトバクター　74
打診　27, 29
タゾバクタム　71, 100
ダニ　84, 209
ダプトマイシン　57, 94
卵アレルギー　197
胆管炎　104
胆汁　45
単純性膀胱炎　169
単純尿路感染　166
単純ヘルペス脳炎　170, 172
炭疽菌　68, 131
胆道系感染　79, 104, 184
丹毒　61
胆嚢炎　104
タンパク合成阻害薬　93, 94

索　引

■ ち

チゲサイクリン　57, 130
腟炎　82
チトクローム　127
中耳炎　62, 76, 127, 215
中心静脈栄養　228, 246
中心静脈カテーテル　211, 227
　　――関連感染　37, 55, 59, 65, 70,
　　　73, 113, 114, 138, 141, 142,
　　　216, 239, 245, 246
虫垂炎　79, 104, 184
中毒域　114
腸炎を伴わない抗菌薬関連下痢
　　　　　　　　　　　　　155
聴覚障害　114
腸管毒素原性大腸菌　75
腸球菌　64, 102, 103, 105, 107, 111,
　　　112, 117, 121, 122, 133, 141, 176,
　　　217, 220, 227, 238, 246
聴診　27, 29
腸チフス　14, 208
腸内細菌　69, 103, 104, 107, 121,
　　　146, 184, 215, 246
腸腰筋徴候　185
チラミン　116
治療域　114

■ つ

通常メチシリン耐性　183
ツツガムシ病　84
ツベルクリン反応　5, 6, 7

■ て

手足口病　178
手洗い　9
ディ・エスカレーション　39, 41, 42
　　――の根拠　42
定期・任意ワクチン　190
定期接種と任意接種　190
テイコプラニン　57, 59, 65, 118
テオフィリン　128
適応疾患　36
適応微生物　36
デキサメタゾン　175, 244
テトラサイクリン系
　　　　　57, 82, 83, 84, 131, 165, 230
　　――（骨や歯への色素沈着）　129
デング熱　208
天然痘　12, 178, 204

■ と

頭頸部　28
透析患者　86
透析中　115, 207
糖尿病　86, 163
ドキシサイクリン
　　　69, 82, 83, 84, 90, 97, 129, 130, 131
トキシック・ショック症候群
　　　　　　　　　　54, 61, 132
トキシン　60, 132
　　――A　156
　　――A/B　239
トキソプラズマ　134
特発性細菌性腹膜炎　62
とびひ　54, 60
トブラマイシン　65, 73, 90, 117, 118,
　　　145, 214, 219, 232, 240
　　――の投与量　220
トラコーマ　82
トラフ値　114, 118, 219
鳥　206
　　――インフルエンザ　12
トリコモナス　135
トリメトプリム　133

■ な

内頸静脈　142
ナイセリア　76
ナフシリン　57, 97, 99, 108, 181, 215,
　　　216, 230, 237
生ワクチン　192, 194, 196, 197
軟骨形成障害　123

■ に

肉芽腫　5
ニューキノロン系　57, 69, 71, 72, 73,
　　　74, 75, 77, 81, 82, 83, 84, 86, 93, 95,
　　　120, 145, 164, 165, 214, 240
ニューモシスティス　134, 199, 202
　　――肺炎　39, 133
尿中抗原　164
尿中の迅速抗原検査　84
尿道炎　82
尿の一般検査　40
尿培養　40
尿路カテーテル　144, 168, 170, 211
　　――感染　37, 55, 65, 70, 73, 138,
　　　216, 239
　　――関連の尿路感染　236
尿路感染　65, 70, 102, 114, 121, 122,
　　　123, 158, 166, 216, 245
妊婦　123

■ ね

猫　206
　　――引っかき病　131

■ の

膿痂疹　54, 60
脳髄膜炎　81
濃度依存性　94, 123
脳膿瘍　79
膿瘍　79, 228
ノカルジア　134, 209
ノミ　84
ノロウイルス　13, 14, 200, 203

■ は

肺　29
肺炎　54, 62, 102, 114
　　――球菌　50, 60, 62, 101, 102,
　　　104, 105, 107, 109, 110, 112,
　　　120, 121, 122, 125, 165, 192,
　　　215, 241, 244
　　――球菌ワクチン　197
バイオテロリズム　68, 122, 131
肺外結核　86
肺化膿症　79
肺結核　86, 202
敗血症　61, 76, 209
　　――ショック　245, 246
梅毒　84, 102, 170, 178, 215
　　――トレポネーマ　84
肺膿瘍　79
培養　39, 45
　　――検体　45
白苔　207, 210
バクテロイデス・フラジリス　80
曝露後予防策　19
曝露歴　32
破傷風　192, 194, 197
　　――菌　209
パスツレラ　159, 209
爬虫類　206
バチ指　210
発熱基本検査　40
　　――セット　137, 147, 151
バートネラ　126, 131
パラアミノサリチル酸　86
パラコクシジオイデス　247
針刺し・切創　14

257

バンコマイシン　50, 57, 59, 61, 65, 68, 69, 90, 113, 118, 141, 148, 161, 162, 171, 173, 175, 181, 182, 183, 213, 214, 218, 219, 227, 230, 231, 232, 244, 246
　　――（経口）　67
　　――耐性腸球菌　66, 113, 116, 130
　　――の経口薬　157

■ ひ

ピーク値　118
非ステロイド系抗炎症薬　98
ヒストプラズマ　2, 209, 247
微生物　34, 52
非定型抗酸菌
　　　　　　87, 120, 127, 209, 220, 221
非定型のマイコプラズマ　241
非定型肺炎　121, 122, 123, 130, 164, 165, 217, 220
　　――の治療　127
非特異的なヒスタミン遊離　114
ヒトパピローマウイルスワクチン
　　　　　　　　　　　　　　197
脾膿瘍　184, 187
皮膚　30
　　――・軟部組織感染　60, 114, 116, 127, 132, 158, 159, 235
　　――炭疽　69
　　――のスワブ　45
ピペラシリン　71, 215
　　――・タゾバクタム　72, 73, 80, 81, 90, 98, 99, 104, 145, 151, 152, 161, 162, 168, 187, 212, 215, 228, 240, 241, 246
ヒポクラテスの指　210
飛沫感染　9, 11
　　――予防策　11, 13, 78, 202, 203
非無菌検体　45
ピモジド　128
百日咳　13, 77, 192, 197, 200, 203
　　――菌　77, 126
　　――ワクチン　194
病院感染　137
病院肺炎　146
非溶血　59
病原性大腸菌　70, 75, 126
標準薬　41, 49
標準予防策
　　　　8, 9, 15, 158, 201, 202, 203, 204
表層切開部の手術部位感染　150
表皮ブドウ球菌
　　　　　37, 54, 58, 59, 150, 151
日和見感染　35, 72, 146
ピラジナミド　86, 87

ピロリ菌　75, 78, 127, 135

■ ふ

風疹　2, 3, 13, 192, 194, 197, 200
フェニトイン　98, 136
フェノバルビタール　136
不活化ポリオ　197
不活化ワクチン　4, 196
不完全溶血　59
腹腔内感染　65, 70, 79, 114, 121, 122, 123, 158, 184, 216, 218
　　――症　238
複合菌感染　79, 184, 216, 238
複雑性尿路感染　166, 169
腹水　45
副鼻腔炎
　　　　62, 76, 79, 102, 127, 134, 215
腹部　29
　　――，尿路系は重要　228
　　――内感染　107
腹膜炎　65, 70, 104, 184
婦人科などの術前投与　106
ブースター　194
ブラストミセス　247
フルコナゾール　247
　　――耐性　139
フルシトシン　248
ブルセラ症　131
プロテウス　70, 72
フロモキセフ　107

■ へ

ベータラクタマーゼ　71
　　――陰性アンピシリン耐性株　76
　　――阻害薬配合薬　100
ベータラクタム系
　　　　　　90, 93, 96, 145, 220
　　――にアレルギー　113
ペット歴　206
ペニシリン　174, 182, 212, 215
　　――G　43, 50, 61, 62, 69, 81, 90, 93, 98, 99, 102, 174, 181, 212, 215
　　――G（アンピシリンで代替可能）
　　　　　　　　　　　　　　165
　　――系　98
　　――耐性の連鎖球菌　218
　　――耐性肺炎球菌
　　　　　　　63, 113, 116, 173
　　――耐性肺炎球菌による髄膜炎
　　　　　　　　　　　　　　218
　　――耐性連鎖球菌　113
便　45

ベンザシンペニシリンG　85
便中のトキシンA・Bの検出　156
扁桃周囲膿瘍　79
扁桃腺炎　79, 104
扁桃腺膿瘍　104
便培養　156, 240

■ ほ

蜂窩織炎　54, 58, 60, 68, 101, 108, 158, 159, 160, 161, 235
保菌　46, 47
墨汁染色　171
ポサコナゾール　248
ホスホマイシン　75
ポリオ　189
ボリコナゾール　248
ポンティアック熱　83

■ ま

マイコプラズマ　13, 81, 111, 120, 121, 122, 123, 164, 217, 221
マキシマル・バリア・プレコーション　142
マクロライド系
　　　　57, 61, 77, 81, 82, 83, 84, 125
麻疹　2, 3, 11, 178, 189, 192, 194, 197, 204, 242
マスク　8
マラリア　131, 208
慢性胃炎　79
慢性腎不全　115
慢性閉塞性呼吸器疾患　87

■ み

ミカファンギン　246, 248
ミノサイクリン
　　　　82, 83, 84, 90, 97, 129, 130, 131

■ む

無菌検体　45
ムコール　247
無症候性細菌尿　61, 170
無石胆炎　245
無痛性の潰瘍　85
ムンプス
　　　　2, 3, 13, 192, 194, 197, 199, 202, 242

■ め

メチシリン耐性　59, 99, 108

索 引

メチシリン耐性黄色ブドウ球菌　　53, 113, 218
メチシリン耐性コアグラーゼ陰性ブドウ球菌　113, 138, 141, 183, 218, 227, 246
メチシリン感受性　229
　── 黄色ブドウ球菌　101
メトロニダゾール　67, 80, 81, 90, 93, 97, 132, 135, 136, 152, 157, 186, 187, 238
メロペネム　73, 90, 98, 111, 145, 162, 187, 213, 218, 228, 240
免疫グロブリン　161, 162
免疫状態　34
免疫不全者の感染症　216
免疫不全者の敗血症　112
免疫抑制薬　87, 127
　── 使用　86

■ も

毛嚢炎　54, 60
モキシフロキサシン　77, 81, 83, 84, 90, 97, 120, 123, 214, 221
目標トラフ値　115
モノアミン酸化酵素抑制薬　116
モラキセラ　76, 103, 104, 125, 126, 130, 165, 215, 241

■ や 行

薬剤性の発熱　239
薬物動態　94
癰　54, 60
溶血性尿毒症症候群　75
溶血連鎖球菌　159, 161
葉酸代謝　133
　── 阻害薬　94
腰椎穿刺　172
用量調整　97
予防可能　189
予防投与　19, 43, 78, 183

■ ら

ライム病　131, 209
ラミブジン　19
ランダム濃度　115

■ り

リウマチ熱　60
リキャップ　15
リケッチア　84, 111, 130, 209, 217
リステリア　66, 67, 133, 173

リネゾリド　65, 90, 97, 116, 148
リファンピシン　86, 87, 183
リポゾーマル・アムホテリシンB　247
流行性耳下腺炎　13
緑色連鎖球菌　60, 61, 176
緑膿菌　35, 73, 93, 100, 105, 107, 110, 112, 117, 121, 150, 151, 159, 209, 216, 218, 220, 228, 246
旅行者下痢症　126, 134
旅行歴　32
淋菌　76, 78
臨床推論　25
リンパ腫　86

■ れ

レジオネラ　2, 83, 111, 120, 121, 122, 123, 164, 199, 203, 208, 217, 221, 241
レスピラトリーキノロン　220
レッド・パーソン（レッド・マン）症候群　114
レプトスピラ　2, 102, 215
レボフロキサシン　51, 74, 77, 81, 82, 83, 84, 87, 90, 95, 120, 123, 145, 168, 214, 221
連鎖球菌　58, 59, 61, 102, 103, 104, 105, 107, 108, 109, 110, 112, 117, 121, 122, 125, 132, 215, 220, 237, 238

■ ろ

労働衛生　2
ロタウイルス　13, 14, 199, 202, 203
ロート斑　177

■ わ

ワクチン　1, 189, 194
　── スケジュール　195
　── 予防可能な疾患　196
ワーファリン　128, 136

《 欧 文 》

■ A

α溶血　59
A型肝炎　4, 14, 192, 197, 208
A群β連鎖球菌　60
A群溶血連鎖球菌　13

A群連鎖球菌　132
A, B, C　172
Acinetobacter　38, 47, 73, 74, 105, 139, 143, 239
Actinobacillus　103, 176
active infection　86
Aeromonas hydrophila　159, 208
AIDS　200, 204
　── defining illness　75
Airway, Breathing, Circulation　172
AmpCベータラクタマーゼ　71, 73, 108
angioedema　97
antibiotic-associated colitis without pseudomembrane formation　155
antibiotic-associated diarrhea without colitis　155
Aspergillus　247
asymptomatic bacteriuria　61

■ B

β溶血　59
B型肝炎　3, 4, 14, 15, 16, 17, 18, 20, 189, 192, 197, 200, 204, 208
　── ワクチン　4, 189
B群β溶血連鎖球菌　170
Bacillus anthracis　68
Bacillus spp.　66, 219
bacteremia　54
bacterial vaginosis　136
Bacteroides fragilis　80, 100, 102, 103, 104, 106, 108, 109, 110, 112, 117, 120, 121, 122, 126, 127, 132, 135, 152, 185, 216, 238
Bartonella spp.　126, 209
BCG　6, 7, 192, 197
binary toxin　154
bioavailability　124
Blastmyces　247
BLNAR　76, 174
booster　194
Bordetella pertussis　77, 126
Borrelia burgdorfri　131
broadスペクトラム　92
Brucella spp.　131
Bruzinski徴候　30
Burkholderia cepacia　111, 133

■ C

C型肝炎　14, 15, 16, 17, 18, 20
C. difficile　67, 158
　── 株　155

259

Campylobacter 74, 75, 121, 122, 123, 126, 220
　——*fetus* 75
　——*jejuni* 75
Candida 111, 140, 146, 240, 247
　——*albicans* 139, 141, 229
　——*glabrata* 139, 141, 229
　——*krusei* 139, 141, 229
　——*parapsilosis* 139, 141, 229
　——*tropicalis* 139, 141, 229
Capnocytophaga 104, 209
　——spp. 159
carbuncle 54, 60
Cardiobacterium 103, 176
CDAD 154
CDI 55, 66, 154, 156, 199, 218, 239
cellulitis 54
chief complaint 24
Chlamydia 82
　——*trachomatis* 82
Chlamydophila pneumoniae 38, 82, 163
Chlamydophila psittaci 82, 83, 210
Chryseobacterium meningosepticum 113, 219
Citrobacter 38, 72, 73, 74, 105, 139, 143, 186, 239
clean wound 149
clean-contaminated wound 149
clinical correlation 49
clinical reasoning 25
closed question 23
Clostridium difficile 13, 14, 66, 154, 203, 239
　——associated disease 154
　——infection 55, 66
　——感染 37, 55, 114, 132, 135, 138, 153, 199, 218, 239
　——感染（CDI）と確定 203
Clostridium perfringens 101, 102, 162, 209
Clostridium spp. 66, 135, 185
Clubbing 207, 210
CMV 242
Coagulase negative *Staphylococcus* spp. 177, 183
Coccidioides 247
community-acquired infections 37
contaminated wound 149
COPD 87
Corynebacterium spp. 66, 219
Coxiella burnetii 130
Cryptococcus 247
　——*neoformans* 210
CURB-65 162, 163

Cytochrome P450 127

■ D

deep incisional 150
deep organ abscess 54
deep organ infection 247
deep-organ space 150
de-escalation 39, 41
definitive therapy 39, 40
dirty wound 149
disseminated infection 247
DNA合成酵素 120
DNA阻害薬 93
droplet precautions 13
drug fever 239
DTaP 192, 194, 197
DTP 192

■ E

E. coli 36, 44, 51, 74, 102, 103, 105, 107, 108, 109, 110, 117, 121, 143, 146, 150, 169, 171, 173, 174, 175, 215, 238, 239
　——O157 14, 70
　——O157：H7 75
E. faecalis 65, 66
E. faecium 65, 66
EBV 242
edema factor 69
EF 69
Eikenella 103, 176
　——spp. 159
empirical therapy 36, 38, 40
enteric fever 74
Enterobacter 38, 72, 73, 74, 105, 139, 143, 186, 239
Enterococcus 38, 43, 64, 139, 238
　——*faecalis* 43, 64, 143
　——*faecium* 64, 143, 225, 231
　——spp. 166, 169, 176, 182, 185
Enterotoxigenic *E. coli* 75, 126
Erysipelothrix spp. 66
erythema multiforme 178
ESBL 71, 93, 112, 200, 203, 218
Escherichia coli 38, 48, 50, 70, 166, 185, 225, 232
　——の治療薬 71
ETEC 75
extended spectrum β-lactamase 71, 200, 203
extended-interval dose 220

■ F

5-FC 248
Fever work-up 40, 137, 147, 151
folliculitis 54
FTA-ABS 85
Fungemia 247
furuncle 54, 60
Fusobacterium 135

■ G

γ溶血 59
Gardnerella vaginalis 136
GAS 60
GDH 156
Gecklerの分類 46
Glutamate dehydrogenase 156
granuloma 5

■ H

H&P 21
H. flu 76
H5N1 204
HACEK 103, 176, 182, 183, 216
Haemophilus 103, 176
　——*influenzae* 38, 76, 163, 171
　——*influenzae* type b（Hib） 173, 174, 175, 189, 192, 197
　——ワクチン 76, 189
HAP 146
HBIG 16
HCAP 146
healthcare-associated infections 37
healthcare-associated pneumonia 146
Helicobacter pylori 75, 78
hemolytic uremic syndrome 75
hepatitis A（HepA） 197
hepatitis B（HepB） 194, 197
Herpes simplex脳炎 170
Hippocratic fingers 210
Histoplasma 247
　——*capsulatum* 209, 210
history and physical examinations 21
HIV 2, 5, 14, 15, 16, 19, 20, 87, 199, 202, 208, 242
　——患者 75
　——感染 86
hospital-acquired infections 137
hospital-acquired pneumonia 146
HPV 194, 197
HSV-PCR 172

索 引

HUS 75

■ I

impetigo 54
in vitro 93
in vivo 93
inactivated vaccine 196
influenza 192
IPV 194, 197
isolation precautions 11

■ J

Janeway lesion 177, 178, 211
Jugular venous dilatation 210
JVD 210

■ K

Kernig徴候 30
Kingella 103, 176
Klebsiella 36, 102, 103, 105, 107, 108, 109, 110, 117, 121, 143, 146, 150, 238, 239
—— *pneumoniae* 38, 70, 166, 169, 171, 173, 174, 175, 200, 203, 241
—— *pneumoniae*の治療薬 72
—— spp. 185

■ L

latent infection 86
Legionella 83
—— *pneumophila* 38, 83, 163
—— *pneumophila* serogroup 1 84
Legionellosis 83
Legionnaires' disease 83
lethal factor 69
LF 69
Listeria monocytogenes 38, 67, 171, 173, 174, 175

■ M

MAC 5, 87, 120, 121, 122, 123, 127, 200, 204, 220, 221
MALT 79
MAO抑制薬 116
McBurney's point 185
MCV 197
mecA遺伝子 100, 101, 108
medical emergency 172

meningitis 54
methicillin-resistant coagulase negative *Staphylococcus* spp. 138
methicillin-resistant *Staphylococcus aureus* 53
methicillin-sensitive *Staphylococcus aureus* 57
metronidazole 157
MHA-TP 85
MIC 96, 225
MMR 189, 192, 194
Modified Duke Criteria 179
Moraxella catarrhalis 38, 76, 163
Morganella 72
MRCNS 113, 138
MRSA 13, 38, 44, 50, 53, 111, 113, 116, 132, 138, 139, 140, 141, 147, 148, 154, 198, 200, 203, 217, 218, 227
—— の第1選択薬 57
—— 腸炎 154
MRSE 59
MSSA 36, 37, 38, 44, 57, 100, 101, 103, 104, 105, 107, 108, 109, 110, 112, 117, 121, 122, 138, 139, 140, 141, 147, 212, 213, 220, 227, 229
Mucor 247
Murphy's sign 185
Mycobacterium 5
—— *avium* 87
—— *avium* complex 87, 120, 200, 204
—— *bovis* 5
—— *chelonae* 209
—— *fortuitum* 209
—— *intracellulare* 87
—— *marinum* 209
—— *tuberculosis* 5, 85, 120
Mycoplasma pneumoniae 38, 81, 163
myringitis 81

■ N

N95 12, 86
NAP1 155
—— /BI/027 155
narrowスペクトラム 92
necrotizing fasciitis 54
Neisseria 76
—— *gonorrhoeae* 78
—— *meningitidis* 38, 78, 170, 171, 173, 174, 175, 244
neurosyphilis 85
neutropenic fever 105, 216

North American PFGE type 1 155
nosocomial infections 137
NSAIDs 98

■ O

occupational health 2
OD 220
once-daily dose 220
open-ended question 23
Orientia tsutsugamushi 84
Osler's node 177, 178, 211
osteomyelitis 54

■ P

PA 69
Paracoccidioides 247
PAS 86
Pasteurella 104
—— *multocida* 159, 209
patient safety 1
PBP 93, 100, 101
—— 2 101
PCR-ribotype 027 155
PCV 189, 192, 194, 197
pelvic inflammatory disease 185
penicillin binding protein 100
Peptostreptococcus 81, 101, 102
—— spp. 185
personal safety 1
Plasmodium falciparum 131
Pneumocystis jirovecii 134
pneumonia 54
polymicrobial infection 184, 238
potency 92, 111
PPD 6
PPSV 197
presumptive therapy 36, 38, 40
Prevotella 80, 135
—— spp. 185
primary infection 85
prosthetic valve 176
protective antigen 69
Proteus 130, 238
—— *mirabilis* 72
—— spp. 38, 70, 72, 102, 103, 105, 107, 108, 109, 110, 117, 121, 143, 150, 166, 169, 185, 215
—— *vulgaris* 72
Providencia 72
PRSP 113, 116
Pseudomembranous colitis 155

261

Pseudomembranous colitis with protein-losing enteropathy　156
Pseudomonas　38, 73, 74, 105, 130, 139, 143, 186, 239
　── *aeruginosa*　47, 73, 105, 106, 141, 145, 148, 159, 166, 200, 203, 209, 239
psoas sign　185
pyogenic liver abscess　238

■ Q

Q熱　130

■ R

restriction enzyme analysis type BI　155
Rickettsia　84
Romberg徴候　30
root analysis　15
Roth spots　177, 210
RPR　85
RSウイルス　13, 199, 202
RV　194

■ S

S. bovis　61
Salmonella　74, 75, 102, 103, 107, 109, 121, 122, 123, 126, 133, 202, 215, 220
　── spp.　74
SARS　12, 204
SBP　62
scabies　14
secondary infection　85
sepsis shock　245
septic arthritis　54
septic shock　228, 246
Serratia　38, 72, 73, 74, 105, 139, 143, 186, 239

Shigella　74, 75, 102, 103, 107, 109, 121, 122, 123, 126, 133, 202, 215, 220
　── spp.　75
SIRS　245
SPACE　69, 110, 146, 246
specific therapy　39, 40
specimen from non-sterile sites　45
specimen from sterile sites　45
spirochete　84
splinter hemorrhage　177
SSI　149, 150
SSRI　116
ST合剤　51, 57, 67, 71, 90, 94, 98, 133, 168, 174
standard precautions　9
Staphylococcus aureus　36, 37, 53, 139, 147, 150, 154, 159, 161, 162, 176, 177, 184, 187, 223, 224, 229, 237, 238
Staphylococcus epidermidis　44, 46, 58, 150, 224, 231
Staphylococcus saprophyticus　143, 166
Staphylococcus spp.　38
Stenotrophomonas maltophilia　111, 133, 217
Stevens-Johnson syndrome　134, 178
Streptococcus　176, 182
　── *agalactiae*　171, 173, 174, 175
　── *constellatus*　44
　── *pneumoniae*　38, 43, 62, 163, 171, 173, 174, 175, 244
　── *pyogenes*　60, 162
　── spp.　36, 37, 50, 59, 159, 161, 185, 237, 238
superficial incisional　150
surgical site infection　149
Swiss-cheese necrosis　5
syphilis　85

systemic inflammatory response syndrome　245

■ T

TB-PCR　172
Td　196, 197
Tdap　194, 196, 197
TEM-1　71
tenderness　185
tertially infection　85
thrush　207, 210
tigecycline　130, 131
time above　96
toxic shock syndrome　54
TPN　228, 246
Treponema pallidum　84
tumor fever　239

■ V

vaccine-preventable diseases　2, 196
vancomycin-resistant *Enterococcus*　66
vancomycin-resistant *Staphylococcus aureus*　57
VAP　146
Varicella　192
　──-zoster virus　202
Veillonella　81
ventilator-associated pneumonia　146
Vibrio vulnificus　159, 209
viridans *Streptococcus*　184
VISA　57
VRE　66, 113, 116, 130
VRSA　57
VZV　242

■ W

whooping cough　77

矢野 晴美（やの はるみ）（旧姓 五味）
筑波大学医学医療系　教授
筑波大学附属病院水戸地域医療教育センター・水戸協同病院
グローバルヘルスセンター　感染症科
Homepage：www.harumigomi.com　　Blog：http://blog.goo.ne.jp/hgomi1

学　歴
- 93 年　岡山大学医学部卒業
- 00 年　英国ロンドン大学熱帯医学大学院・熱帯医学コース修了
- 01 年　岡山大学大学院医学研究科衛生学教室・博士課程卒業
- 03 年　米国ジョンズホプキンズ大学公衆衛生大学院・修士課程卒業
- 12 年　蘭国マストリヒト大学医療者教育大学院・修士課程卒業
- 13 年　同上博士課程入学・在籍中

職　歴
- 93 年　沖縄米海軍病院インターン
- 94 年　岡山赤十字病院内科レジデント
- 95 年　米国ニューヨーク州・ベスイスラエルメディカルセンター内科レジデント
- 98 年　米国テキサス州・テキサス大学ヒューストン校感染症科フェロー
- 00 年　日本医師会総合政策研究機構　主任研究員
- 03 年　米国南イリノイ大学感染症科アシスタント・プロフェッサー
- 05 年　自治医科大学附属病院・感染制御部講師
- 06 年　自治医科大学附属病院　臨床感染症センター　准教授
- 14 年より現職

著　書
- 羊土社　絶対わかる抗菌薬はじめの一歩
- 医薬ジャーナル社　ケーススタディ感染症科専門医の臨床最前線

感染症まるごと　この一冊　　　　　　　　　　　©2011

定価（本体 3,800 円＋税）

2011 年 3 月 20 日　1 版 1 刷
2018 年 4 月 5 日　　10 刷

著　者　矢野　晴美
発行者　株式会社　南山堂
　　　　代表者　鈴木　幹太

〒113-0034　東京都文京区湯島 4 丁目 1-11
TEL 編集（03）5689-7850・営業（03）5689-7855
振替口座　00110-5-6338

ISBN 978-4-525-23161-3　　　　　　　Printed in Japan

本書を無断で複写複製することは，著作者および出版社の権利の侵害となります．
JCOPY　〈（社）出版者著作権管理機構　委託出版物〉
本書の無断複写は著作権法上での例外を除き禁じられています．複写される場合は，
そのつど事前に，（社）出版者著作権管理機構（電話 03-3513-6969，FAX 03-3513-6979，
e-mail: info@jcopy.or.jp）の許諾を得てください．

スキャン，デジタルデータ化などの複製行為を無断で行うことは，著作権法上での
限られた例外（私的使用のための複製など）を除き禁じられています．業務目的での
複製行為は使用範囲が内部的であっても違法となり，また私的使用であっても
代行業者等の第三者に依頼して複製行為を行うことは違法となります．